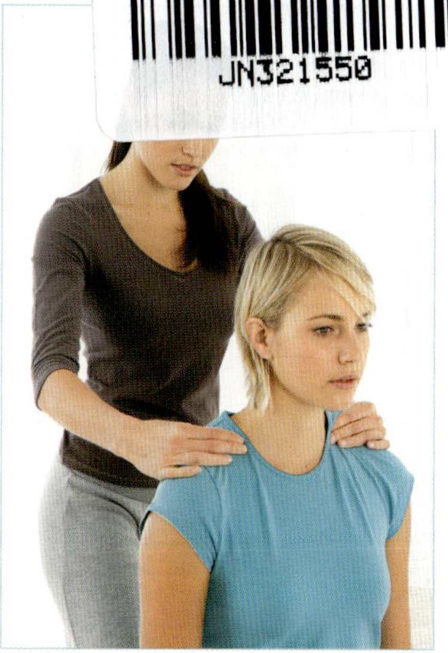

The Massage Bible

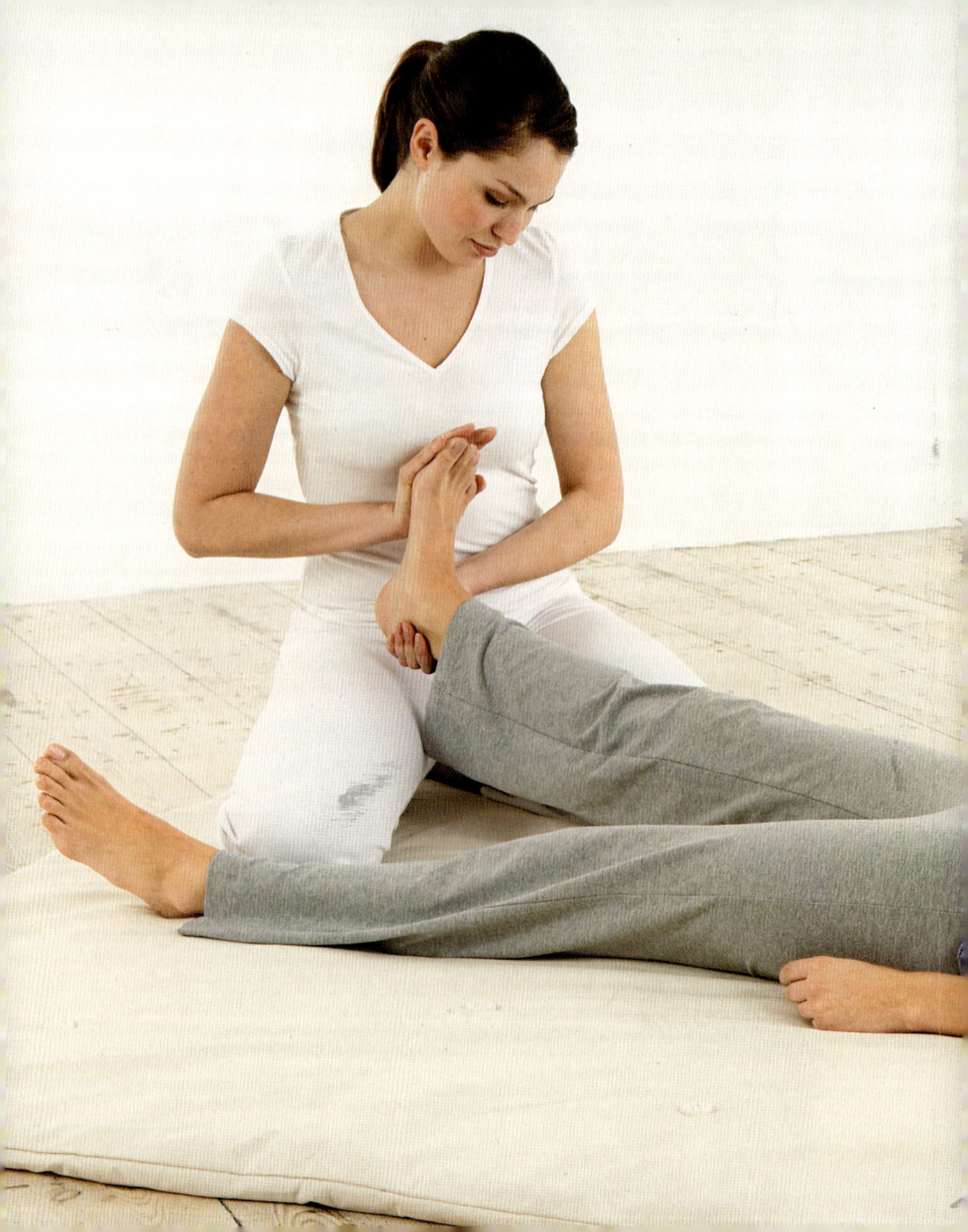

マッサージ
バイブル

マッサージガイドの決定版

スーザン・マンフォード 著
千代 美樹 訳

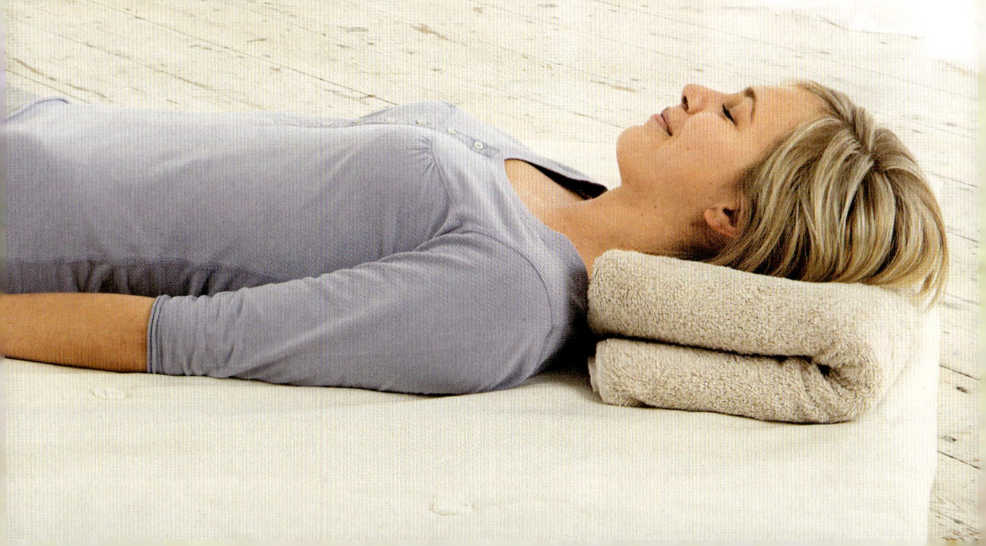

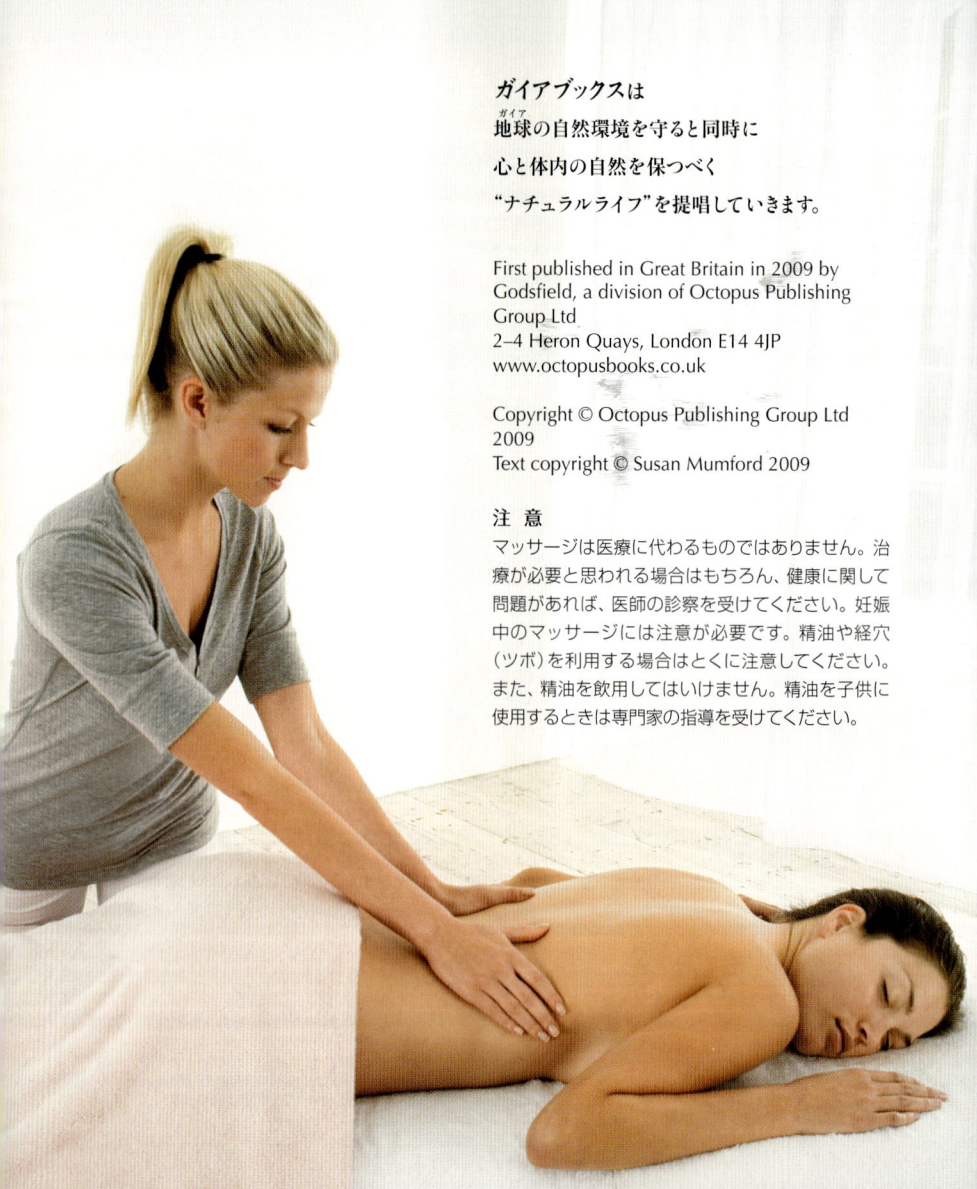

ガイアブックスは

地球《ガイア》の自然環境を守ると同時に

心と体内の自然を保つべく

“ナチュラルライフ”を提唱していきます。

First published in Great Britain in 2009 by
Godsfield, a division of Octopus Publishing
Group Ltd
2–4 Heron Quays, London E14 4JP
www.octopusbooks.co.uk

注 意

マッサージは医療に代わるものではありません。治療が必要と思われる場合はもちろん、健康に関して問題があれば、医師の診察を受けてください。妊娠中のマッサージには注意が必要です。精油や経穴（ツボ）を利用する場合はとくに注意してください。また、精油を飲用してはいけません。精油を子供に使用するときは専門家の指導を受けてください。

目 次

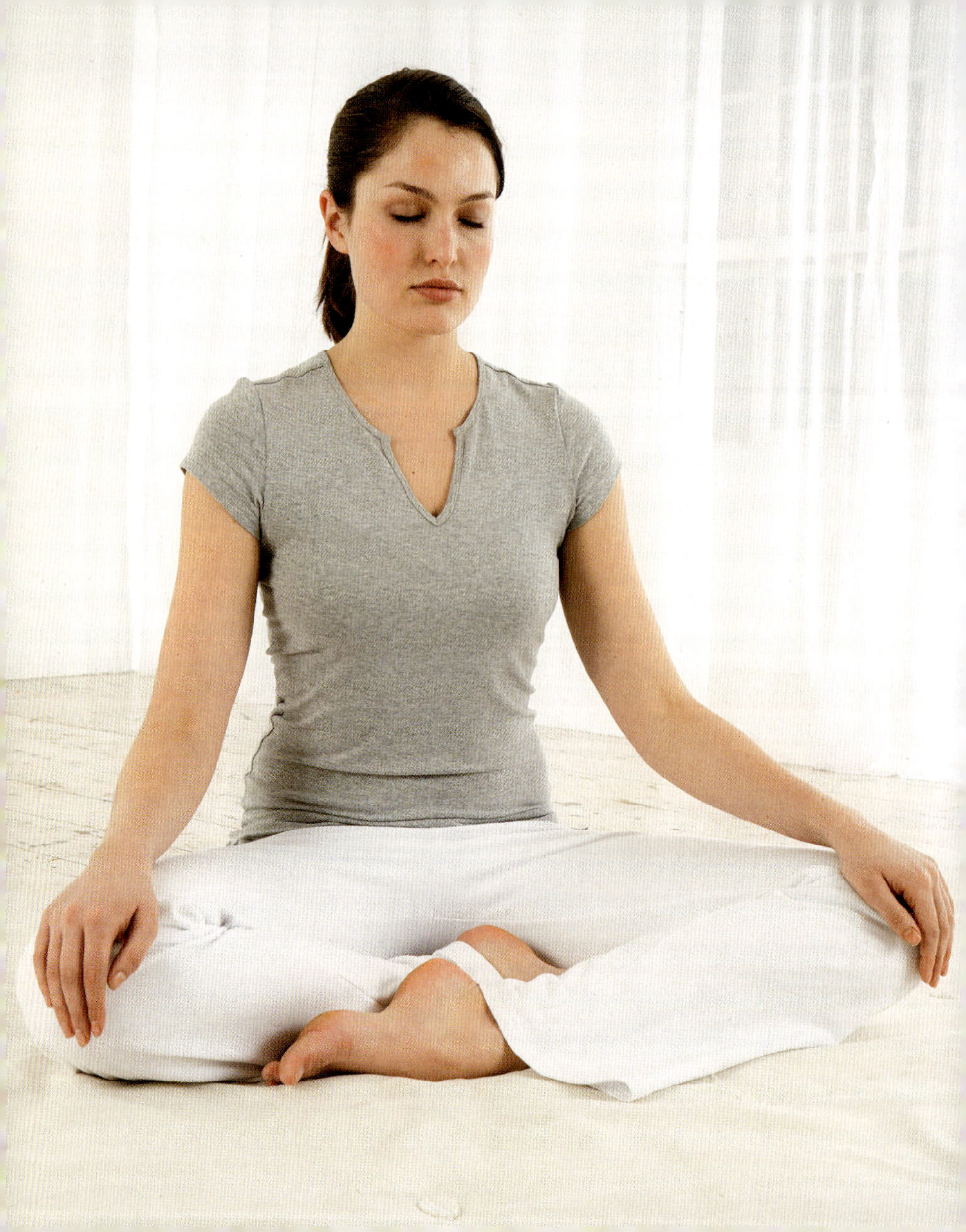

イントロダクション

ようこそこのガイドブックへ。これからマッサージの世界への素敵な旅が始まります。マッサージは長い歴史の中で進化し、世の東西に影響を与えてきました。本書を通して、マッサージの歴史、マッサージのさまざまな手技とスタイル、全身マッサージの手順などに出会ううちに、あなたもマッサージを始めてみたくなるかもしれません。そして読み進むにつれ、マッサージの異なるスタイルは互いに補完できる関係にあるということ、共通する部分も多いということに気づかれるしょう。どのスタイルが最も優れているかについては、プロの施術者の間でも意見が分かれています。でもだからこそ、マッサージの技術は切磋琢磨し、進化し続けているのです。

マッサージとは何か

マッサージとは基本的に触れることです。そして触れることなら誰もが日常的に行なっています。本書を通して、この“触れる行為”を探求し、あなた自身のマッサージの才能を発見していただければと思います。でもどうか、この章を飛ばして手技(テクニック)の章へと急がないでください。マッサージを理解し、準備を整えることは、マッサージを実践することと同様に大切なのです。

マッサージの手技は手順を組み立てるのに役立ちます。しかし受ける人に共感し、タッチの質を上げることもまた、マッサージに欠かせない要素です。ですから大切なのは両者のバランスをとることです。あなたもこうした基本を身につけて自信がつけば、状況に応じて方法をアレンジしたり、軽い不調をマッサージで和らげたりできるようになるでしょう。

マッサージの効果とスタイル

体の基本的なしくみを知ると、マッサージの癒し効果がよくわかります。あなたも次章以降の解説をもとに練習を重ねることで、家族や友人をマッサージでリラックスさせてあげることができるようになるでしょう。ただし健康上の問題があるときは、医師に相談してください。

本書ではさまざまなマッサージスタイルを紹介します。しかし、1つの体を2つの手で施術することはどのスタイルにも共通していますから、多様な手技をスタイルとは無関係に分類しています。スタイルごとの根本的な違いは手技にあるのでなく、手技をどう用いるかにあるのです。

手技の習得には時間がかかります。ですから練習はまず自分の体で行なってみるといいでしょう。マッサージで自分の心と体がリラックスして柔軟になれば、時間をかける価値を確信できるでしょう。こうした事前の準備は、やがて他人を施術したときに必ず役立ちます。あまり時間がないときは、各章に載せた応急法やセルフマッサージの方法を試してください。

時間がないときは肩を素早くさするだけで、ストレスと緊張が驚くほど和らぐ。

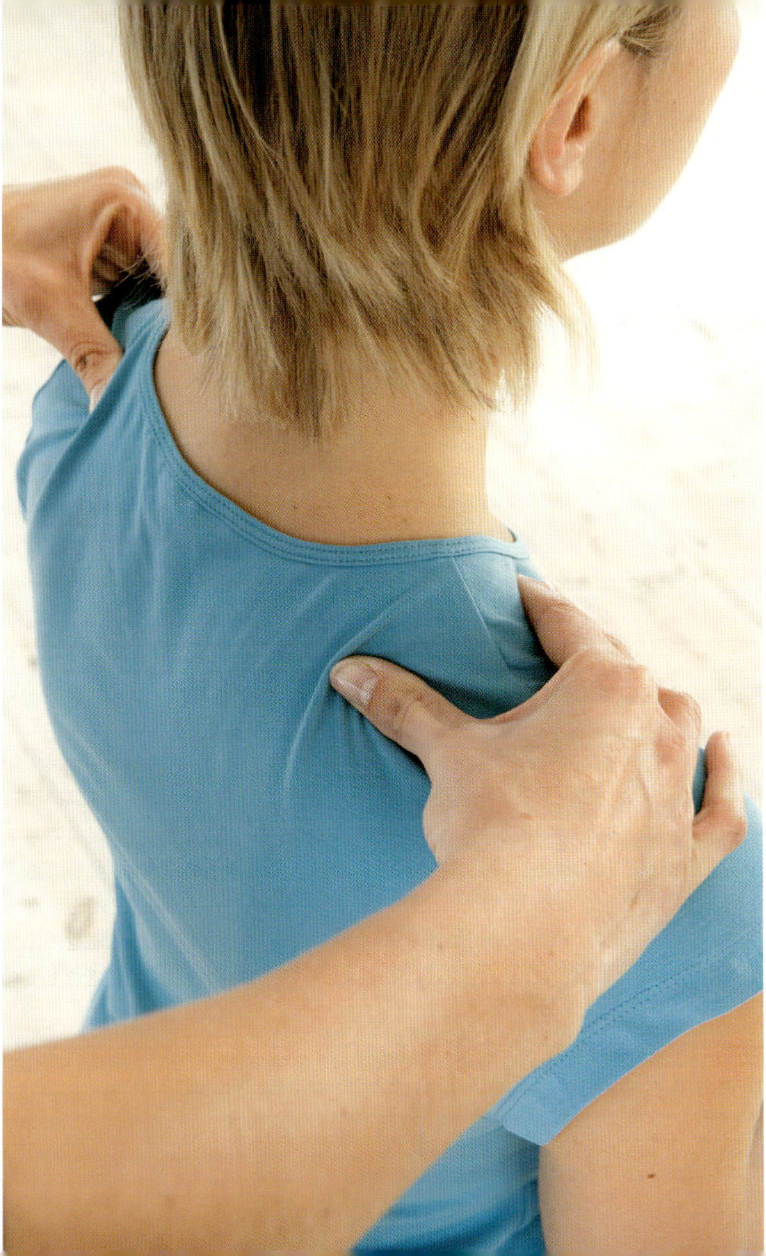

マッサージの歴史

マッサージは遠い昔から行なわれていました。痛むところを“さする”のは人の自然な本能であり、さすることで心が落ち着き、痛みが和らぎ、元気が出ます。癒すために触れることは、文化に関わらず自然に行われてきたことなので、起源を正確に突き止めることはできません。しかし各種の文献を通して、マッサージが歴史の中で担ってきた役割を知ることはできます。

東洋のマッサージ

中国では、3000年前にすでにマッサージが行なわれていたことがわかっています。紀元前2700年-紀元前200年のある時期に編纂された中国最古の医学書『黄帝内経』には、薬草や鍼《はり》やマッサージを用いた治療のことが書かれています。推拿《すいな》は民間のマッサージであった按摩《あんま》から派生したもので、現在も残る治療法です。起源は殷《いん》の時代(紀元前1700年-)に遡りますが、広まったのは1368-1644年頃です。日本では、6世紀に中国から仏教とともに按摩が伝わりました。19世紀初頭には西洋医学が主流となりましたが、その後1世紀を経て広まった指圧療法が、現在の日本で公式に認められています。

インドでは、アーユルヴェーダ医学の基礎となった紀元前1500年頃のサンスクリット語の文献に、マッサージやオイルやハーブへの言及があります。チャンピサージ(インド式ヘッドマッサージ)は数千年以上前から、髪の健康のために家庭で行なわれていました。エジプトでは、墓から出土した紀元前2300年頃の象形文字が、施術者が他人の手足をさするようすを描写しています。

西洋のマッサージ

“医学の父”と呼ばれるヒポクラテス(紀元前460年-紀元前337年頃)は、医者が習得すべき多くの技術のなかでも、さする技術はとくに重要だと主張しました。ビチュニア出身のギリシア人医師アスクレピアデス(紀元前124年-紀元前40年頃)は、マッサージと食餌法と運動と入浴を勧めています。古代ギリシアでは、マッサージが消化器系の治療やスポーツ前の準備に用いられていました。ローマの医学者ケルスス(紀元前25年-紀元57年頃)は、頭痛の緩和にマッサージを勧め、ガ

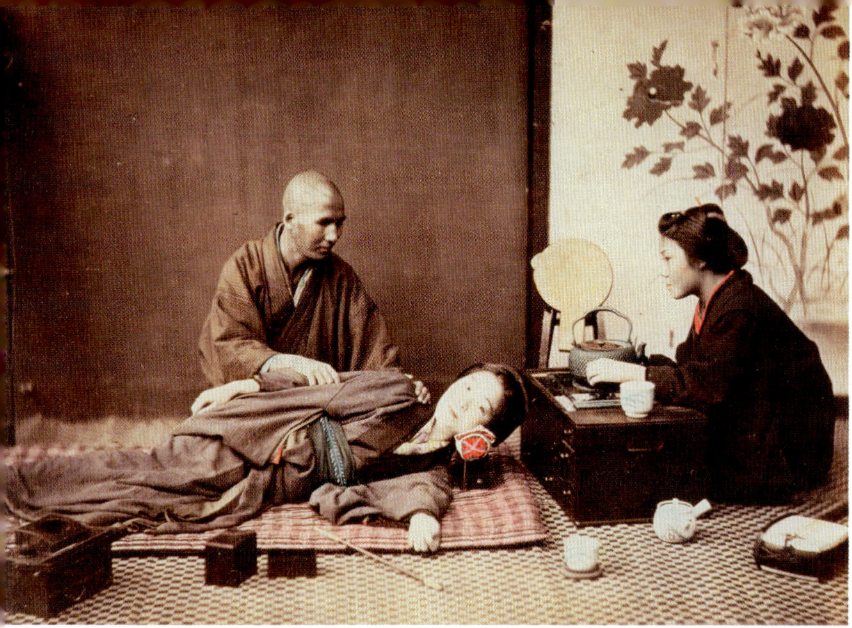

19世紀日本の鶏卵紙に焼き付けられた写真。施術者が患者の体をさすっている。

レノス（130-201年頃）もマッサージの効用を説いています。シーザー（紀元前100年-紀元前44年）は神経痛の治療にマッサージを受け、大プリニウス（23-79年）もマッサージにより癒されました。ガレノスの影響を受けたペルシアの医学者アウィケンナ（980-1037年）は、マッサージのさまざまな手法を解説しています。

マッサージはその後価値が疑われるようになり、医学書での言及が15世紀までほとんどなくなりました。そして1813年、パー・ヘンリック・リンがスウェーデン式マッサージの基礎を築きます。それをのちに体系化して世に広めたのが、オランダ人のヨハン・メツガーです。第1次世界大戦時には負傷兵の治療にマッサージが用いられ、1960年代にはカリフォルニアで始まったボディワーク研究により、マッサージの人間的成長を促す価値が認められました。

どの文化にもそれぞれのマッサージの歴史があります。マッサージは現代では独立した営みですが、伝統的には治療の一部だったのです。

マッサージの目的

私たちはなぜマッサージをするのでしょう？　マッサージにこれほど人気があるのは単に気持ちがいいからでしょうか？　確かにマッサージは気持ちがいいからこそ、健康産業の発展にも貢献してきました。しかしマッサージの目的は、施す人と受ける人双方にとっての幅広いメリットということもできるのです。

ストレスからの解放

健康面についていうなら、マッサージは血行を促すことによって、体の各部への酸素供給を増やし、筋肉の緊張をとり、関節を柔軟にします。また、神経系を刺激することによって、体をリラックスさせたり、注意力を高めたりします。体がリラックスすれば、万病のもとであるストレスの影響を受けにくくなるので、マッサージは病気の予防策にもなります。ツボを刺激して内臓の働きを改善し、不快な症状を和らげることもできます。そして体が楽になれば心も楽になります。この緊張からリラックスへの切り替えは、日常の中で簡単にできることではありません。ですから、ストレスに満ちた生活にときどきマッサージを取り入れることで、驚くほどの効果を得ることができるのです。

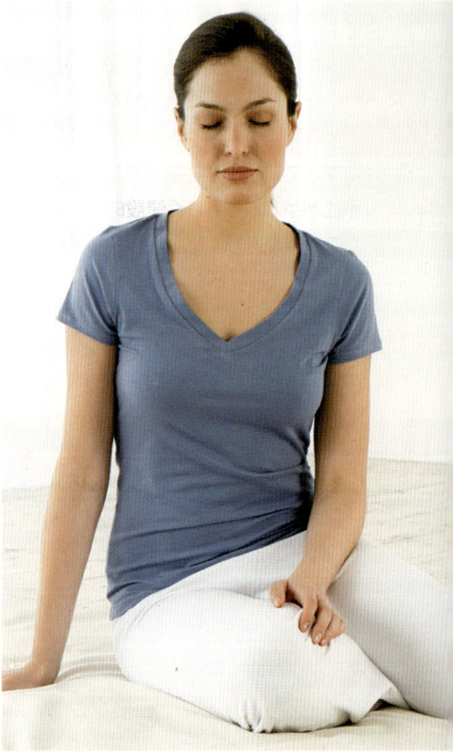

触れ合いがもたらす癒し

マッサージはさらに心の深い癒しにもなります。つらい気持ちを抱える人にとって、マッサージは明るい触れ合いのチャンスです。心を開く相手のいない人にとっても、マッサージは受け入れやすい触れ合いのかたちでしょう。マッサージは施す人と受ける人との絆を深める手段になります。とくに生まれたばかりの赤ちゃんとの絆づくりには最高です。マッサージは相手と分かち合う素晴らしいひとときであり、深いコミュニケーションです。マッサージを通して相手を思いやることができ、楽しく建設的に自信を築くことができるのです。

また、マッサージで心も体も元気になれば、結果として容姿も美しくなります。筋肉の緊張が和らぐことで姿勢や表情が変わり、血行がよくなることで皮膚の色やつやが変わり、リラックスして気分が明るくなることで立ち方も笑い方も違ってくるのです。

禁忌事項

マッサージを行なうのは、あなた自身が元気で気分がよく、パートナーの体調もよいときだけにしましょう。マッサージを行なう前に以下の項目をチェックしてください。少しでも不安があれば医師に相談しましょう。

パートナーが以下の状態のときはマッサージをしてはいけません。

- ▶ 感染症
- ▶ 高　熱
- ▶ 心臓疾患
- ▶ 高血圧
- ▶ 治療を受けていない癌

以下の部分にマッサージをしてはいけません。

- ▶ 静脈瘤
- ▶ 診断を受けていない腫れや瘤《こぶ》
- ▶ 皮膚の異常
- ▶ 傷　口
- ▶ 発　疹

パートナーが以下の状態のときは注意が必要です。

- ▶ 喘息があり薬を服用している
- ▶ 妊娠している(血圧が高くないことを確認し、妊娠4ヵ月までは腹部の施術を避ける)

あなた自身が以下の状態のときはマッサージをしてはいけません。

- ▶ 疲れている
- ▶ 感染症にかかっている
- ▶ 何をしたらいいかよくわからない

質の高いマッサージは心と体を平和と幸福に導く。

解剖学

解剖学の基本を理解するとマッサージの意味がよくわかります。体は全体で機能しており、ホメオスタシス(恒常性)という働きによって、つねに体内のバランスが保たれています。ですから、体の一部に働きかければ体全体に影響するのです。

骨と関節

骨格は体の基礎となる構造で、中軸骨格(頭骨、胸郭、脊柱)と体肢骨格(上肢骨、下肢骨)に大別できます。

骨は再生可能な生きた組織であり、内部に骨髄があり、両端を軟骨で守られ、外側の繊維組織から血液を送られています。骨は臓器を守り、筋肉とともに人の動きを可能にしています。

人体の骨

人体には、長骨、短骨、扁平骨、不規則骨、腱の内部の種子骨などさまざまな形状の骨が合計206個あります。脊柱だけでも以下の33個の椎骨で構成されています。

- ▶頚椎　7個
- ▶胸椎　12個
- ▶腰椎　5個
- ▶仙椎　5個
- ▶尾椎　4個

肩の関節（球関節）

関節は骨と骨の連結部であり、柔軟な動きを可能にしている。腱と靭帯は肩や腰では関節包に、膝や肘では骨に直接接着して、関節を安定させ、動きを助けている。骨の間にある軟骨は滑液包とともにクッションの役割をして摩擦を和らげている。

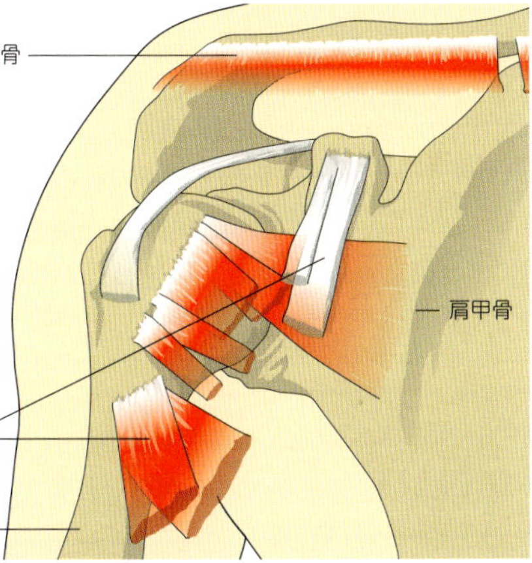

膝の関節（蝶番《ちょうつがい》 関節）

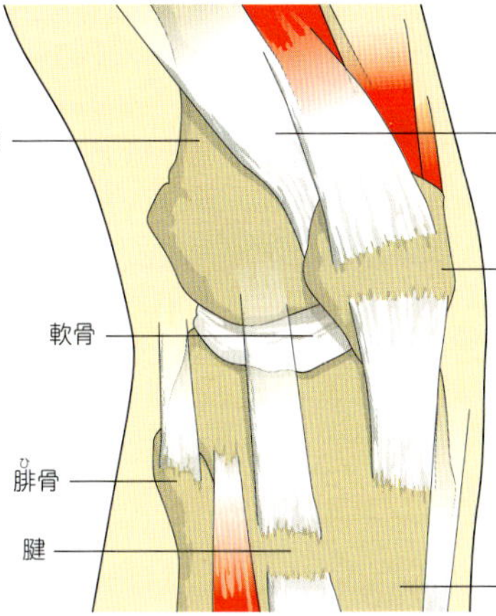

筋肉

骨格筋は体を形づくるものであり、動く手段でもあります。
筋肉は膜に包まれた繊維の束でできており、
脳から筋肉の収縮の指令が下りると、繊維が滑り合って筋肉を縮めます。

筋肉は両端の腱の部分で骨に接着し、関節の屈伸を助けています。筋肉の両端のうち、筋肉とともに骨が動くほうを付着点、動かないほうを起始部といいます。筋肉は複数が協力して働き、互いに弛緩したり収縮したりすることにより動きを生み出します。骨格筋のように人の意志で動かすことができる筋肉を随意筋といい、心臓や消化器官の筋肉のように人の意志で動かすことのできない筋肉を不随意筋といいます。

筋肉が正常に機能するためには充分な栄養が必要です。そのため血液が筋肉にブドウ糖と酸素を送り、活動の結果生じた老廃物を乳酸や尿素のかたちで取り除いています。活動後に筋肉が充分にリラックスしないと老廃物が蓄積し、血行が悪くなって栄養の吸収が妨げられます。その結果、筋肉が硬くなり、時間が経って悪化すれば、組織が繊維化します。繊維化した組織は硬い“しこり”として感じられ、自由な動きを妨げます。

マッサージと筋肉

マッサージの刺激によって、乳酸などの老廃物が筋繊維から離れ、筋肉の動きがよくなります。この効果が心をリラックスさせる効果と結びつけば、筋肉は最高の状態にまで回復します。

体表面の筋肉

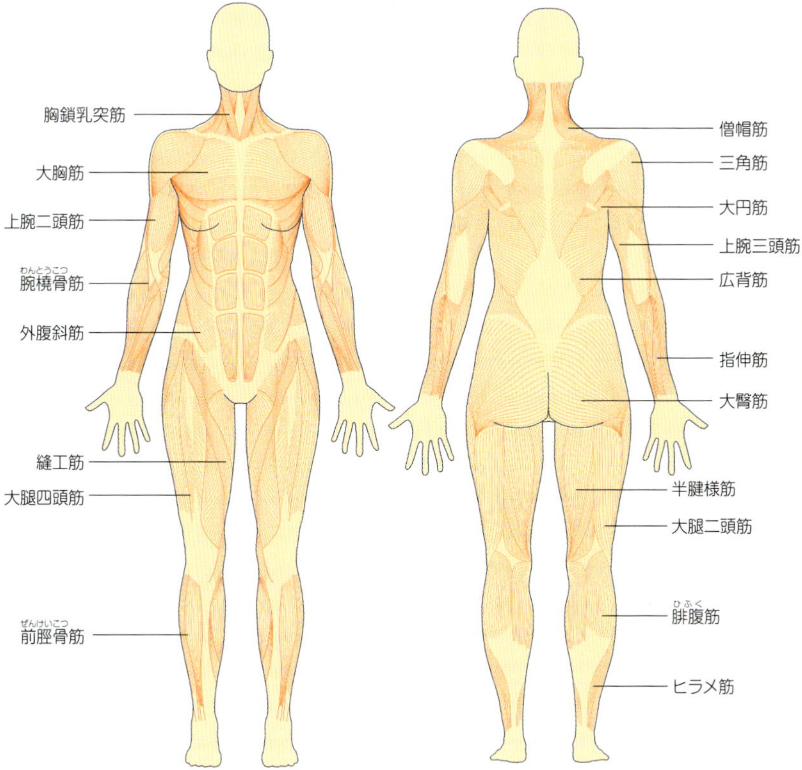

体表面の筋肉は人の意志で動かすことのできる筋肉であり、弛緩したり収縮したりすることによって動きを生み出している。

神経系

神経系は体内の情報伝達システムとして、刺激を通して外界と交流し、最適な行動を決定する役割を果たしています。

中枢神経系は脳と脊髄からなり、あらゆる刺激がここを通ります。末梢神経系は脊柱に沿って対になって分かれ、四肢や臓器に続いています。末梢神経系のうち、頭部以外の体の各部に分布するものを脊髄神経、頭部に分布するものを脳神経といいます。刺激が皮膚の感覚受容器から体に入ると、その情報が感覚神経によって伝達され、脊髄を通って脳に入ります。一方、脳が出した信号は、運動神経によって伝達され、体を動かす筋肉に届きます。

自律神経系はそれ自体で完璧なシステムで、体内の諸機能に関係しており、体の反応を速めて心拍数や呼吸数を増加させる交感神経系と、体の緊張を解いて休息を促し消化を促進させる副交感神経系の2つからなります。体はつねにこの2つのバランスを保つように働いています。

マッサージと神経系

マッサージによる刺激は皮膚の末梢神経から中枢神経系に伝わり、続いて自律神経系に伝わります。自律神経系のバランスが崩れていれば、マッサージの治療効果によってバランスが調整され、体に必要な休息が与えられて再生のプロセスが促されます。

神経系

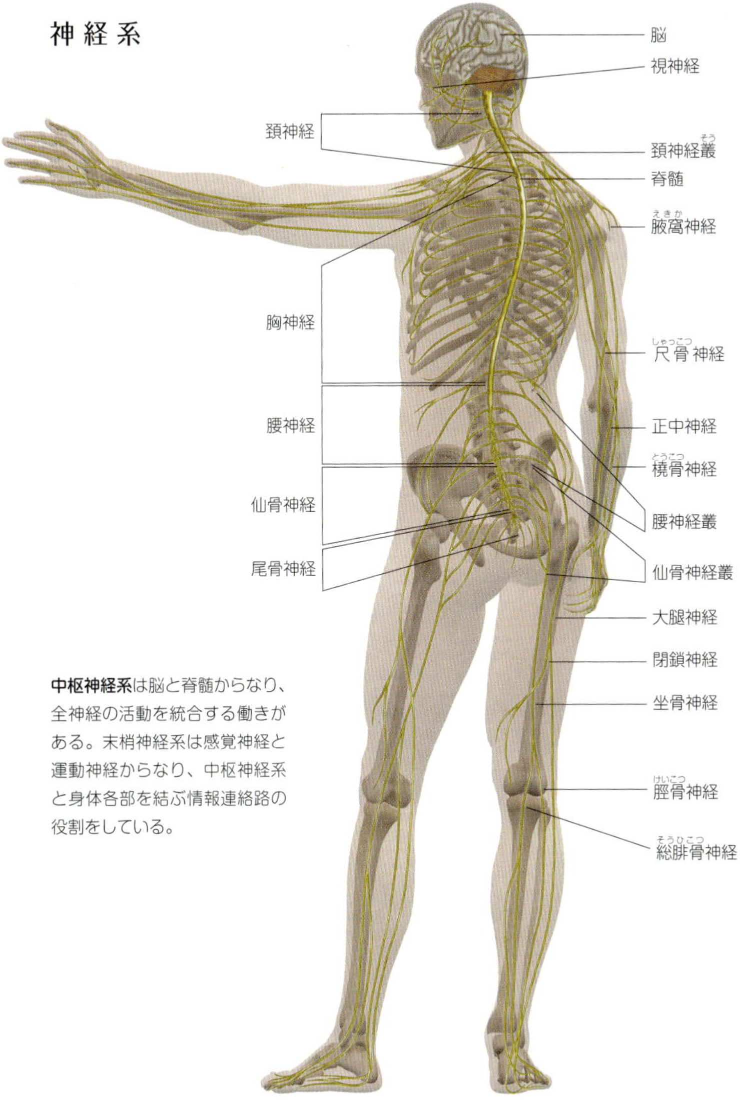

中枢神経系は脳と脊髄からなり、全神経の活動を統合する働きがある。末梢神経系は感覚神経と運動神経からなり、中枢神経系と身体各部を結ぶ情報連絡路の役割をしている。

血液循環系

血液は体内の運搬システムで、筋肉や臓器に栄養を届け、老廃物を回収しています。血液循環系の主要臓器である心臓は筋肉でできており、ポンプの役割をして血液を全身に循環させています。心臓には上部に2つの心房、下部に2つの心室があります。

　酸素を豊富に含んだ血液は心臓の左心室から送り出され、動脈と毛細血管を通って体の各組織に栄養を届けます。一方、酸素を失い二酸化炭素を含んだ血液は、毛細血管と静脈を通って心臓の右心房に戻ります。下半身の静脈でも血液が上に向かうことができるのは、静脈の中に血流を助ける弁があるからです。右心房に戻った血液は右心室を通って肺に入り、そこで新たな酸素を受けとって心臓の左心房に戻ります。こうしてまた次の旅が始まるのです。

血液の豆知識

- 血液は血球（赤血球、白血球、血小板）と血漿《けっしょう》（水分と栄養分）からなる
- 血液1mℓ中におよそ500万個の赤血球がある
- 赤血球は酸素を運ぶ
- 白血球は病気と戦う
- 血小板は血液を固める

マッサージと血液循環

マッサージの刺激によって血行が促されると、老廃物が筋肉から運び出されやすくなり、栄養が筋肉や臓器に届きやすくなります。また、マッサージのリラックス効果は心拍数にもよい影響をもたらします。

おもな血管

心臓はポンプのように働いて、酸素を豊富に含んだ血液（図中の赤い部分）を筋肉や臓器に送り、酸素を失った血液（図中の青い部分）を心臓に戻す。

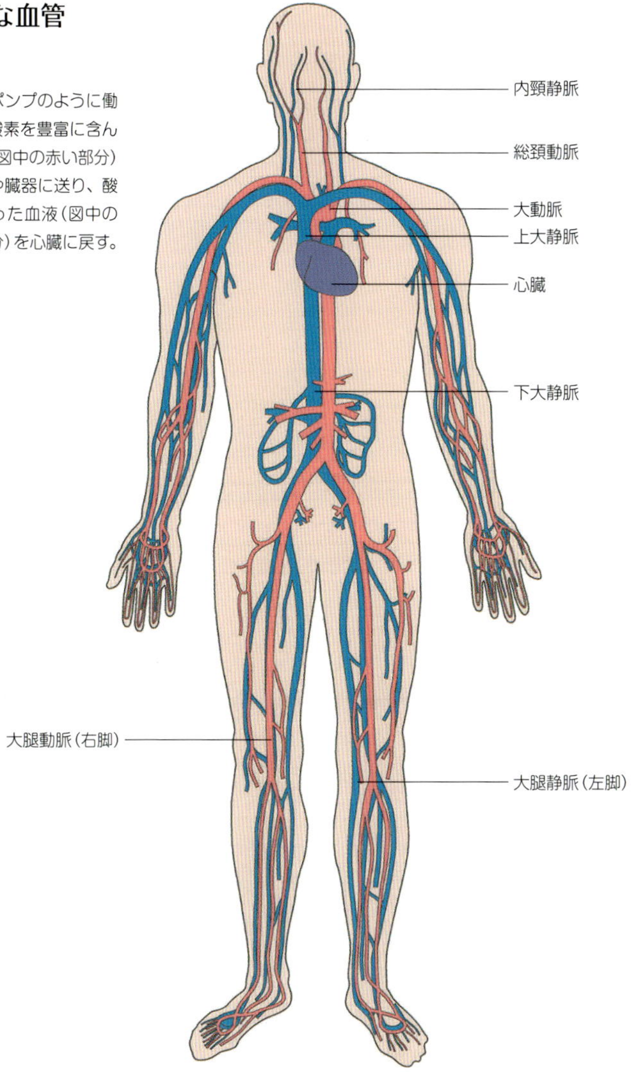

リンパ系

リンパ系は血液循環系から派生した体内のもう1つの運搬システムであり、組織から集めた水分（リンパ）を老廃物とともに、胸管または右リンパ本管経由で心臓に戻します。リンパ系の運搬路（リンパ管）のうち、体の表面を通る管は筋膜から、体の深部を通る管は臓器から水分を集めます。

リンパは、血漿、静脈で運ばれない脂質、タンパク質、悪性細胞、細胞の残屑などからなる透明の液体で、小さな弁の開閉によって運搬されます。リンパ系には心臓のようなポンプはありませんが、骨格の動きや深い呼吸によってリンパの流れが促されています。リンパ管に集められたリンパは、まず近くのリンパ節に送られ、そこで濾《ろ》過されます。リンパ節は、腋《わき》の下、首、鼠径《そけい》部など全身のさまざまな部位のおもに静脈の近くにそれぞれが群をなして存在しています。ここで老廃物が処理され、ときには蓄えられて、細菌や不要な細胞がマクロファージという免疫細胞に破壊され、抗体がリンパ球という白血球によってつくられています。濾過されたリンパは心臓に戻る直前の血液と合流します。

マッサージとリンパ系

マッサージによる刺激によって血液循環だけでなく、老廃物を運ぶもう1つの流れであるリンパの流れも促されます。リンパの流れが促されれば、むくみや怪我の影響からより速く回復できるようになります。

リンパ系

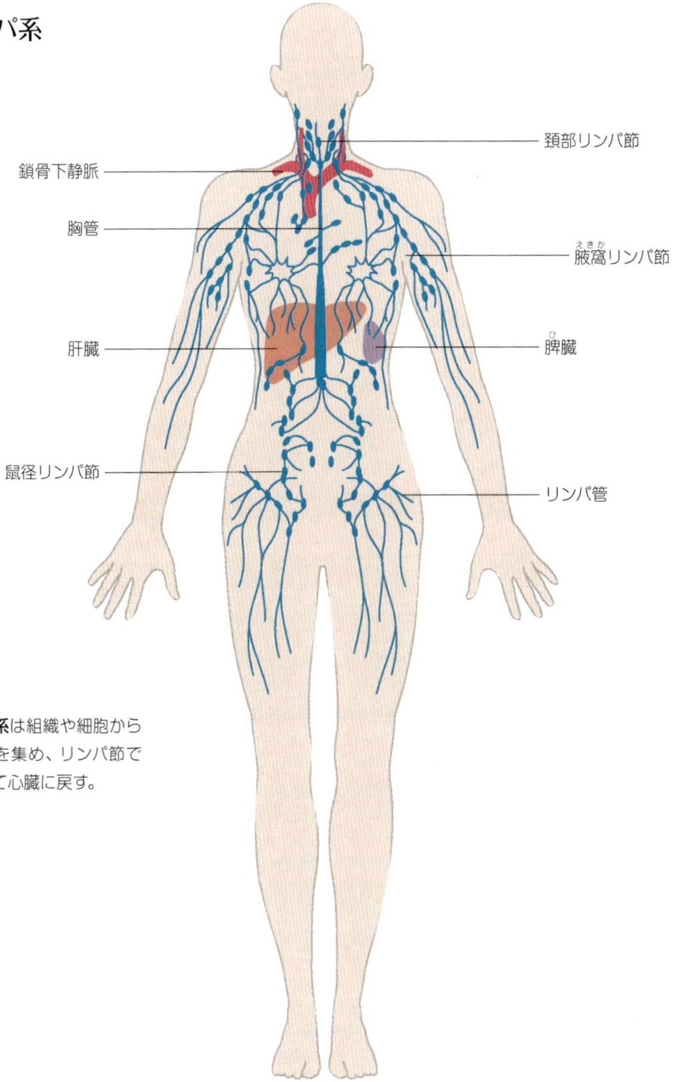

リンパ系は組織や細胞からリンパを集め、リンパ節で濾過して心臓に戻す。

主要な臓器

主要な臓器は平滑筋でできており、血液と神経が届いています。
主要な臓器の機能は私たちが無意識のうちに
自律神経系（p.18を参照）が司っています。

臓　器

臓器名	機　能	位　置
心臓	血液を全身に循環させる	胸腔内中央左寄り 左肺の上下の胚葉の間
肺	血液に酸素を供給し、血液から二酸化炭素を除去する	胸腔内 肋骨に保護されている
肝臓	栄養素を分解し、 血液を浄化する	腹腔内 横隔膜の右の円蓋部に接する 右の下位肋骨に保護されている
胃	食品を蓄え、分解する	腹腔内 横隔膜の左の円蓋部に接する 左の下位肋骨に保護されている
腎臓	水分のバランスを維持し、 老廃物を除去する	腹腔内背側
大腸	水分、ビタミン、ミネラルを吸収し、不要物を排泄する	腹腔内を一周 小腸の周り
小腸	消化途中の食品を分解し、栄養素を吸収する	胃から続き、大腸に続く

主要な臓器

主要な臓器は胸郭に保護され、
自律神経系に支配されている。

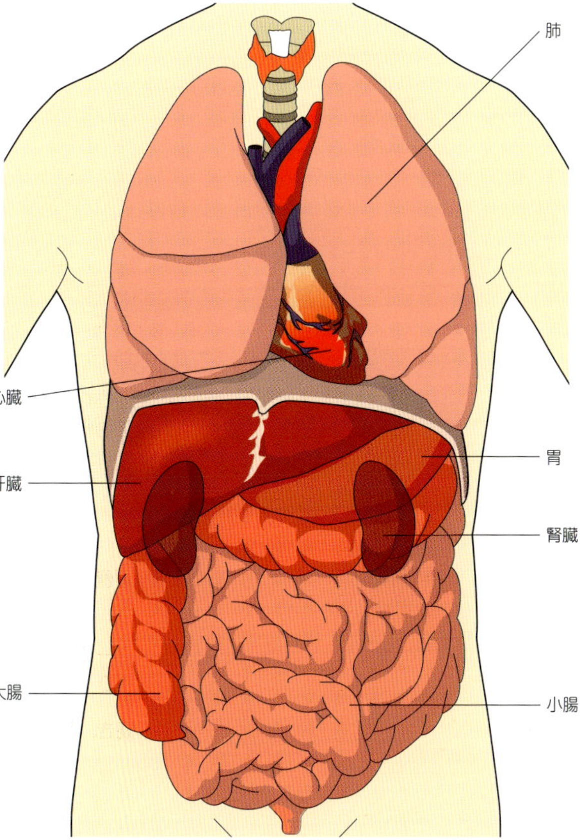

皮膚

皮膚は人体で最大の臓器であり、体と外界との境界をなすものです。皮膚は排泄器官でもあり、発汗により体温調整を行なっています。人が外界の状況に素早く反応できるのは、皮膚に感覚受容器があるからです。

皮膚は大きく分けて真皮と表皮からなります。深部にある真皮(その下に皮下組織がある)は繊維層で、ここに血管、リンパ管、神経、毛包、汗腺、脂腺などがあります。真皮の上にある表皮はさらに5層に分かれており、最下部の基底層で細胞が絶えず分裂して新しい細胞がつくられています。新しい細胞は徐々に上の層に向かって押し上げられ、最上部の角質層に達すると、徐々に死滅していきます。この死滅した細胞に含まれる繊維状の物質(ケラチン)が、皮膚に厚みを与えているのです。皮膚は体を細菌や微生物などの有害な影響から守っています。皮膚に存在する各種の感覚受容器は中枢神経系に通じており、接触、圧力、痛み、温度変化などを敏感に受けとります。

マッサージと皮膚

マッサージによって皮膚の状態も改善します。血行が促されることで皮膚が健康になり美しさを増すのです。また、マッサージの摩擦によって皮膚表面の死滅した細胞が剥がれ落ちやすくなり、栄養のあるオイルの利用によって皮膚の深部が潤います。

皮　膚

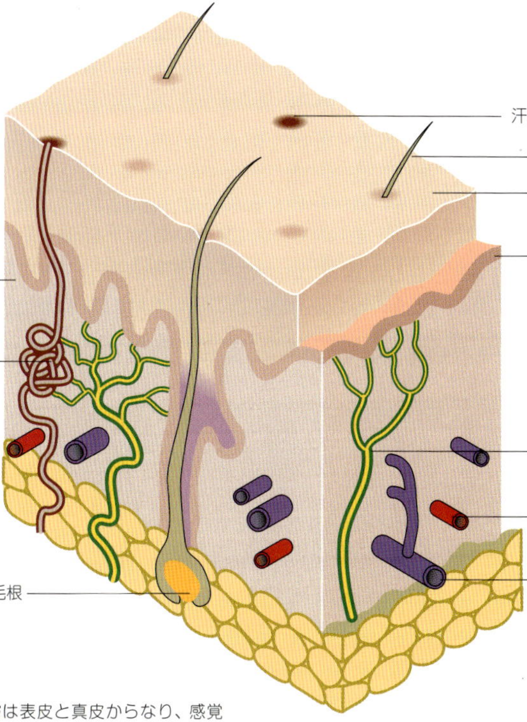

皮膚は表皮と真皮からなり、感覚受容器が豊富で外界からの情報を常に処理している。

マッサージの準備

マッサージを行なうときは事前の準備がとても大切です。
まずは落ち着いた魅力のある環境をつくりましょう。
部屋の準備を整えることによって、マッサージを行なう目的やパートナーに心を集中しやすくなります。

環境を整える

マッサージに必要なものは、マッサージベッドまたは充分な床《ゆか》のスペース、薄暗い照明、(体が冷えないように)温かい部屋、平和と静けさです。BGMもあるといいかもしれません。肩を5分間マッサージするだけなら、全身マッサージに必要なほどのスペースは必要ありませんし、どこででもできるでしょう。しかしそのような場合でも、ある程度は環境を考慮しましょう。

快適でリラックスしやすい環境をつくりましょう。キャンドルを焚いたりアロマディフューザー(芳香拡散器)で精油を香らせたりするのは、友人や家族には喜ばれるかもしれませんが、あまり親しくない人には、余計なものがなく整然とした環境のほうが好まれるかもしれません。

時間的な余裕もとても大切です。自分自身にもパートナーにも充分な時間があることを確認しておきましょう。マッサージをする時間だけでなく、前後の時間もある程度必要です。マッサージにかける時間については、事前に合意を得ておくことで、お互いに安心でき、マッサージに集中することができます。

分かち合い

マッサージは特別な体験です。他人のために時間とエネルギーを費やしながら、見返りを求めない行為だからです。また、マッサージは自分のしていることだけに心を集中させる時間であり、言葉のないコミュニケーションでもあります。マッサージの最中は、たとえば姿勢を変えたいなどの自分自身の欲求に耳を傾けな

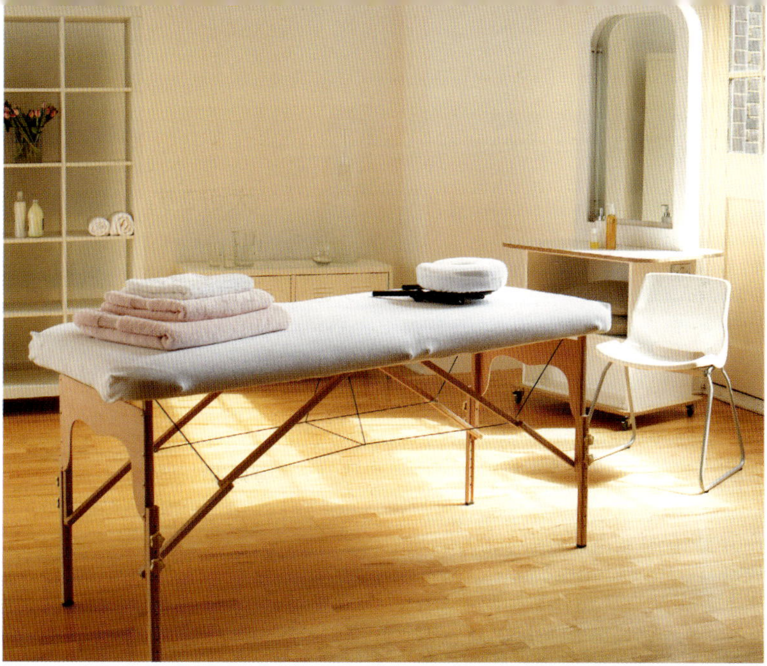

マッサージの環境は、清潔で整然としていながら魅力的でなければならない。必要なものはすべて手の届くところに置いておくことも大切。

ければならないこともありますが、基本的にはパートナーだけに意識を向けるべきであり、パートナーの欲求や反応に敏感でなければなりません。パートナーの反応に応じて手技を調整することで、マッサージが柔軟でダイナミックな体験になるからです。

とはいえ、パートナーがオープンな気持ちでマッサージを受けてくれなければ、大きな効果は望めません。ですから、パートナーに安心して身を任せてもらえるようお願いしておきましょう。パートナーの仕事は、自分の体とマッサージの感触だけに意識を向け、施術者にすべてを任せることです。これは簡単なようで意外に難しいことかもしれません。そしてパートナーには、マッサージの途中にもマッサージのあとにも、建設的な感想を聞かせてもらいましょう。そうすることで、施術者にも学びの機会が生まれます。両者がマッサージのプロセスに心を集中させたとき、“分かち合い”の魔法が生まれるのです。

服装と道具

マッサージを始める前に、必要なものをすべて手元に用意し、
マッサージベッドを自分の身長に合わせて調節しておきましょう。
準備がしっかりできていれば、
安心してマッサージに集中することができます。

準備チェックリスト

マッサージに必要なもの

- マッサージベッドまたは床《ゆか》に敷く柔らかいマット
- ベッドやマットを覆うシーツ
- ふわふわした大判のタオル
最低1枚と胸元を覆うための
小さめのタオル1枚
- オイル(p.32-33を参照)
- 頭、ひざ、足首を乗せるクッションかタオル
- 自分とパートナーのための飲料水
- ティッシュペーパー
- 音楽(任意)
- キャンドル、精油とディフューザー(任意)

忘れてはいけないこと

- 始める前に、自分もパートナーもアクセサリーをすべて外す
- 長い髪は後ろで結ぶ
- 爪を短く切っておく
- 禁忌事項をチェックする(p.13を参照)
- 部屋が快適な温かさであるかを確認する

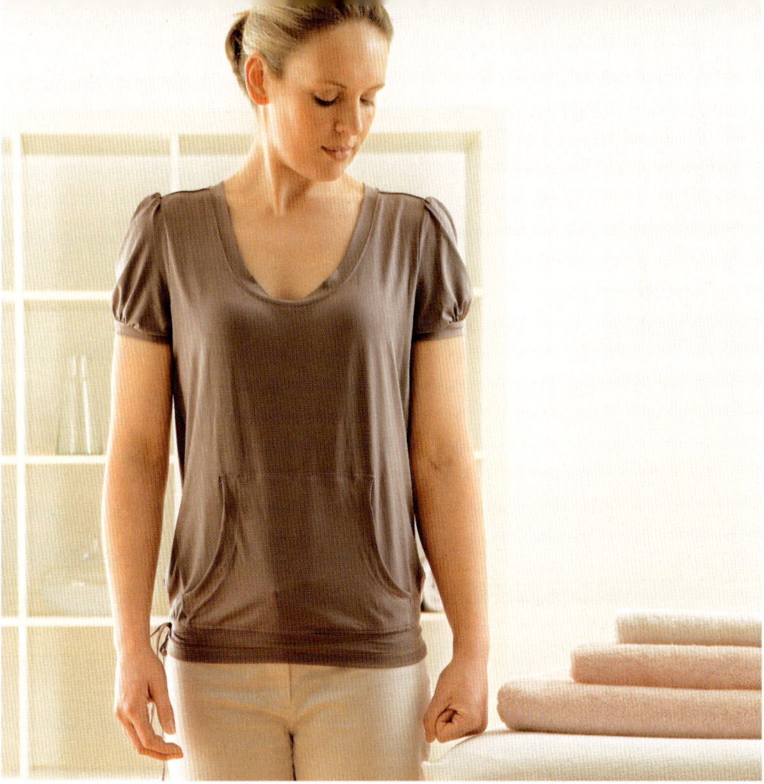

マッサージを始める前に準備チェックリストを確認し、ベッドの高さを調節する。

衣服はゆったりとした動きやすいもの、オイルがついてしまうことがあるので洗濯しやすいものを選びましょう。受ける人の衣服についてはその人がどのようなマッサージを希望するかによります。オイルマッサージを行なうなら少なくとも衣服の一部を脱ぐ必要があります（その場合もマッサージをしない部位はタオルで覆います）が、指圧やヘッドマッサージであれば着衣のまま行なうことができます。

オイルとレシピ

オイルマッサージを行なうなら事前にオイルを用意しておかなければなりません。オイルを使う目的は、手が皮膚の上で摩擦を起こさず滑らかにすることです。マッサージに使用するオイルはおもにナッツや種子などの植物性の油です。販売元の信頼できる常温圧搾のオーガニック（有機栽培）オイルを使うのがベストです。

ボディ用ブレンド

ライトタイプ
アーモンド 7mℓ、
グレープシード 3mℓ

リッチタイプ
アーモンド 6mℓ、アボカド 4mℓ
サンフラワー 7mℓ、
マカダミア 3mℓ

ノーマルタイプ
サンフラワー 6mℓ、
アプリコット 2mℓ、ホホバ 2mℓ

フェイス用ブレンド

敏感肌用
サンフラワー 4mℓ、ホホバ 1mℓ

リッチタイプ
アボカド 4mℓ、マカダミア 1mℓ

ノーマルタイプ
サンフラワー 3mℓ、
ローズヒップ 1mℓ、
アプリコット 1mℓ

マッサージにオイルを用いることで皮膚に栄養や潤いを与えることもできます。たいていのオイルは使用期限が1-2年です。酸化をできるだけ防ぐため、使わないときは冷暗所に保管しておきましょう。最近では珍しいオイルも次々に発売されています。まずは自分の体にオイルを慣れさせてから、ほかの人にも試すのがいいでしょう。

ブレンドレシピ

オイルをブレンドして使うときは、1回のマッサージにつきボディ用なら10mℓ（小さじ2杯）、フェイス用なら5mℓ（小さじ1杯）つくってガラス瓶などに入れておきましょう。アレルギーを起こすことはまれですが、事前にパッチテスト（肘の内側に塗って24時間後に反応を見る）を行なっておけば安心です。マッサージを行なうときは、パートナーの皮膚に直接オイルをかけるのでなく、必ず自分の手にオイルを塗って用いるようにしてください。

オイルガイド

種　類	特　性	使用法
グレープシード *Vitis vinifera*	どんなスキンタイプにも合う 軽いオイル	ベースとして または単独で
スイートアーモンド *Prunus dulcis*	マッサージによく使われる 用途の広いオイル	ベースとして または単独で
ココナッツ *Cocos nucifera*	重く常温以下で固体化する 暗めの色の肌に向く 使用期限が長い	単独でインド式 ヘッドマッサージに 用いるのが最適
サンフラワー(ヒマワリ) *Helianthus annuus*	軽く栄養豊富なオイル 子どもや敏感肌に向く	ベースとして または単独で
ソイビーン(大豆) *Glycine max*	ナッツ油の代わりに使えるが、 過敏症の人もいるので注意が必要	単独で
アプリコットカーネル *Prunus armeniaca*	栄養豊富なオイル 皮膚(とくに顔)に潤いを与える 効果が高い	ブレンドの 一部として
アボカド *Persea americana*	成熟肌に向くリッチなオイル	ブレンドの 一部として
マカダミアナッツ *Macadamia integrifolia*	成熟肌に向く栄養豊富なオイル	ブレンドの 一部として
ローズヒップシード *Rosa rubiginosa*	浸透性が高く香りの強いオイル しわや傷跡に効果がある 使用期限が短い	少量をブレンドの 一部として
ホホバ *Simmondsia chinensis*	黄金色に輝く植物性ワックス 敏感肌(とくに顔)に向く 10℃前後で固体化する	ブレンドの 一部として

姿　勢

マッサージをするときは姿勢がとても大切です。
習慣的に行なうのであればなおさら気をつけなくてはなりません。
初めのうちは手技の習得に夢中になって姿勢がおろそかになりがちですが、
マッサージは施術者のメリットにもなるものだということを忘れないでください。

大切なのは体重を利用することです。パートナーの体に直接触れるのは手ですが、肩から下の力だけで動かないようにしましょう。以下はマッサージの代表的な3つの姿勢です。

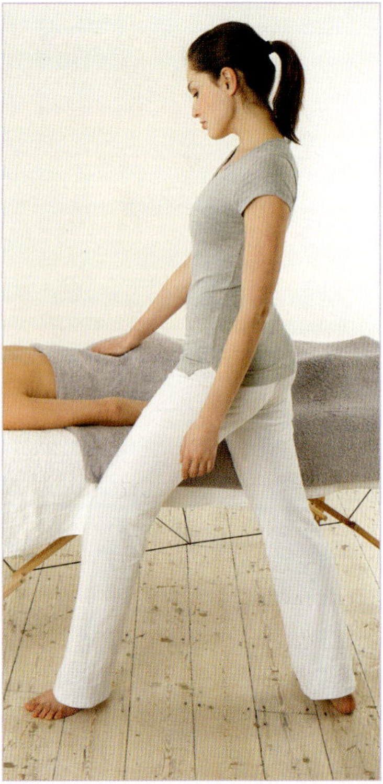

ベッドを使って行なうとき

足を肩幅に開きます。両足を横に開いても、片足を前に踏み出すようにしてもどちらでもかまいません。背筋を伸ばし、ひざを少し曲げて、腰から動くようにします。前かがみになるときも体全体で動くようにして、首に負担がかからないようにします。圧を加えるときは肩に力を入れず、体重をかけるようにします。

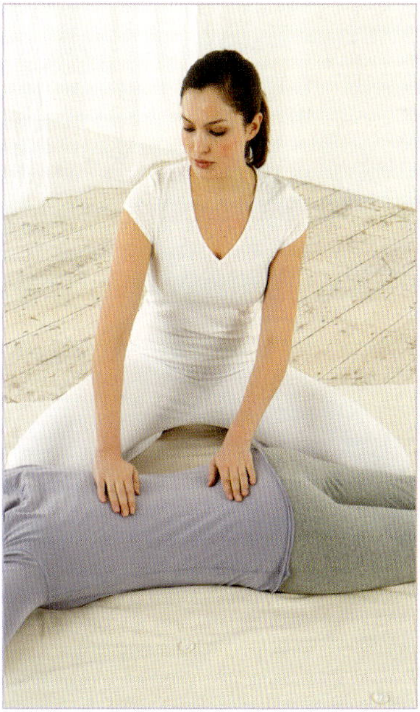

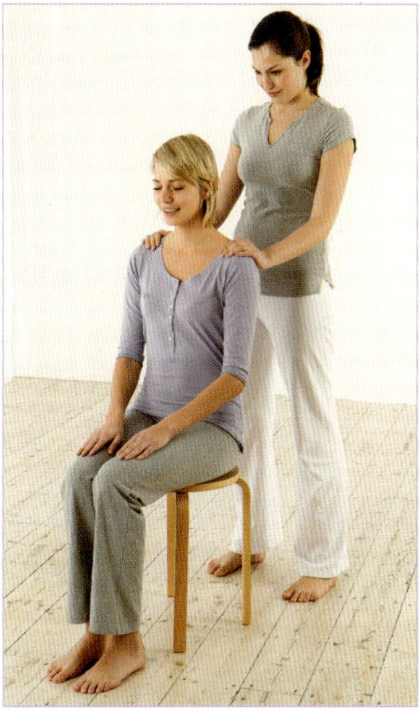

床で行なうとき

安定した姿勢を保ちながら、ひざや足首や腰を柔軟に動かします（自分が動く範囲にもマットがあるといいでしょう）。背筋を伸ばし、圧を加えるときは、前かがみになって肩の力を抜き、体重を腰と背骨と肩から手に乗せるようにします。また、圧をがむしゃらに加えるのでなく、冷静に均一に加えていき、圧を緩めたら自然にもとの姿勢に戻れるようにしましょう。

ヘッドマッサージのとき

パートナーの後ろに立ち、足を肩幅に開き、肩の力を抜いて、動きが足元から肩へ、肩から腕や手へ伝わる意識で施術します。猫背になったり、パートナーに覆いかぶさる姿勢になったりしないよう気をつけてください。圧を加えるときは片足を後ろに引き、腰から傾けて体重をかけます。

感じとる

マッサージを始める前に、手から自然に出ているパワーを確かめる実験をしてみましょう。私たちの誰もが周りのものや周りの人のことを実際には触れずに感じとっています。ただ、私たちは普段その感覚を無視しているか、忙しすぎてその感覚に気づかないだけなのです。

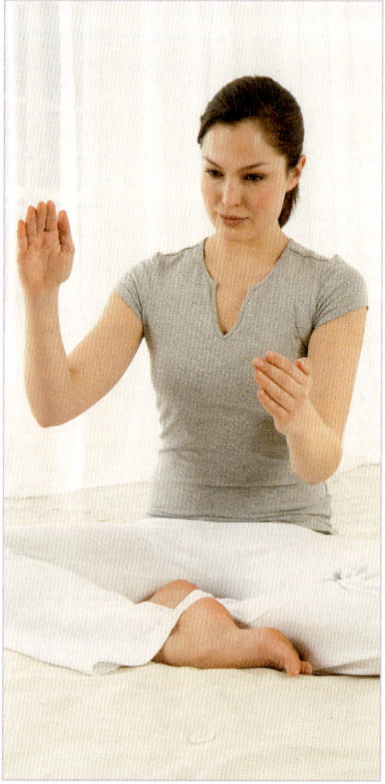

手から出ているエネルギーを確認するために、簡単なエクササイズをしてみましょう。先入観にとらわれず、手の感覚に意識を向けてください。

見えないボールを持つ

リラックスし、両手を温かく感じるまでこすり合わせます。それから左右の手をゆっくり離し、もう1度近づけてください。これを何度か繰り返し、どんな感覚があるかを意識してみましょう。おそらく、ちくちくしたり、温かかったり、手と手が引き寄せ合う感じがしたりするでしょう。左右の手がつながる感じを保ったまま、見えないボールを持つように、空間を両手で取り囲んでみてください。

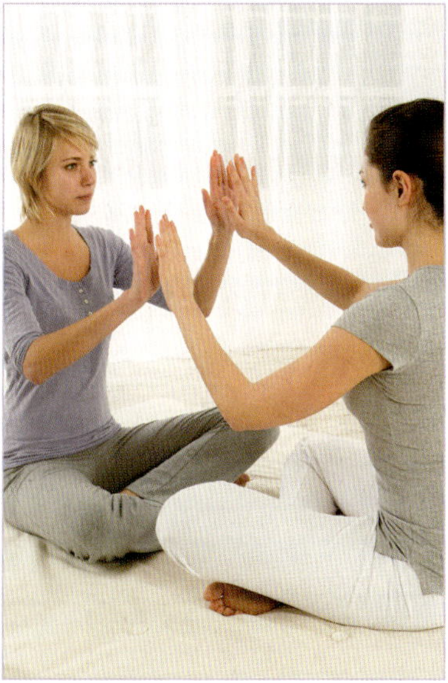

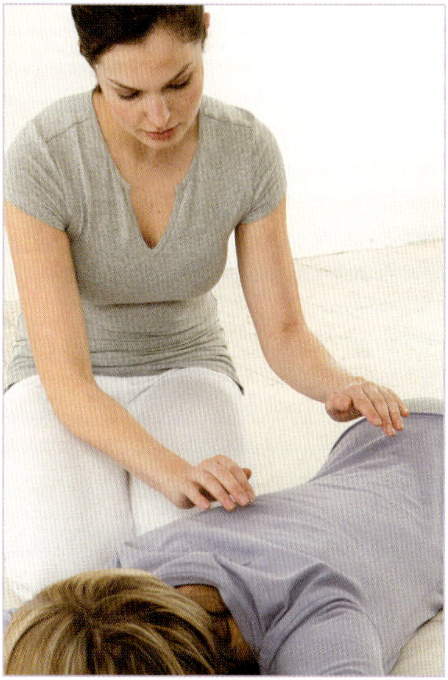

相手とつながる

パートナーと2人で実験します。互いに両手を上げ、手のひらを向かい合わせます。手と手を少し離した状態を保ちながら、つながっている感じを確認してください。それから、互いが鏡のように、手を上、下、前、後ろに合わせて動かします。このとき、つながる感じに変化があるか、どんなときに強まったり弱まったりするかに注意してください。これらはすべて、実際には触れ合わずに行ないます。手から伝わる感覚を確認してください。

つながりを広げる

パートナーにうつ伏せに寝てもらい、背中の少し上に手をかざしてください。実際には触れずに、つながりを感じることのできる高さを見つけましょう。手を通して相手を感じるのを確認できたら、次は背中の別の場所に手を移動させます。このときも実際には触れません。感覚の変化を確認してみましょう。また、自分の感覚とパートナーの感覚を比較してみましょう。

準備運動

マッサージを行なうときは、施術者自身の心がリラックスし、体が柔軟で、感覚が研ぎ澄まされていることが大切です。ですから、始める前に少し時間をとり、ゆったりとした服を着て、いくつかのエクササイズをしておきましょう。

呼　吸

目を閉じ、肩の力を抜いて、鼻から息を吸い込みます。息がそのままお腹に届くのを感じてください。吐き出すときは、体からストレスや緊張をすべて吐き出すイメージで行なってください。これを数回繰り返します。緊張がほぐれ、気持ちが穏やかになります。

首を回す

あごを引いて胸に近づけ、頭を垂れます。それから首を左からゆっくりと、とても重いものを回す意識で大きく回します。もとの位置に戻ったら、今度は右に回します。首のすべての筋肉が動くのを感じながら行ないましょう。緊張をとる効果があります。

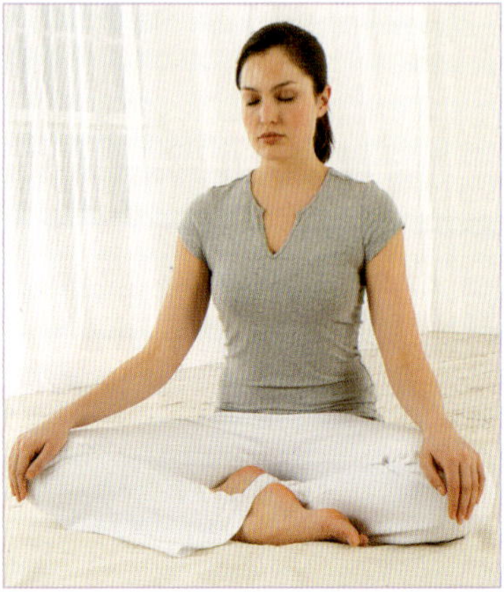

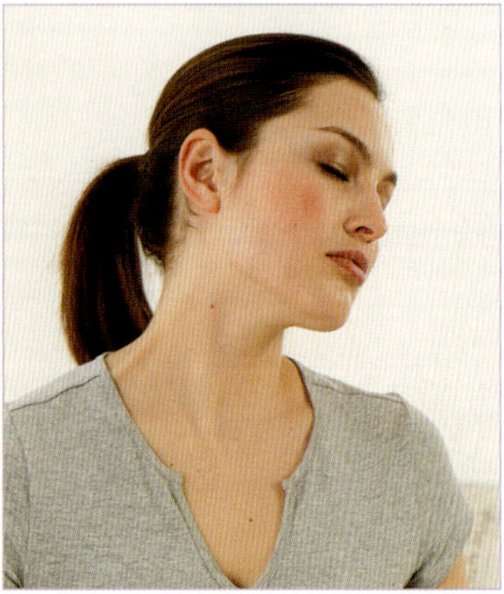

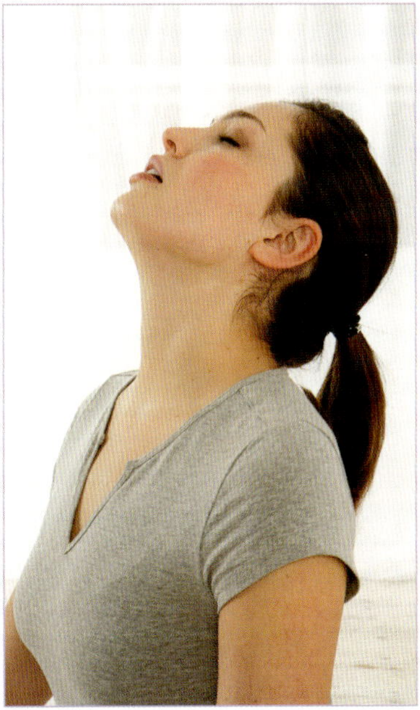

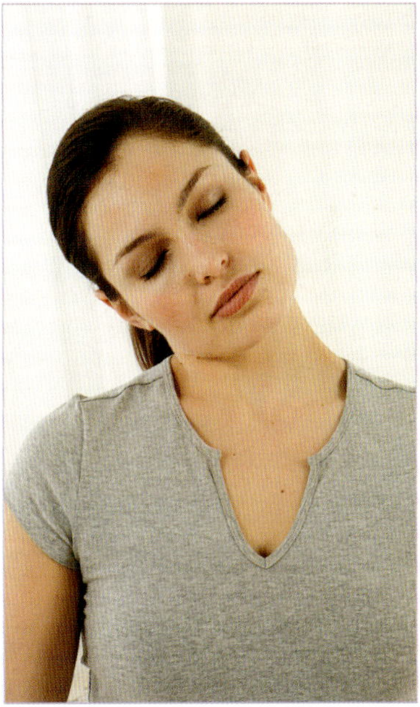

首を後ろに倒す

もう1度あごを引きましょう。それからゆっくりと首を持ち上げ、気持ちがいいと感じるところまで後ろに倒します。あごの力を抜いて行なってください。それからゆっくりと首を起こし、再びあごを引きます。それからまた首を持ち上げ、真っ直ぐに起きたところで止めます。

首を横に倒す

首を横に倒してできるだけ肩に近づけます。それから肩を持ち上げて耳につけてください。首と肩を戻したら、反対側にも同様に倒してください。

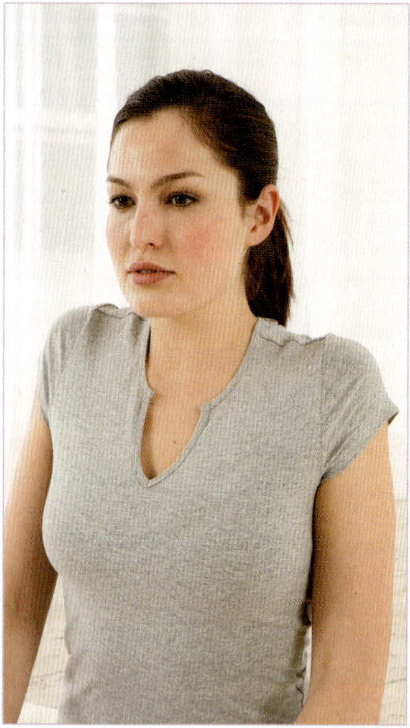

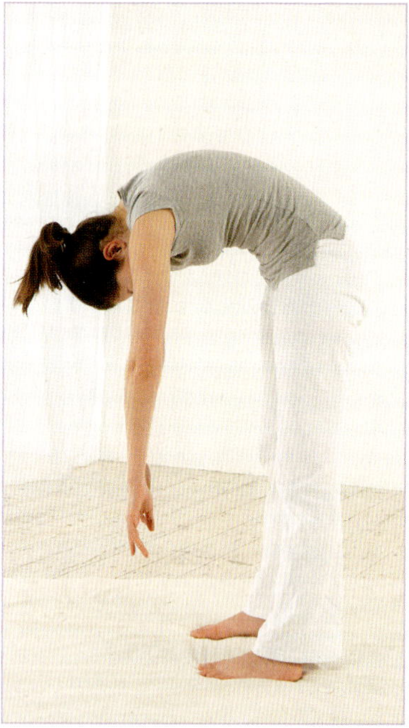

肩を回す

肩をすくめるように大きく持ち上げ、耳に近づけます。肩を1度下ろしたら、今度は肩を大げさなくらい前に突き出し、それから上、後ろ、下の順に大きく回します。続いて逆回しもしてください。筋肉がしっかりと伸びて緊張がほぐれる感覚を味わいましょう。

背骨を丸める

足の裏全体をしっかりと床につけた状態で、ひざと首と肩の力を抜き、上半身を倒します。腕と頭も脱力してだらりと垂らしてください。それからゆっくりと体を起こしていきます。このとき腰から順に脊椎を1つずつ立てていく意識で行ない、肩と頭の力は最後まで抜いておきましょう。背筋が完全に伸びてから、頭を自然な位置に戻してください。

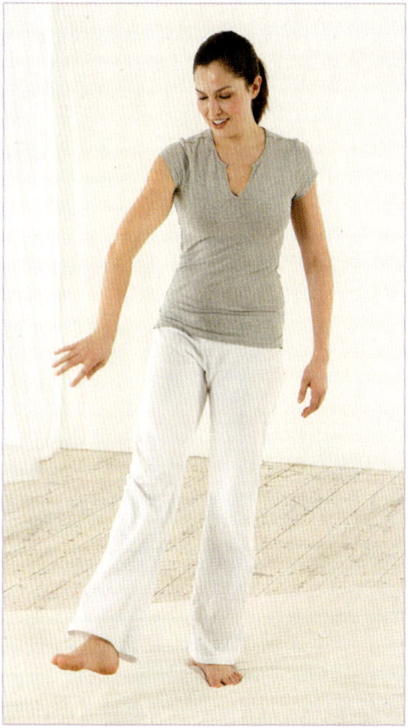

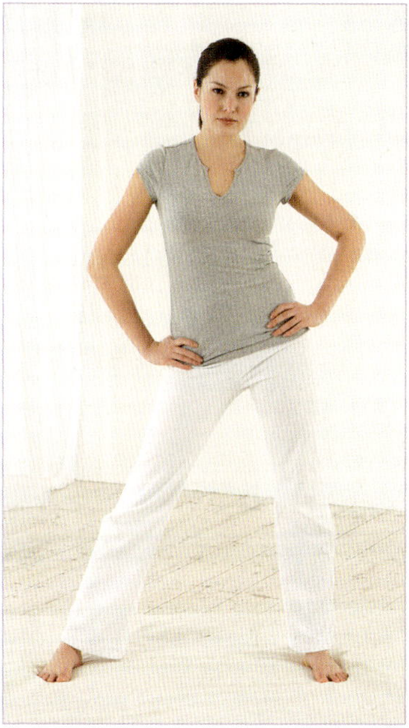

振り落とす

次はすべての振り落としです！　まず両腕を天井に向かってできるだけ伸ばしてください。それから力を抜いて片方の腕を振り、続いてもう片方の腕も振ります。関節が楽になるのを感じるでしょう。次に片脚で立って片脚を振ります。脚を替えて反対の脚も振ってください。関節から凝りや緊張をすべて振り落とす意識で行ないましょう。

腰を回す

足を開き、ひざを少し曲げ、両手を腰に当て、腰をゆっくりと大げさなくらい大きく回します。もとの位置に戻ったら、今度は反対に大きく回してください。骨盤と腰を緩める効果があります。

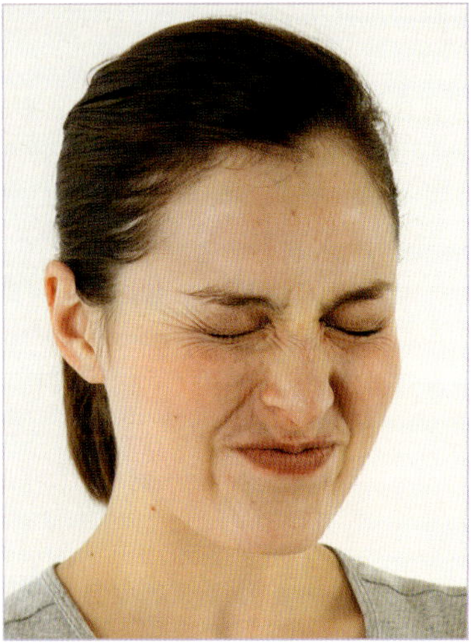

顔のストレッチ

顔の筋肉を緩めます。まず顔にぎゅっと力を入れて、くしゃくしゃに縮めてください。その状態を数秒保ってから、ぱっと力を緩め、今度は目と口をできるだけ大きく開け、舌を外に突き出します。体中の組織が目覚め、注意力が高まります。

指のストレッチ

今度は手をリラックスさせます。まずこぶしを堅く握ってください。それからぱっと力を緩め、今度は指をできるだけしっかりと伸ばします。これを元気よく数回繰り返してください。指の筋肉と関節がほぐれます。

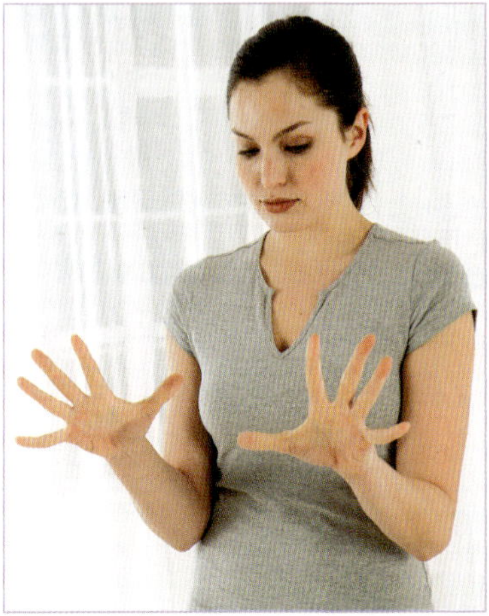

内側に意識を向ける

足を肩幅に開いて立ち、首と肩の力を抜いてひざを少し曲げ、自分の内側に意識を向けます。呼吸と体と心をリラックスさせることに集中してください。そして体にまだ残っている緊張がゆっくりと下へ降りていき、足の裏から抜けて地面に埋まっていくのをイメージしてください。体がリラックスしていくと同時にエネルギッシュになっていくのを実感できるでしょう。

ストレッチのパワー

ほかの誰かのために働く前に、準備運動を行なって自分の体にエネルギーを充電しておくことはとても大切です。そうすることにより、心と体が調和し、姿勢もよくなって動きやすくなります。準備運動を行なうときは、筋肉を伸ばしながら、心もリラックスしていくのを感じてください。どのエクササイズもしっかりと集中して行ない、すべての筋肉の緊張を確実にとっておきましょう。施術者の体がリラックスしていればいるほど、パートナーもリラックスできるのです。

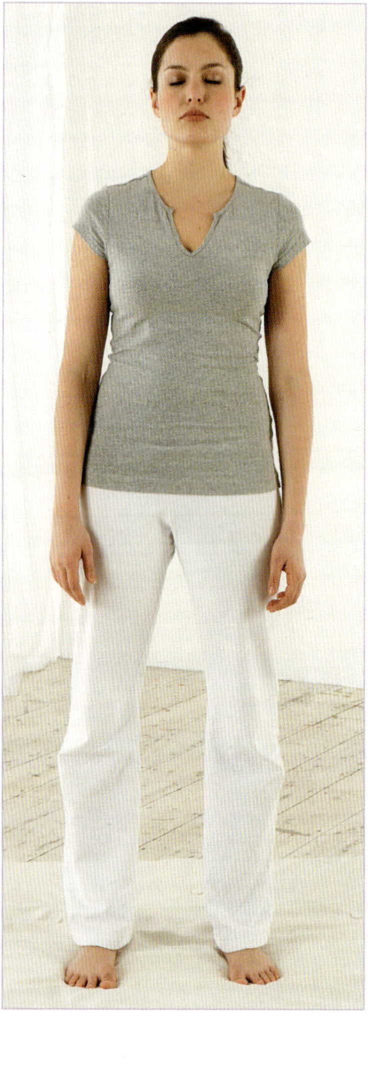

感覚を研ぎ澄ます

マッサージを学ぶときは、自分の感覚を大いに利用しましょう。
パートナーとの接触点である施術者の手は、
手技を実践する道具であるだけでなく、
施術者とパートナーとのコミュニケーションの道具でもあるのです。

手のひらの感覚はとても大切です。マッサージを始める前に、両手の感覚を研ぎ澄ませておきましょう。そうすることで意識が正しい方向に流れていきます。以下にエクササイズを紹介します。

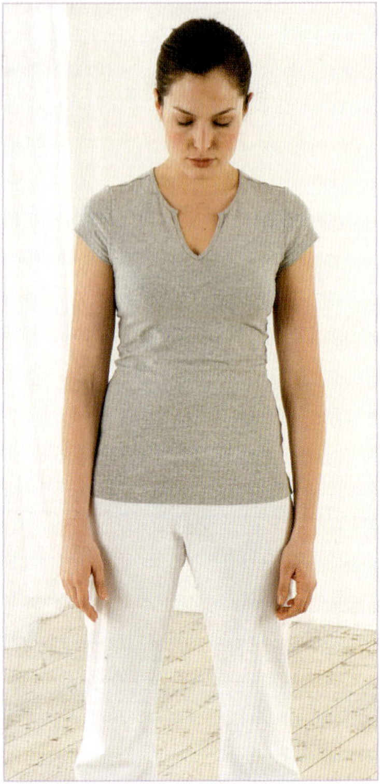

呼吸を感じる

リラックスして足を肩幅に開いてしっかりと立ち、腕を体の脇に沿わせます。息をゆっくりと深く吸い込みながら、息が足の裏から入ってくるのをイメージしてください。次にその息が体の中心を通り、肩に届くのを感じてください。そして吐き出しながら、息が腕を通って手に届くのを感じましょう。

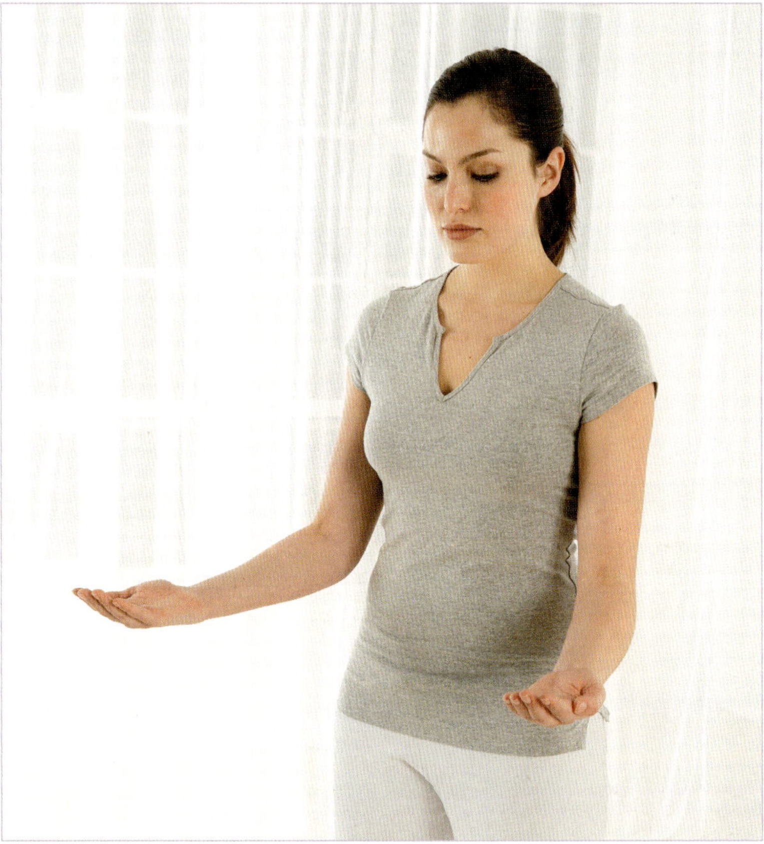

両手にエネルギーを与える

次は両手から息を吸い込みながら（前ページを参照）、手のひらを上に向けて前腕を肘の高さまで上げてください。両手にエネルギーが充たされていくのを感じましょう。手のひらがちくちくしてくるかもしれません。これを数回繰り返しましょう。最初はあまり感じなくても心配いりません。こうしたエクササイズには少し練習が必要なのです。

体を読む

マッサージをすればするほどパートナーのことがよくわかってきます。体はいろんなヒントを与えてくれるからです。体から情報を読みとる力がついてくると、マッサージに対する自信も湧いてきます。まずはパートナーの動き方や立ち方に注目することから始めてもいいでしょう。

体のどこかが緊張していませんか？　どこか落ち着かないところ、つらそうなところはありませんか？　まずは判断を差し挟まず、ひたすら観察してください。そのほうがするべきことが正確に見えてきます。

パートナーが凝っていると訴える部位はたいてい首や肩や腰でしょう。でもマッサージを始めると、施術者の手はそれ以上の情報を受けとります。それどころか、マッサージを始める前、パートナーが横たわった段階ですでに、さまざまな情報を読みとることができるのです。以下は基本的な情報の読みとり方です。

1　首：首が楽に横を向いていますか？　そうでなければ凝っているかもしれません。

2　肩：リラックスして平坦ですか？　そうでなければ、それも凝りのせいかもしれません。

3　上背部：リラックスして平坦ですか？　それとも肩甲骨が突出していますか？　そうであれば、上背部のマッサージで肩をほぐす必要があるかもしれません。

4　腰：反りが大きいですか？　そうであれば、腰の緊張をとる必要があるかもしれません。

5　臀部《でんぶ》：ラインがなめらかですか？　そうでなければ、腰か臀部に問題があるかもしれません。

6　手：握っていませんか？　握っているとすれば、リラックスできていないせいかもしれません。関節に痛みがある場合は、関節を直接でなく、関節の周りをマッサージしましょう。

7　脚：静脈瘤はありませんか？　静脈瘤は血行に問題があることを示しています。静脈瘤を直接マッサージしてはいけません。

8　皮膚：なめらかですか？　それともざらざらしていますか？　乾燥したところがあるとすれば、水分不足のせいかもしれません。そうであれば、適したマッサージオイルの使用で改善できるかもしれません。

9　足首：むくんでいませんか？　むくみはリンパの流れが滞っているせいかもしれません。流れを改善するためには、むくんだ部位を直接でなく、むくんだ部位の上部をマッサージしましょう。

10　足：赤くなっているところ、トラブルのあるところはありませんか？　あるとすれば、それはきつい靴を履いているせいかもしれません。靴に締めつけられた足の指にはマッサージがよく効きます。ただし感染症らしきものがないかに注意しましょう。

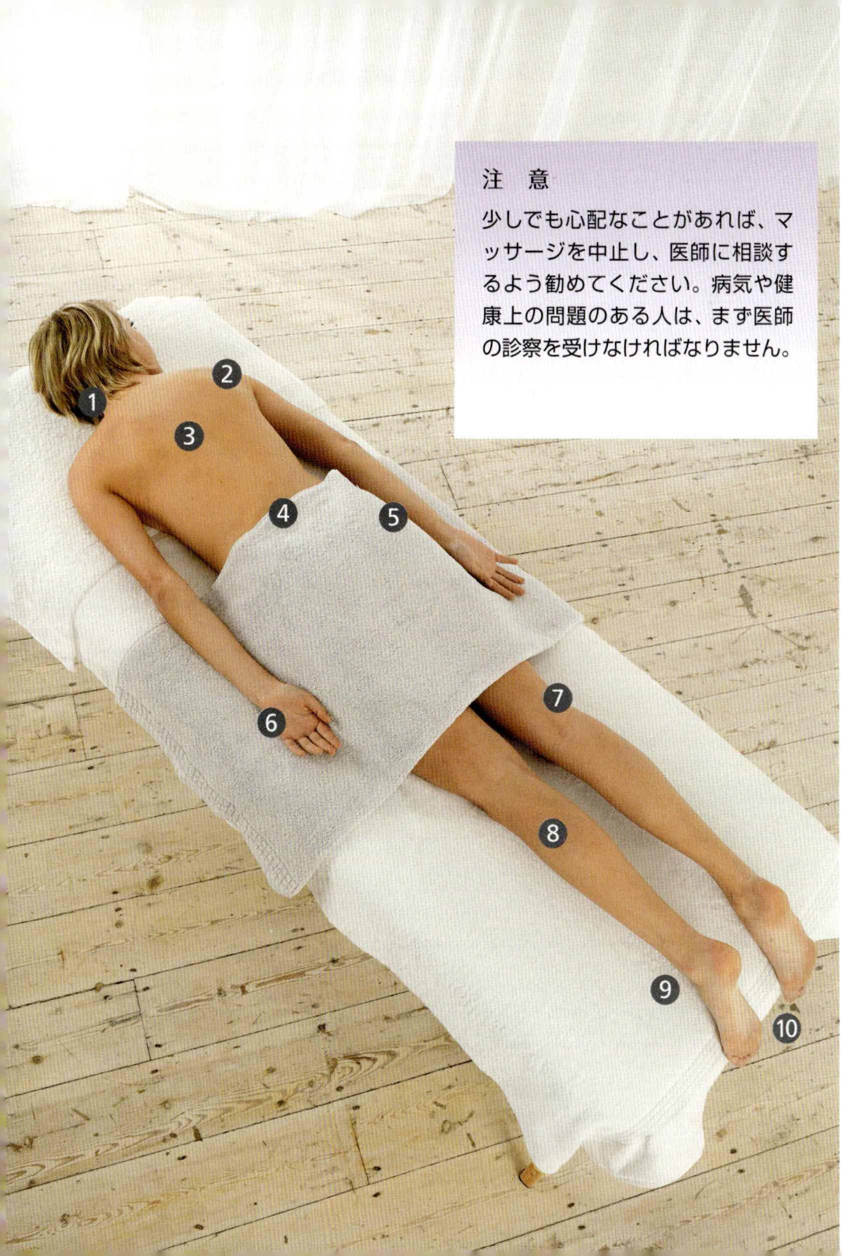

注　意

少しでも心配なことがあれば、マッサージを中止し、医師に相談するよう勧めてください。病気や健康上の問題のある人は、まず医師の診察を受けなければなりません。

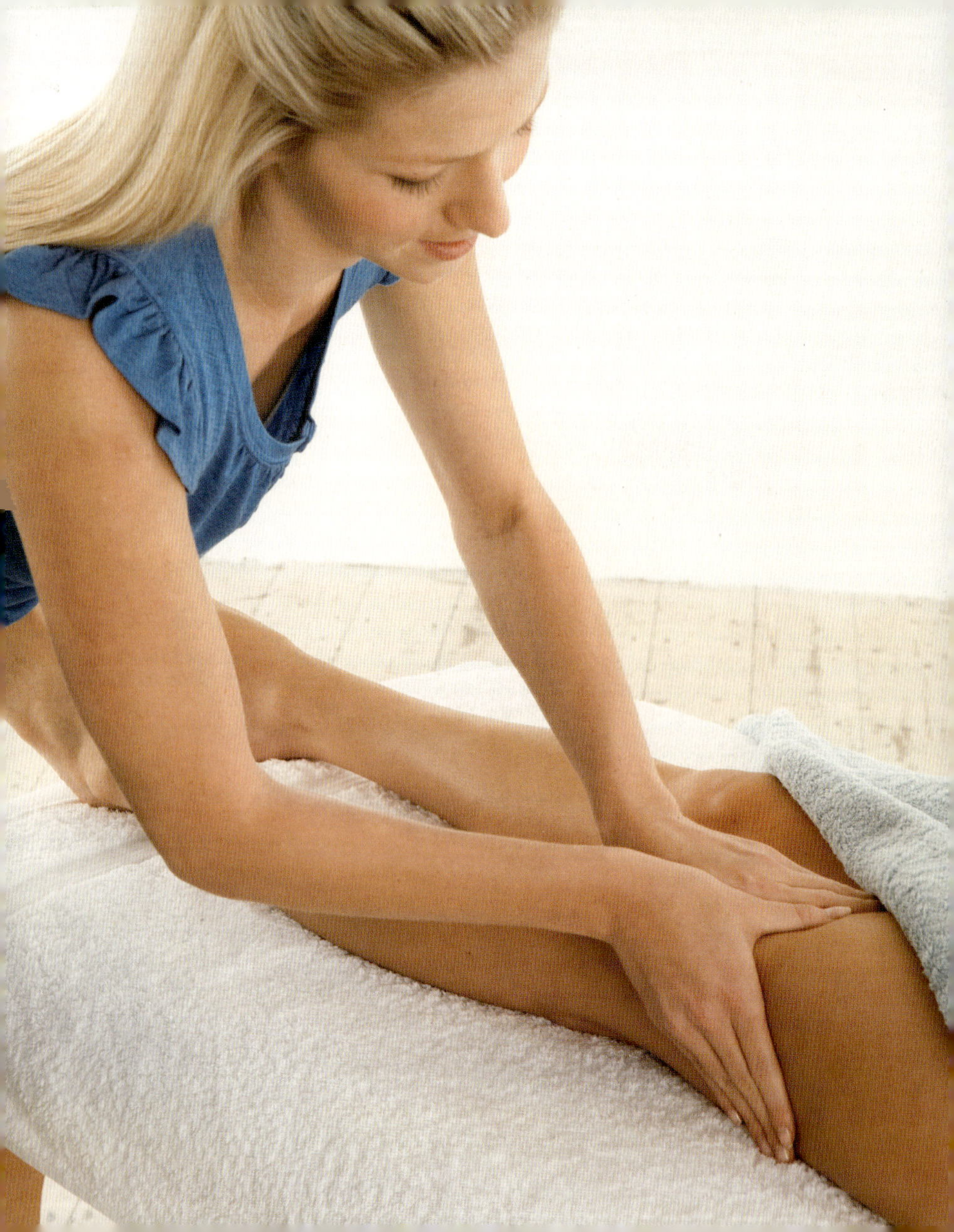

マッサージの手技

マッサージの手技（テクニック）は、圧の軽いもの、中くらいのもの、強いものに大きく分けることができ、それぞれが伝統的にエフルラージュ（軽擦《けいさつ》法）、ペトリサージュ（揉捏《じゅうねつ》法）、フリクション（強擦《きょうさつ》法）と呼ばれています。本書でも参照のしやすさを考え、手技を圧の強さで分類しました。圧の軽い手技は一連の手順の準備や締めくくりとして、圧が中くらいの手技は筋肉をほぐすために、圧の強い手技は狭い範囲の緊張を集中的にとるために用います。手技の中には頻繁に用いるものもあれば、そうでないものもあります。パートナーにマッサージを施す前に、いくつかの手技に慣れておくといいでしょう。そのためにはまず自分の体で試してみるのが一番です。

手技を用いる意味

誰でもまず手技を覚えたいと思うでしょう。
でもマッサージにできるのは体の自然な治癒を促すことだけですから、
何よりも大切なのは、パートナーの体やパートナー自身のことをよく理解し、
関心を持つことです。とはいえ、もちろん手技も必要です。
手技があるから、マッサージには体系があり手順があるのです。

初めに基本的な手技をマスターしておくと自信を持ってマッサージを始めることができます。でも、手技とそれ以外の要素とのバランスをとってください。手

手技チェックリスト

- ▶ マッサージは流れるように行ないます。構える位置、姿勢（p.34-35を参照）、体のバランスをチェックしましょう。手技を確実かつ均等に用いるためです
- ▶ 手技と手技の間も体を優しくさすってリズムを保ちましょう
- ▶ 初めは圧を軽くし、パートナーの反応を見ながら必要に応じて強くしていきましょう。また、強い圧で急に中止せず、徐々に軽くしていきましょう
- ▶ 特定のポイントへの圧はゆっくりと加え、ゆっくりと緩めていきましょう
- ▶ 施術する部位や和らげたい症状に適した手技を用いましょう
- ▶ 施術する筋肉に適した手技を用いましょう
- ▶ 背骨や骨ばった部位を直接マッサージしてはいけません
- ▶ 症状を手技で治そうとしてはいけません
- ▶ パートナーの年齢に合った手技を用いましょう（たとえば高齢者には20代の若者より圧を軽くします）

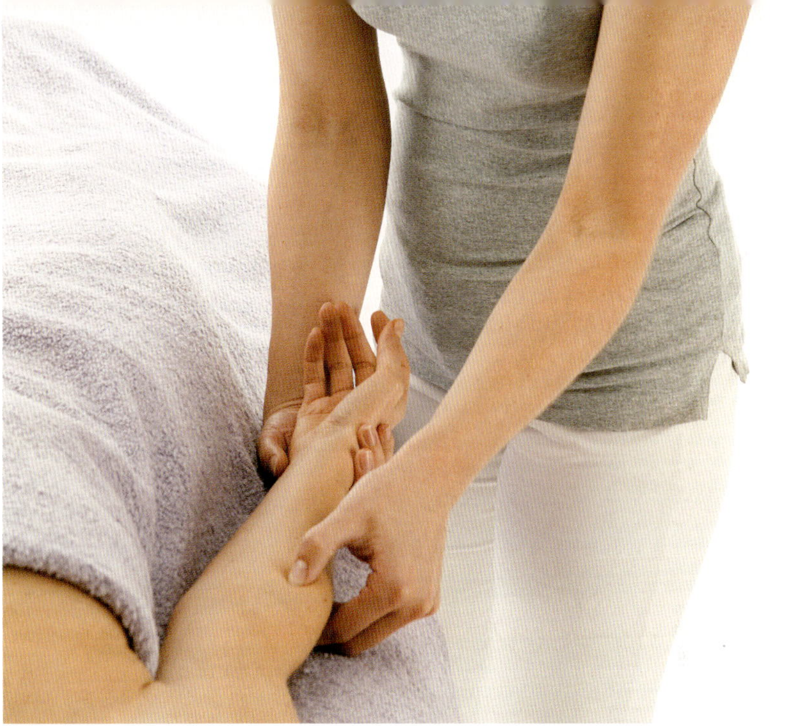

マッサージには手技があるから体系と手順がある。手技は繰り返すことで身につく。指先に覚えさせることが大切。

技だけに頼ったマッサージは空しいものです。手技を磨きながら、状況に応じて手技を選ぶ力も身につけていきましょう。手技は数ある道具の1つに過ぎません。誰でも初めのうちは、教えられた通りの方法に忠実に従おうとするでしょう。しかし知識や経験が増えるにつれ、選択の余地が生まれてきます。毎回決まった手順に従う必要はありません。どんなときにどの手技が有効かということがしだいにわかってくるからです。手技を選ぶ力をつけるには練習と実践を重ねるしかありません。マッサージの効果は、手技をいつ、なぜ、どのように用いるかで決まります。ですから、マッサージを行なうときはいつもバランスを大切にしましょう。

圧の強さ

手技の種類によって加える圧の強さが違います。
圧の強さは、マッサージの初めに体の表面に加える軽い圧、
筋肉組織を伸ばしたり揉みほぐしたりするためのやや強めの圧、
狭い範囲に集中的に加えるさらに強い圧の3段階に分類できます。

　力加減をどの程度にしたらよいかは、経験やパートナーの反応から徐々にわかってきます。圧の感じ方は個人差が大きいので、いつも軽い圧から始め、必要に応じて強めていきましょう。また、圧の強さに変化をつけるとリズムができ、効果も上がります。大切なのはバランスで、弱すぎる圧が続けば効果を実感できないだけでなく、パートナーを苛立たせてしまうかもしれません。逆に強すぎる圧は痛みのもとになり、かえって体を緊張させてしまいます。

　手技の種類や圧の強さによって、接触させる部位も違い、手のひら全体を接触させる場合、指だけを接触させる場合、手のひらの付け根を接触させる場合などがあります。

さまざまな圧の例

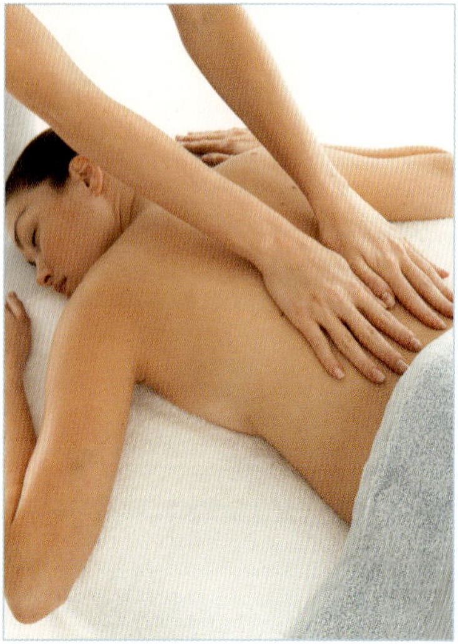

軽度の圧：
エフルラージュ（p.54を参照）
優しく流れるようなロングストローク。
手のひらを使う。

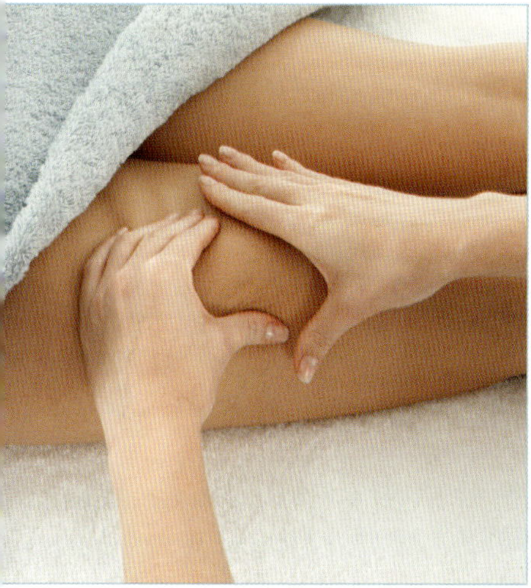

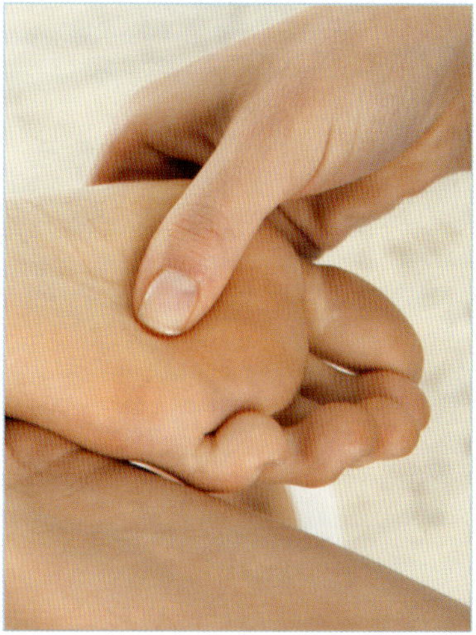

中度の圧：
ニーディング（p.62を参照）
筋肉をしっかりと刺激するやや強めの動作。おもに指を使う。

強度の圧：
フリクション（p.82を参照）
特定のポイントに加える正確な圧迫。指を使う。

圧の加え方チェックリスト

- ▶ パートナーに建設的なフィードバックを求めましょう
- ▶ 圧を強めるときは手に体を乗せるようにしましょう
- ▶ 肩に力を入れず、体重を利用しましょう
- ▶ 自分で楽に加えることができる範囲の圧を用いましょう

軽度の圧

圧の軽い手技は優しく穏やかなので、
一連の手順を始める準備として用います。また、パートナーを
安心させるために手順の途中のいつでも用いることができ、
手順を締めくくるときにも用います。要するに、圧の軽い手技は
何度でも繰り返し好きなだけ用いていい手技なのです。

エフルラージュ（軽くさする）

圧 ……………軽
接触部位 …手のひら

手を優しく滑らせる手技で、
マッサージの初めにオイルを
伸ばすときによく用います。
流れるようなリズムがパートナーの
体をリラックスさせると同時に、
施術者がパートナーの体から
情報を受けとる機会になります。
心臓に向かうときは圧を強めに、
戻るときは弱めにします。

方　法

両手に少量のオイルをつけ、パートナーの体の自分に近い位置に両手のひらを並べ、筋肉の形をなぞるように、できるだけ遠くまで優しく滑らせていきます。それから両手を左右に開き、圧を弱めて手前へ戻します。なめらかな動きを保つことでパートナーに安心感を与え、リラックスさせることができます。

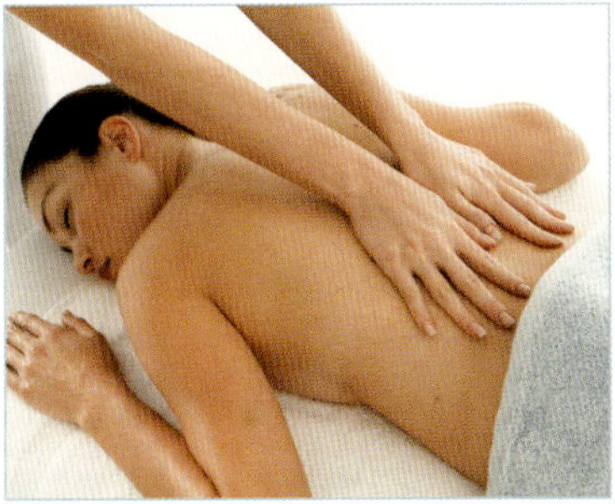

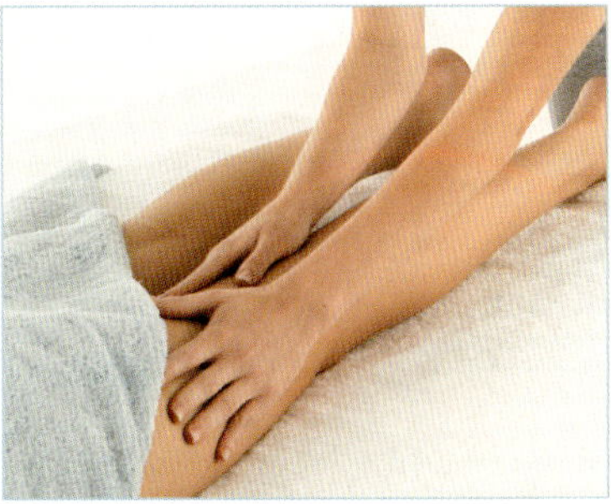

背　中

パートナーの頭方に立ちます。オイルを伸ばした両手を肩甲骨の手前に並べ、腰に向かって届くところまで優しく滑らせます。手のひら全体をつねにパートナーの体に密着させて行なってください。帰りは両手を左右に分け、圧を弱めて肋骨を辿りながらもとの位置まで戻ります。

脚

パートナーの足方に立ち、オイルを伸ばした両手を足首の少し上に当て、両手のひらを脚に密着させて、上に向かって、ふくらはぎとひざの裏を通り、太ももの届くところまで滑らせます。帰りは両手を開き、脚の側面を通ってもとの位置に戻ります。ひざの裏では圧を弱めましょう。静脈瘤には圧を加えないでください。

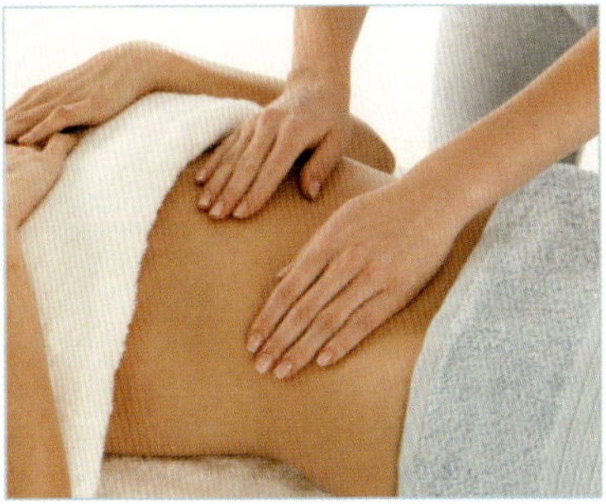

腹　部

パートナーの側方に着き、オイルを伸ばした両手をお腹に当て、おへそを中心に時計回りに円を描きます。左右の手を少しずらし、一方の手がもう一方の手に続くように行なってください。圧はごく軽くします。

フェザリング（羽毛で触れるようになでる）

圧 ……………軽
接触部位 …四指（親指以外の指）の先

一連の手順を締めくくるときに用います。
皮膚表面への優しい刺激がパートナーを安心させ、気持ちよくさせます。
また、パートナーの意識を体のある部位から別の部位へ向ける効果や、
手順が終わりに近づいたことをパートナーに知らせる効果もあります。
おもに背中や四肢に用います。

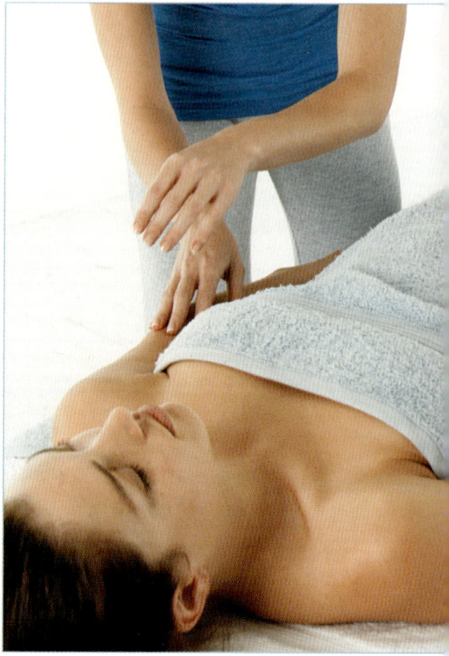

方　法

指先をパートナーの体に当て、羽毛で触れるような感じ、あるいは猫をなでるような感じで、そっとなでます。1度に触れるのは片手だけとし、両手を交互に使ってリズムをつくり、心地よくなめらかな動きにしてください。終わりが近づくにつれ、圧もスピードも少しずつ落としていきます。

腕

指先を腕の上端に当て、羽毛で触れるようにゆっくりと腕を下に向かって手までなでていきます。両手を交互に使い、優しくなめらかなリズムを保ってください。何度も繰り返し行なってから、指先にごく軽く触れて終わりにします。

足

片手でかかとを支え、反対の手の指で足首からつま先まで羽毛で触れるようになでていきます。これを数回繰り返してください。ある程度しっかりと触れたほうがくすぐったくなりません。

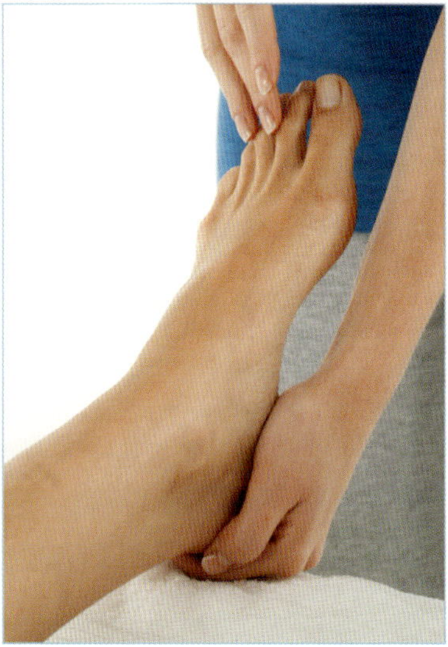

背　中

フェザリングはきわめて圧が軽いので、背骨に直接行なうことができます。パートナーの側方に着き、両手をまず首の後ろに当ててください。それから両手を交互に使い、羽毛のようなタッチで背骨を腰までなでていきます。

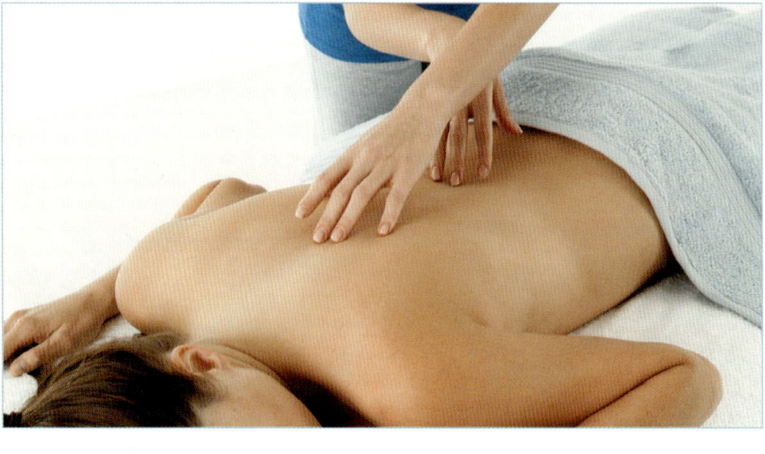

ロッキング（揺らす）

圧 ……………軽
接触部位 …手のひら

緊張をとる効果の高い手技で、
一連の手順の仕上げとして、
あるいは一連の手順の前に
パートナーをリラックスさせるために
用います。パートナーに
あお向けになってもらい、
体幹部や四肢に行ないます。

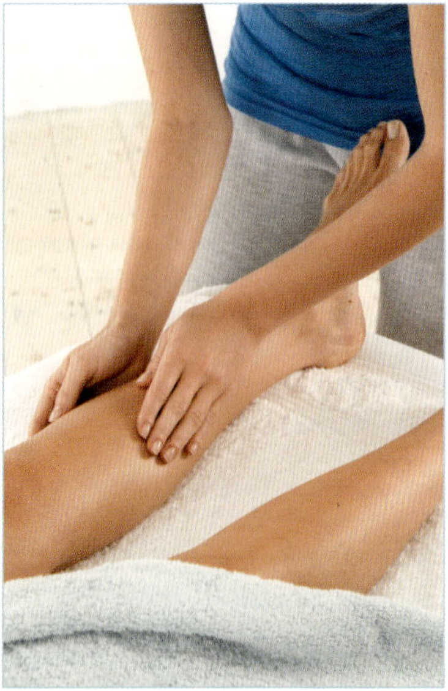

方　法

手首をリラックスさせ、パートナーの体の両側面に左右の手を当てます。それから体を一方の手で軽く押し、続いてもう一方の手で反対から軽く押すことにより、静かな揺れをつくります。これを手の位置を少しずつずらしながら続け、対象部位全体を揺らします。優しい動作を心がけ、決して速く揺らしすぎないようにしましょう。

脚

両手で太ももを挟み、左右の手で交互に押しながら少しずつ下へ移動します。足首に達したら折り返して太ももに向かい、太ももに達したらもう1度足首に向かいます。パートナーに関節の力を完全に抜いてもらって行なうことが大切です。

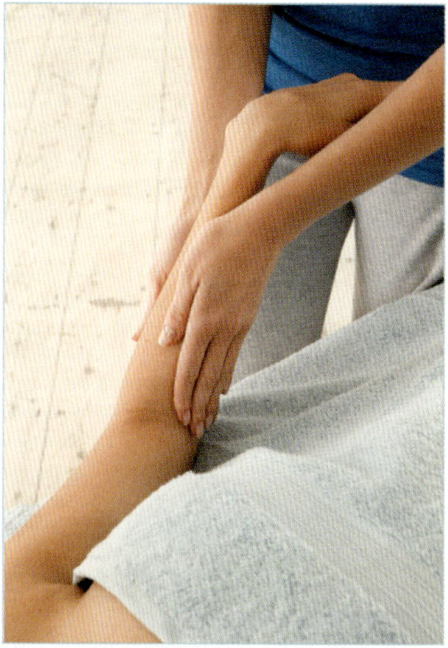

腕

上腕をマットに置いたまま揺らすスペースがあるならそのまま、スペースがなければ上腕を持って、揺らしながら下へ向かいます。肘に達したら、肘を曲げて上腕をマットにあずけ、前腕を持って動作を再開し、手首まで揺らします。

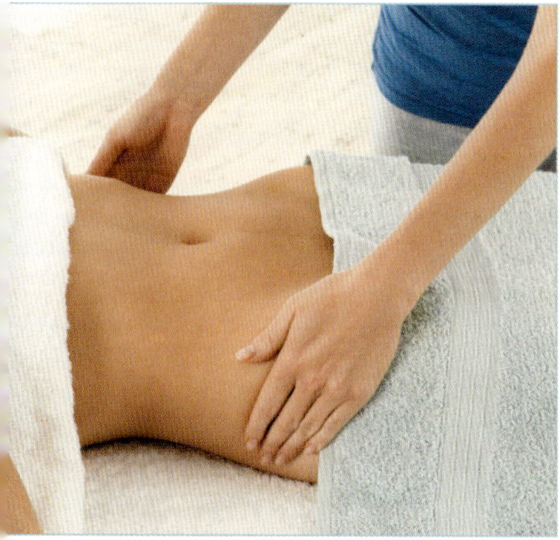

体の前面

一方の手を胸の側面に、もう一方の手を反対の腰の側面に当てます。それから胸の側面に当てた手で体を押し、続いて腰の側面に当てた手で体を押します。リズムを崩さずに少しずつ手をずらし、最終的に胸の側面にあった手が腰の側面に、腰の側面にあった手が胸の側面に来るようにします。

プラッキング（つま弾《び》く）

圧 ……………軽
接触部位 …五指の先

**心地よい刺激をもたらす手技で、
両手をスタッカートのリズムで
交互に動かします。
頭の施術に向きますが、
体の施術の仕上げとして
フェザリングの代わりに
用いることもあります。**

方　法

両手の五指の先をパートナーの体に当て、皮膚表面を軽くつま弾くように、まず片手を、続いて反対の手を離します。この動作を対象部位全体に繰り返してください。軽快なリズムを保ちましょう。

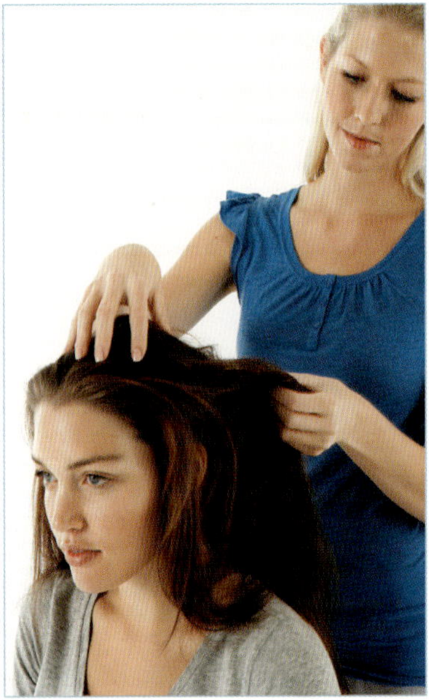

頭　皮

パートナーの後ろに立ち、両手の指先を頭に乗せます。それから髪を軽くつま弾くように、まず片手を、続いて反対の手を頭から離します。このように両手を交互に使い、軽快なリズムで頭皮全体を施術してください。

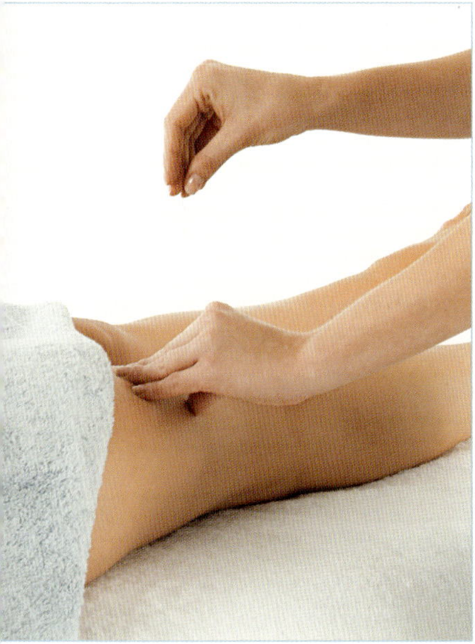

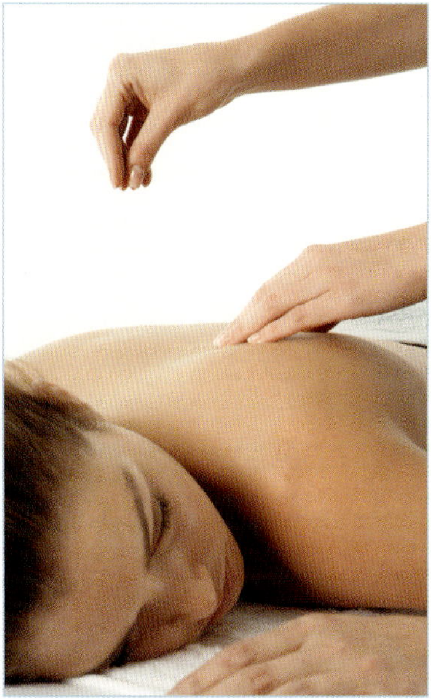

脚

パートナーのひざの側方に着き、両手を交互につま弾くように動かしながら、脚全体を行ったり来たりします。太ももから始め、足首で終わりにしましょう。

背　中

パートナーの側方に着き、両手の五指を首の後ろに当て、そこから両手を交互につま弾くように動かして背骨沿いを腰まで辿ります。皮膚表面を刺激してパートナーの意識を下へ向かわせる効果があります。

中度の圧

中度の圧の手技は筋肉の緊張をとるのに役立ちます。
エフルラージュで体にオイルを伸ばしたあとに用いてください。
初めは軽めの圧で行ない、パートナーの反応を見ながら
少しずつ強めていきましょう。筋肉の厚い部位に用います。

ニーディング（こねるように揉む）

圧……………中
接触部位…親指と四指と手のひら

やや刺激の強い手技です。
エフルラージュで
オイルを伸ばしたあとに用いると、
効果的に筋肉の緊張を
とることができます。太ももや臀部、
背骨の両側など面積が広く
肉の厚い部位に向きます。
デリケートな部位や
骨の上には向きません。

方　法

親指と四指を向かい合わせて体の上に置きます。それから親指で筋肉を向こうへ押し、親指を筋肉に密着させたまま、その筋肉を四指でつかんで手前に引き寄せます。片手でこの動作を終えると同時に、近くに置いた反対の手でも同様の動作を始めてください。このように両手を交互に使い、対象部位全体をリズミカルに施術します。慣れてきたら手のひらも筋肉に密着させて行なうと効果が高まります。

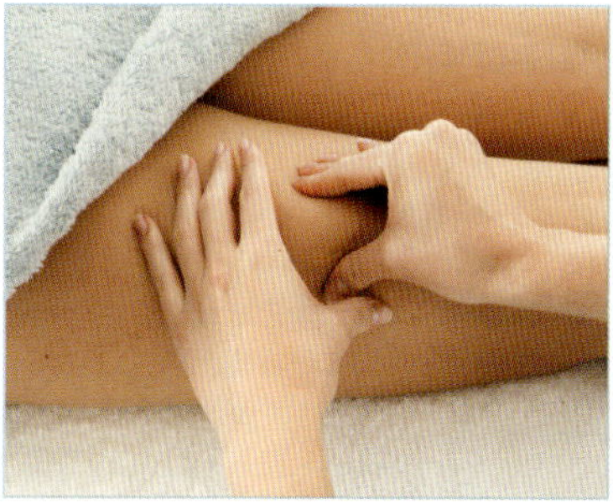

太もも

パートナーの側方に着き、筋肉を親指で向こうに押し、四指で手前に引き寄せます。この動作を両手を交互に使って行ないながら、太もも全体を行ったり来たりします。ただし肉の厚い部分だけに行ない、ひざの裏や太ももの内側は避けてください。

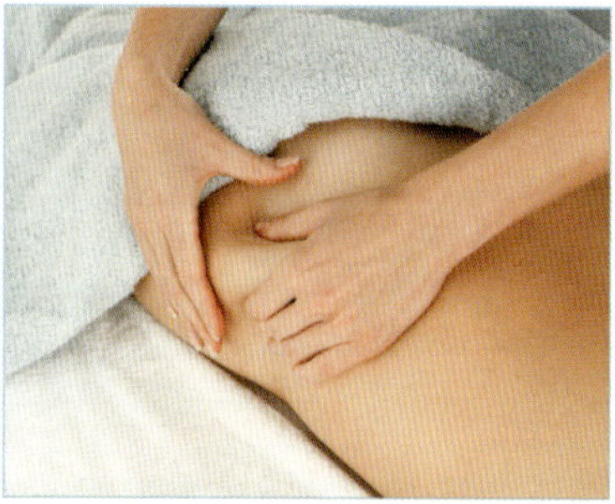

臀　部

パートナーの腰の側方に着きます。前かがみになり、臀部の自分から遠い側の筋肉を親指で押し、四指で引き寄せます。両手を交互に使ってリズミカルに行なってください。筋肉の厚い部分はとくに念入りに行ないます。圧は強めにするのが原則ですが、臀部の筋肉はとても敏感なこともあるので、慎重に行なってください。

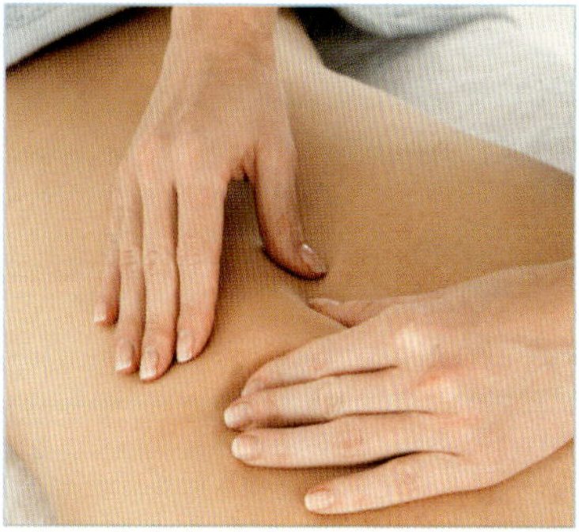

背　中

パートナーの側方に着き、前かがみになって背骨の向こう側の筋肉を施術します。背骨から2.5㎝以上離れたところを親指で押し、四指で引き寄せてください。この動作を腰と肩の間を行ったり来たりしながら繰り返します。背骨に圧を加えないよう気をつけてください。

スクイージング（絞《しぼ》る）

圧 ……………中
接触部位 …手のひら

四肢に心臓方向の
圧を加える手技です。
エフルラージュのあとに用いると
筋肉の緊張がとれ、
血行が改善します。
腕や脚を親指と人差し指で挟み、
手全体で圧を加えてください。
しこり状になったひどい凝りを
見つける効果もあります。

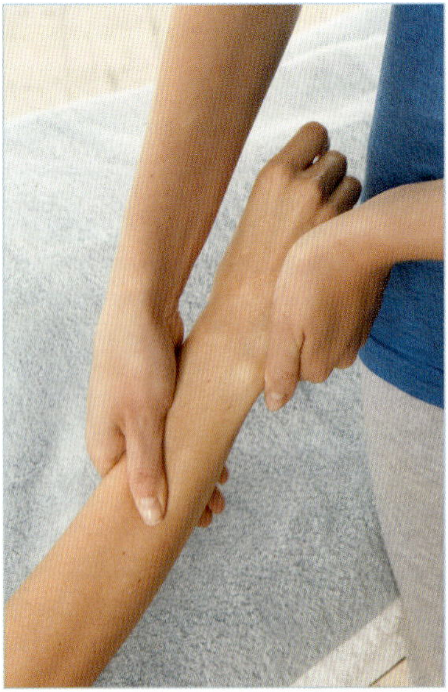

方　法

腕や脚の関節の少し上を、親指と人差し指で挟みます。それから上に向かってゆっくりと絞るように圧を加えていきます。手のひら全体を腕や脚に密着させて行なってください。施術する部位によっては、絞っていくうちに左右の手の間隔が開き、それぞれが離れた位置を別々に絞るかたちになってもかまいません。ただし圧が途中で弱まらないようにしてください。

前　腕

片手でパートナーの手首を持ち、反対の手の親指と人差し指で手首のすぐ上を挟み、そこから肘に向かって筋肉を絞っていきます。手のひら全体を密着させ、ある程度力を入れて絞るようにしてください。肘の手前で力を抜きます。

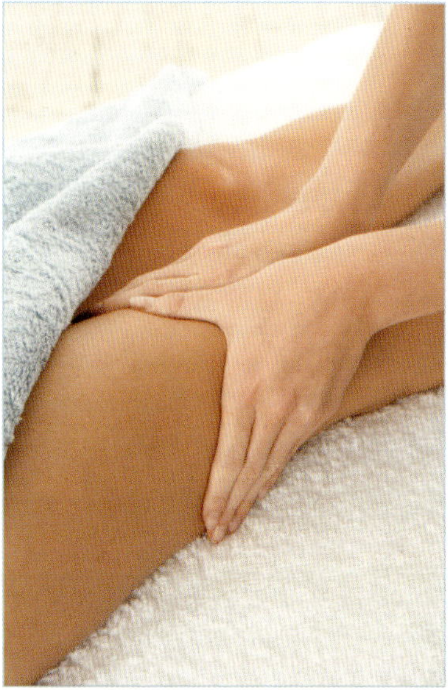

太もも

両手を使い、ひざの少し上から脚の付け根まで絞っていきます。一方の手がもう一方の手に続くようにして、しっかりと強めの圧を加えます。ただし内ももは避けてください。これを数回繰り返します。

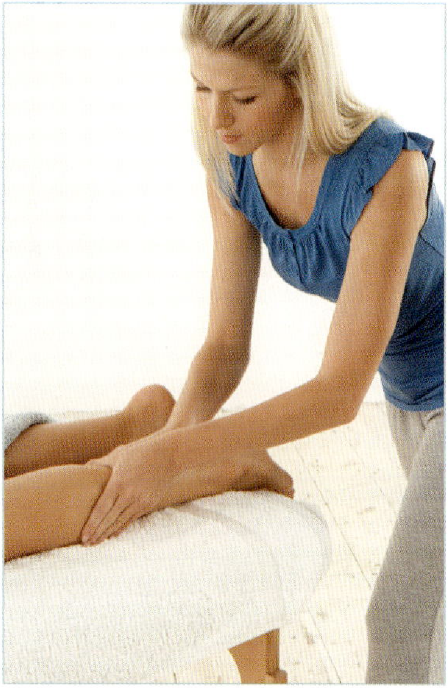

ふくらはぎ

パートナーの足方に立ちます。足首の少し上を両手の親指と人差し指で挟み、ひざに向かって絞っていきます。ふくらはぎは強めに絞りますが、静脈瘤には圧を加えないでください。ひざの手前で力を抜きます。

親指によるローリング（親指を当てて滑らせる）

圧 ……………中
接触部位 …親指

筋肉をリラックスさせたり、しこり状のひどい凝りを見つけたり、ある部位から別の部位へとストロークをつないだりするために用いる手技です。手などの面積の狭い部位や背骨の両側などに向きます。両手の親指を交互に動かして動作を連続させましょう。四指は支えに使います。

方　法

片手の親指を体に当て、中度の圧で手前から向こうへ滑らせます。それから静かに離し、次のスタート位置に置いている間に、反対の手の親指で同じ動作を始めます。このように両手の親指を交互に使い、動作を連続させてください。

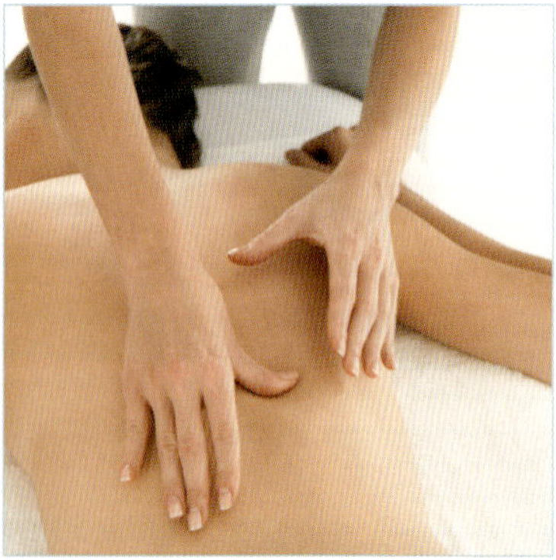

背骨

パートナーの頭方に立って前かがみになり、背骨の片側の筋肉に両親指を交互に押し当てては滑らせていき、腰まで施術します。1度滑らせるごとに指を体から離してください。これを数回繰り返します。

手のひら

パートナーの手を下から両手の四指で支え、手のひらに両親指を交互に押し当てては滑らせ、手のひら全体を施術します。手の緊張をとる効果があり、圧を強めにするとより効果的ですが、パートナーが気持ちいいと感じているか確認しながら行なってください。

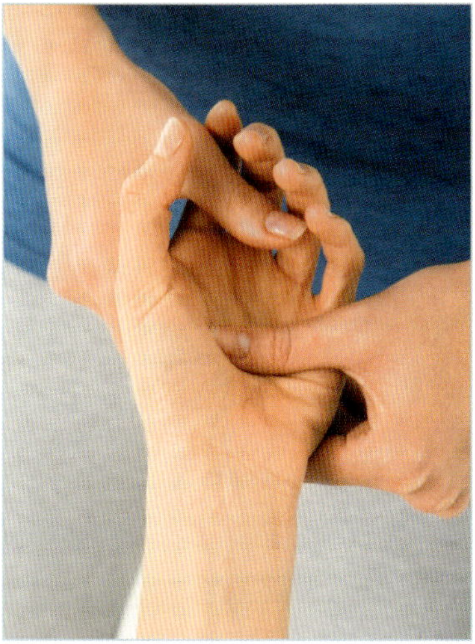

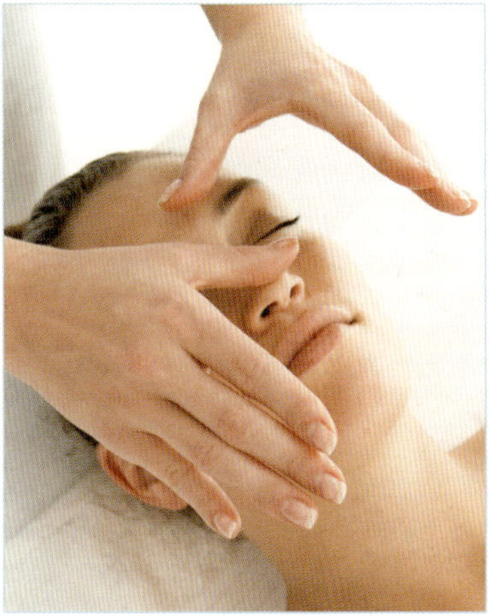

鼻

親指によるローリングのデリケートな部位用の方法です。鼻筋(眉間から鼻の先まで)に両親指を交互にきわめて優しく当てては滑らせてください。1度に滑らせる距離をごく短くすると気持ちのいい動作になります。

リンギング（捻《ねじ》る）

圧 ……………中
接触部位 …手のひら

筋肉をある程度ほぐしたあとや、手順の仕上げとして用います。
筋肉の緊張をとる効果が高く、
四肢や背中に向きます。オイルを充分に塗って行ないましょう。

方　法

パートナーの側方に着き、体の両側面にそれぞれ左右の手のひらを当てます。それから自分の体に近いほうの手を遠くへ向かって滑らせ、遠いほうの手を手前へ向かって滑らせます。どちらの手も手のひら全体を筋肉に密着させて行なってください。こうしていくと動作の半ばで左右の手がすれ違います。両手がそれぞれ反対の手の最初の位置に到達したら、手の位置を少し横にずらして同じ動作を繰り返し、対象部位全体を施術します。

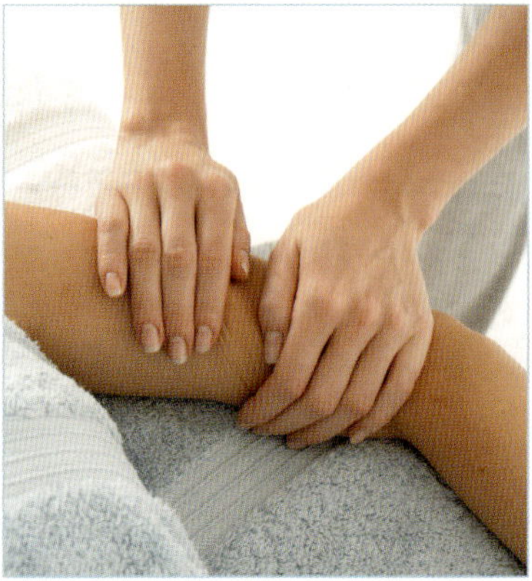

腕

両手を上腕に当て、それぞれを逆方向に滑らせて筋肉をゆっくりと捻ります。手の位置を少しずつ横にずらしながら繰り返し、手首まで捻っていきましょう。手のひら全体を筋肉に密着させると効果が高まります。腕のリンギングはほかの部位のリンギングより圧を軽くしてください。

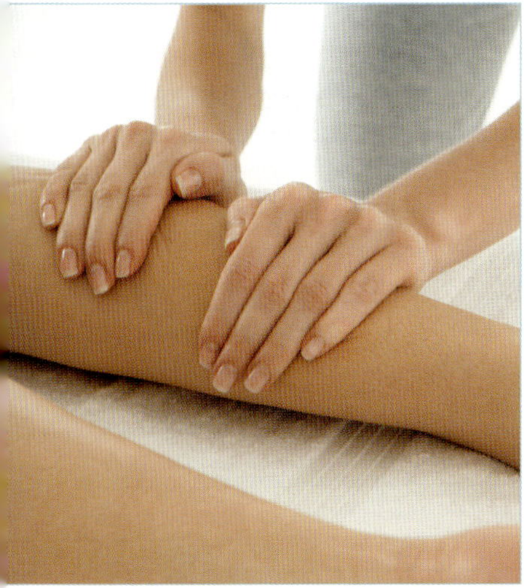

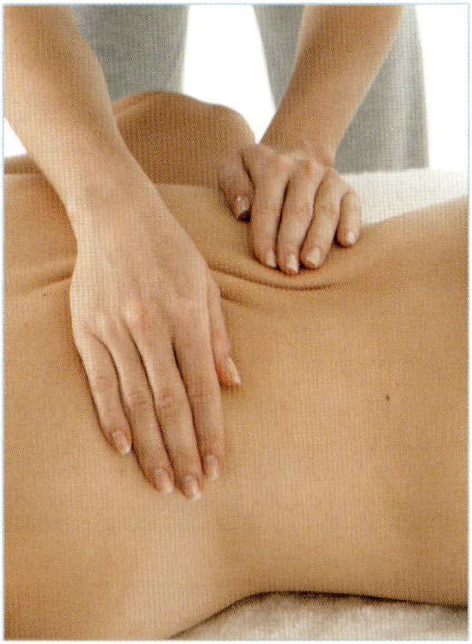

ふくらはぎ

脚をある程度ほぐしたあとに行ないます。ふくらはぎの両側面にそれぞれ左右の手を当て、手前の手を遠くへ、遠くの手を手前へ滑らせながら筋肉を捻ります。これをひざ下から足首まで行なってください。筋肉が厚い部分では圧を強めます。オイルを充分に塗ってから行なってください。

背　中

パートナーの側方に着き、片手を自分に近い側の腋《わき》のすぐ下に当て、反対の手を遠い側の腋のすぐ下に当てます。それから両手を互いに向かって滑らせながら筋肉を捻っていきます。両手がそれぞれ反対の腋の下に達したら、手の位置を横にずらして同じ動作を繰り返し、腰まで施術してください。

サークリング（円を描く）

圧 ……………中
接触部位 …手のひらまたは親指

デリケートな部位や
関節の施術に向きます。
緊張をとる効果が高く、
ちょうどいい圧でゆっくりと
リズミカルに行なうと、
とても気持ちのいい手技です。
手のひら全体を使って、
体の前面は時計回りに、
背面は反時計回りに行ないます。

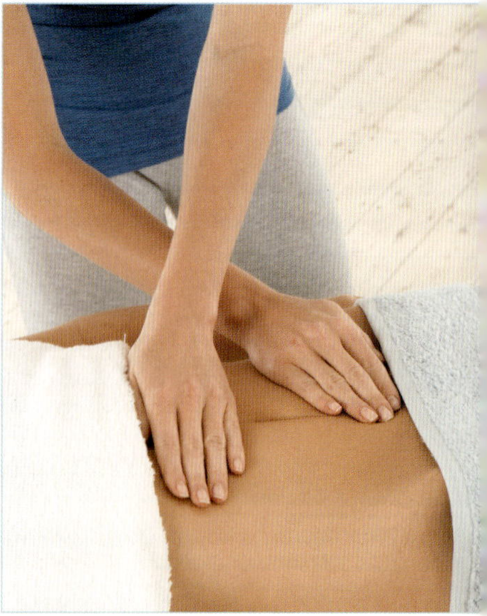

方　法

両手のひらをパートナーの体に当て、円を描きます。一方の手がもう一方の手に続くように動かし、一方の手を体から離すときは必ずもう一方の手を体に残しておくようにします。ゆっくりと数周行なってください。親指で行なう場合も基本は同じで、左右の親指を同時に体から離さないようにします。

腹　部

パートナーの側方に着きます。まず片手をお腹に当て、おへそを中心に時計回りに円を描きます。続いて反対の手でも円を描き始め、両手が交差するときは片手だけをそっと離します。圧は慎重に加え、両手を同時に体から離さないようにします。

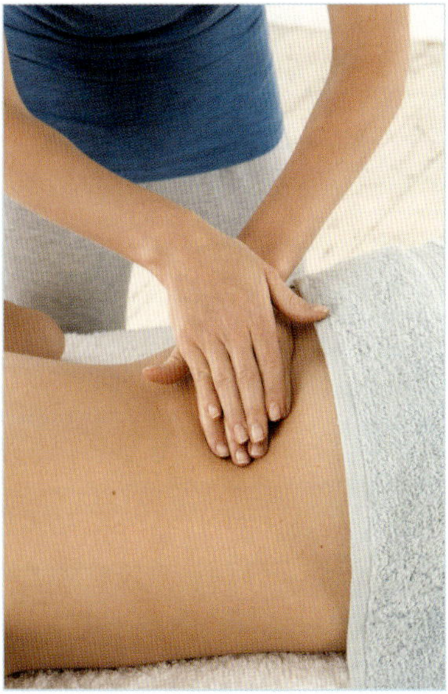

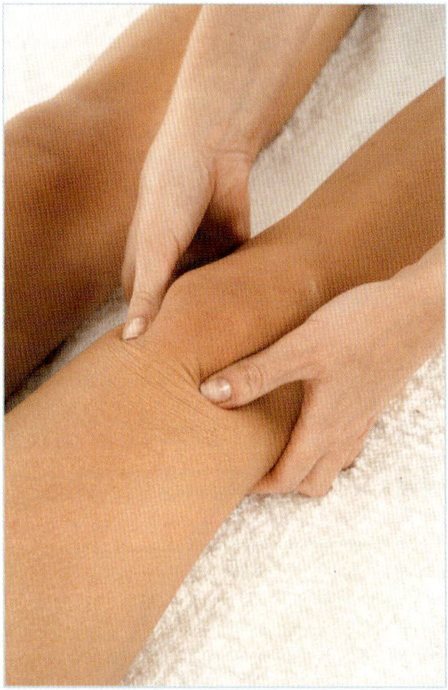

腰

パートナーの腰の側方に着き、片手を仙骨（背骨の下部にある三角形の骨）に当てます。適度な圧を加えながらゆっくりと反時計回りに円を描いてください。反対の手は補助的に上に重ねておきます。圧が均一であればあるほど気持ちがいいものです。腰の緊張をとる効果があります。

ひ ざ

片手の親指をひざ頭の少し上に当て、ひざ頭沿いに円を描きます。反対の手の親指では反対から円を描いてください。両親指が交差するときは指を離し、数周行ないましょう。ひざをリラックスさせる効果があります。

手のひらによるプレッシャー（手のひらで押す）

圧 ……………中
接触部位 …手のひら

手のひらで圧迫する方法で、
体重を利用して正しく行なえば、
とても効果の高い手技です。
背中と四肢の施術に向き、
デリケートな部位には向きません。
オイルは使う場合と
使わない場合があります。
エネルギーの流れを改善し、
組織をストレッチさせる
効果があります。

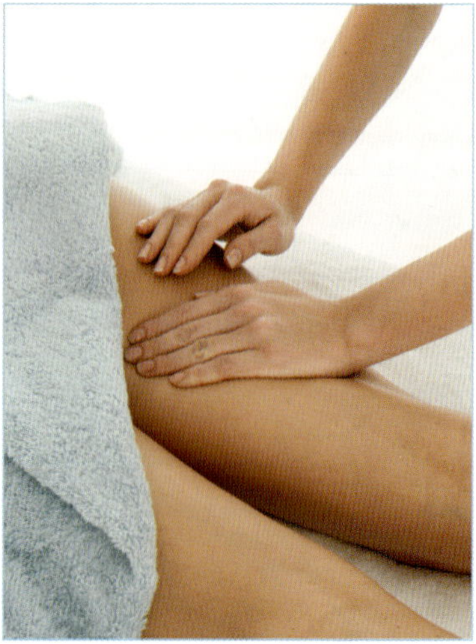

方　法

安定した姿勢で両手のひらをパートナーの体に当てます。手に力を入れるのでなく、体ごと前に倒して体重をかけて圧迫してください。力は少しずつ強め、少しずつ緩めます。体の反応をよく確認してから手の位置をずらし、次の圧迫を行ないます。

太もも

パートナーの側方に着き、両手を並べて太ももに当てます。脚の付け根に近いほうの手は補助的に当てておくだけにして、ひざに近いほうの手に体重をかけて筋肉を圧迫します。抵抗を感じたらゆっくりと力を緩め、少し休みます。この動作を、両手の位置を少しずつ太ももの上部にずらしながら繰り返してください。

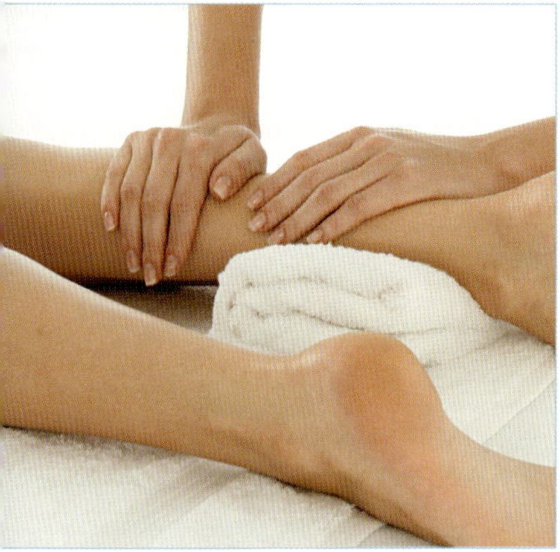

ふくらはぎ

足首の下にタオルなどを置いて行ないます。パートナーの側方に着き、両手を並べてふくらはぎの筋肉に当てます。まず足首に近いほうの手に体重をかけ、力を緩めてから、ひざに近いほうの手に体重をかけます。この動作を脚の上部に向かって繰り返し、ひざの手前で終わりにしてください。これを数回繰り返します。ひざには圧を加えないようにしてください。

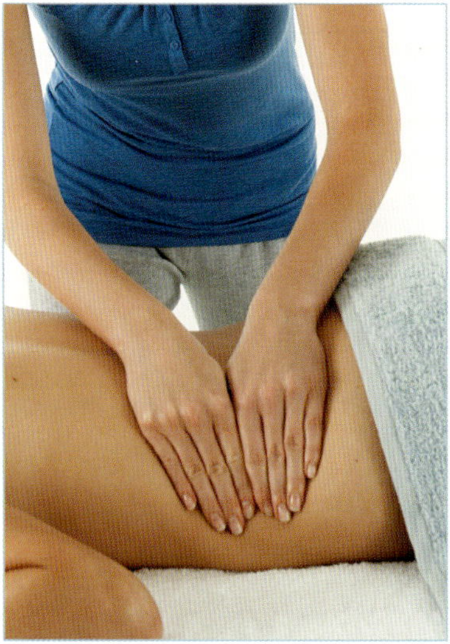

腰

背中をある程度ほぐしたあとに行ないます。両手のひらを背骨の向こう側の腰の筋肉に当て、体重をかけながらまず前方へ滑らせ、そのまま手のひらを体の形に沿わせながら、外側の股関節まで滑らせていきます。腰の緊張をとる効果があります。

ローテーティング（回す）

圧 ……………中
接触部位 …指先

スポットに圧を加えることによって血行を促す手技です。
筋肉の内部を刺激するため、緊張をとる効果にも優れています。
指を大きく広げて各指に圧を分散させるため、
刺激が強くなりすぎることもありません。おもに頭皮の施術に用います。

方　法

パートナーの体に指を数本当てます。手のひらと手首は体に接触させず、当てた指の先をその場で回してください。指先が滑らず1点に留まるようにします。ある程度回したら指を当てる位置を変え、対象部位全体を施術します。

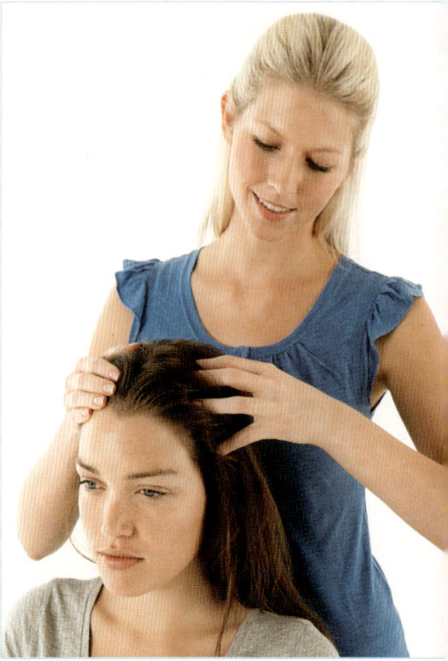

頭　皮

パートナーの後ろに立ち、片手で頭を支え、反対の手の五指を大きく広げて頭皮に当て、その場で圧を加えながら回します。指を当てる位置を変えて繰り返し、頭皮全体を施術してください。

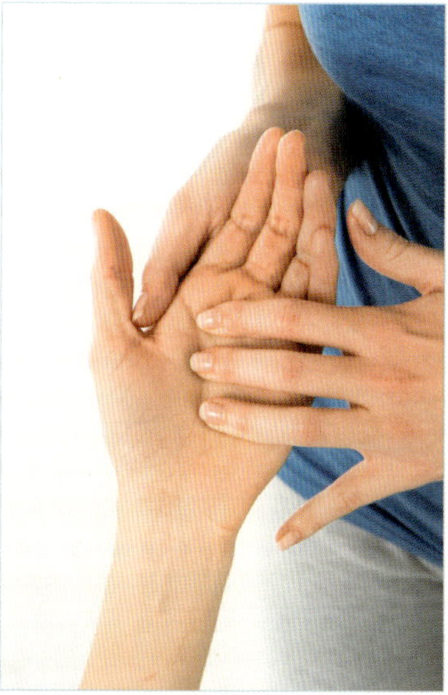

手のひら

片手でパートナーの手を下から支え、反対の手の指先を手のひらに当てます。支える手が落ちていかないよう気をつけながら、指先を手のひらの上で小さく回してください。位置を変えて手のひら全体に行ないます。

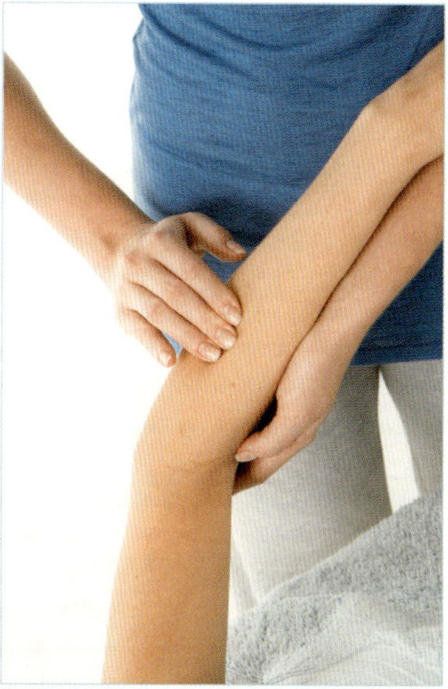

前　腕

片手でパートナーの腕を持ち、反対の手の指先を前腕の筋肉に当てて回します。これを前腕の数ヵ所で行なってください。指をしっかり固定させて一定の圧を加えながら回すことにより、皮膚を動かしてください。

パーカッション（叩く）

圧 ……………中
接触部位 …さまざま

連続したスタッカートのリズムで叩くことにより血行を促す手技です。指と手首の力を抜き、素早く筋肉を叩きましょう。体と心を覚醒させる効果があるので、施術が終わりに近づいてから用いるといいでしょう。

方　法

両手を交互に使って筋肉を軽快に叩きます。手、指、手首の力を抜き、対象部位全体を繰り返し叩いてください。筋肉が硬いところは強めに叩きます。

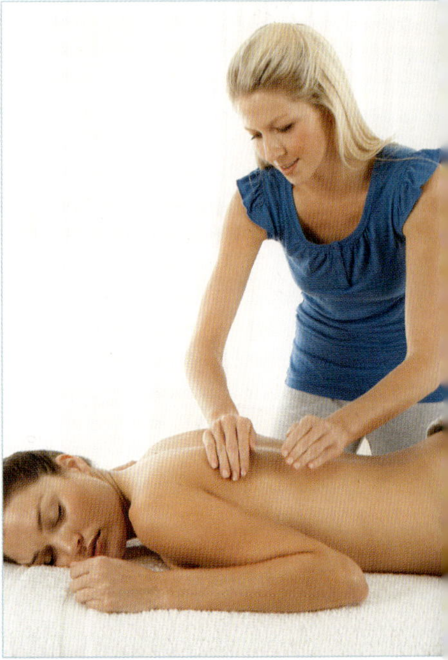

カッピング（手をくぼませて叩く）

パートナーの側方に立ち、両手をパートナーの背中の筋肉に当てます。このとき手のひらを少しくぼませ、手の付け根と指先だけが皮膚に接触し、手のひらと皮膚の間に空間ができるようにしてください。それから両手を素早く交互に上下させて筋肉を叩きます。パコパコと独特な音がするはずです。叩きながら肩と腰の間を行ったり来たりしてください。前かがみになって背骨の向こう側も叩きます。

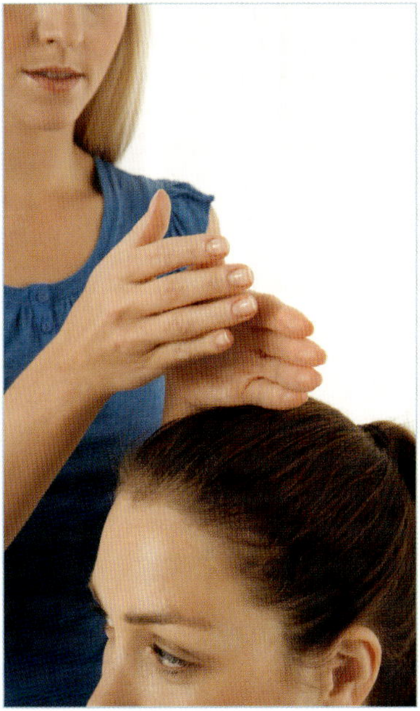

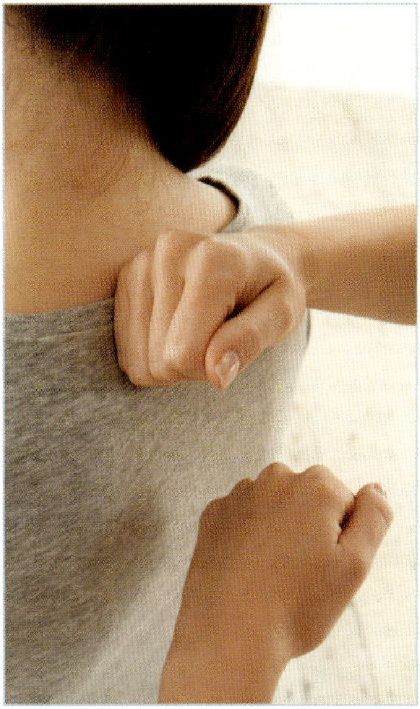

ハッキング(手刀で叩く)

力を弱めれば頭を叩くこともできます。座っているパートナーの横に立ち、両手を向かい合わせ、素早く交互に上下させて頭を叩いてください。頭に触れるのは小指の側面です。指と手首の力を抜くのがコツです。

パメリング(こぶしで叩く)

パートナーの後ろに立ち、軽く握った両手のこぶしの小指側で、片方の肩を首から肩先まで軽く叩いていきます。反対の肩も同様に叩いたら、続いて背骨の両脇も叩きながら上下に行ったり来たりしてください。手首の力を抜くとリズミカルに叩くことができます。

ラビング（こする）

圧……………中
接触部位…手のひらなど

マッサージはもともと
ラビングと呼ばれていました。
ラビングは厳密にいえば
手技ではありませんが、
筋肉をリラックスさせるために
よく用いる方法です。
おもに頭皮や背中に用い、
使用部位は指、手の付け根、
手のひらなどです。
皮膚にあまりオイルがついていない
状態で行ないましょう。

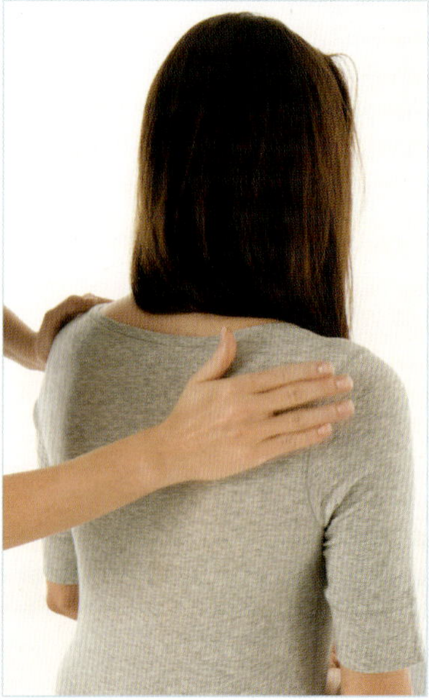

方　法

片手をパートナーの体に当て、細かくしっかりとこすります。手の位置をずらしながら対象部位全体をこすってください。筋肉が硬いところでは力を強めます。手首の力を抜いて行なってください。

背　中

パートナーの後ろに立ち、手のひらで背中をしっかりとこすります。背骨を避け、凝りのあるところでは力を強めましょう。手を素早く動かすようにしてください。パートナーの背中も施術者の手も血行がよくなってジンジンしてきます。

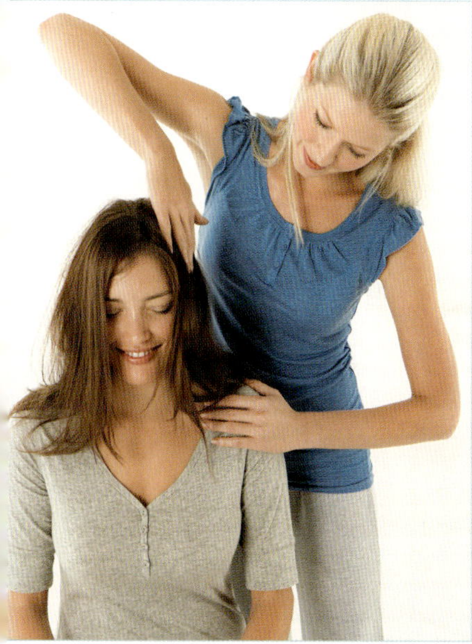

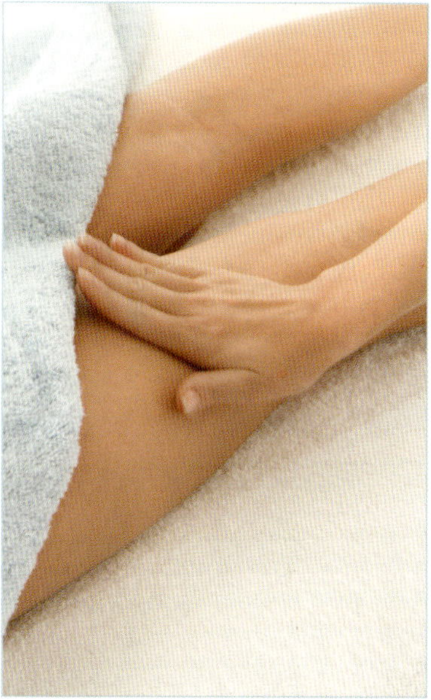

頭　部

パートナーの後ろに立ち、片手で髪をかき分けて頭皮をこすります。手首と指の力を抜き、頭皮全体を軽快にこすってください。

太もも

手のひらを太ももの筋肉に当て、硬いところを横方向に強くこすります。手のひらがジンジンしてくるまで続けてください。圧の強い手技の前に筋肉に準備を整えさせる効果があります。

前腕によるストレッチ（前腕で伸ばす）

圧 ……………中
接触部位 …前腕

筋肉を押しながら伸ばすことにより、
効果的に緊張をとる手技です。
オイルを塗ってから行なうと
動きが気持ちよくなめらかになります。
手順の仕上げとしてや、
手順の途中で緊張の残っている
筋肉をほぐしたいときに用います。

方　法

安定した姿勢でパートナーの側方に立ち、前かがみになって両手を軽く握り、手首の力を抜いて両前腕を体に乗せます。それから両前腕をゆっくりと左右に開きながら、体重を利用して筋肉を押し伸ばしていきます。これを数回繰り返します。骨を直接押さないよう気をつけましょう。

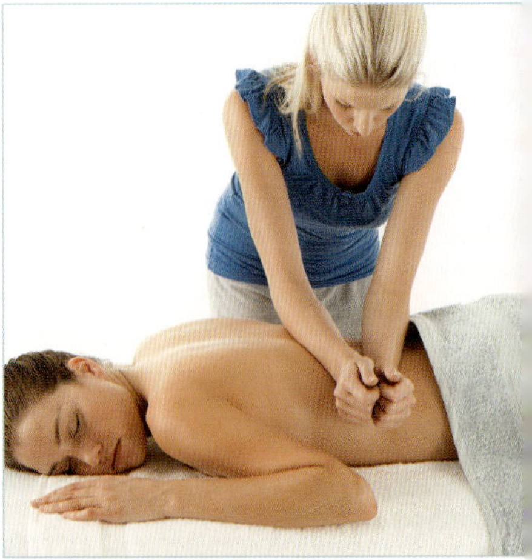

背　中

前かがみになり、両前腕を向かい合わせ、背骨の向こう側の筋肉の上に置きます。それから両前腕を左右に開きながら筋肉を押し伸ばしていきます。腕を回転させながら行なって最終的に前腕の内側が体に触れるようにしてください。動きが速すぎると効果がないので、ゆっくりと落ち着いて行ないましょう。

背中(斜め方向)

前かがみになり、両前腕を向かい合わせ、背骨の両側に斜めに置きます。それから両前腕を開きながら筋肉を押し伸ばし、片方の前腕が片方の肩に、反対の前腕が反対側の腰に達したところで止めます。この動作と同時に腕を回転させ、最終的に前腕の内側が体に接触するようにしてください。

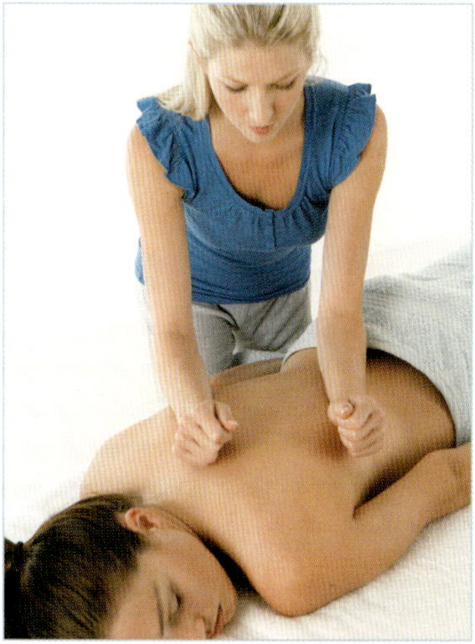

太もも

パートナーの太ももの側方に立ち、両前腕を向かい合わせて筋肉の上に置きます。それから両前腕を左右に開きながら筋肉を押し伸ばし、片方の前腕がひざの手前に、反対の前腕が脚の付け根に達したところで止めます。同時に腕を回転させて、最終的に前腕の内側が体に触れるようにしてください。これを数回繰り返します。オイルを充分に塗って行ないましょう。内ももには圧をかけないようにしてください。

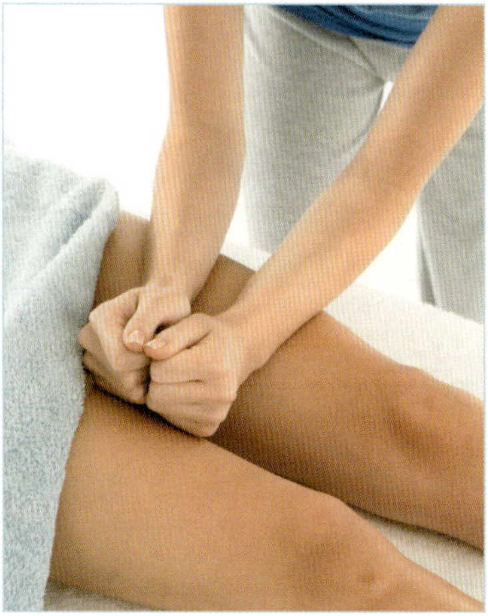

強度の圧

圧の強い手技は狭い範囲の緊張を集中的にとるために用います。
パートナーのフィードバックを受けながら、
限られた回数だけ用いるようにしてください。
また、用いたあとは周りの筋肉を軽くさすって落ち着かせます。

親指によるプレッシャー（親指で押す）

圧 ……………強
接触部位 …親指の腹

正確なポイントに
圧を加えるフリクションの1つで、
筋肉の緊張をとる効果や、
特定の経絡《けいらく》（p.158を参照）の
エネルギーバランスを整える
効果があります。
圧を加えると効果のあるポイントは
全身に分布しています。圧を加える
ときも緩めるときもゆっくりと均一に
行なってください。また、圧迫した
状態を数秒保つことも大切です。
この手技はパートナーの体を
リラックスさせてから用いてください。

方　法

まず押すポイントを決め、そこに親指の腹を当て、ゆっくりと体の内側に向かって押していきます。このとき指が触れているポイントに意識を集中させてください。押した状態を数秒保ってから力を抜いていきます。

足の裏

片手で足を持ち、足の裏の中心部にポイントを決め、そこを反対の手の親指で押し、そのまましばらく保ってから放します。最後に周辺を軽くさすって落ち着かせましょう。

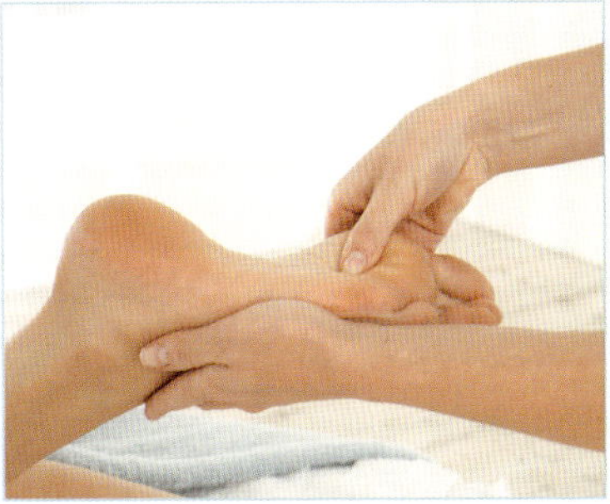

足　首

足を持ち、外くるぶしの周りを親指でゆっくりと押していきます。くるぶしの奥に向かって斜めに力を加えるようにしてください。押すときも力を緩めるときも急激にならないようにします。血行を促し、足首を柔軟にする効果があります。最後に足首を回しておきましょう。

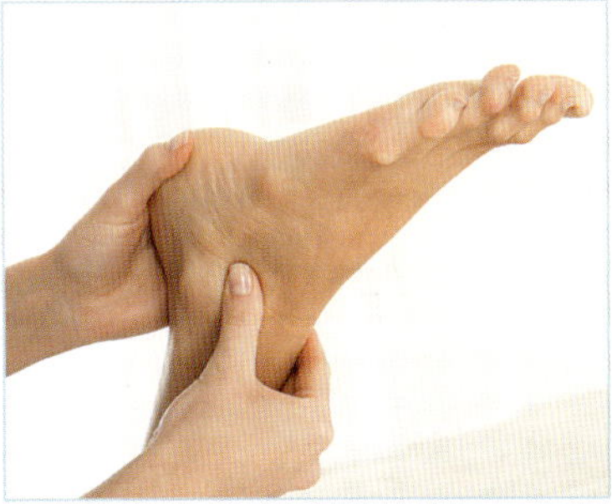

目の下

親指で目の下の骨のふちを目頭側から目尻側まで一定の間隔で軽く押していきます。左右の手を同時に動かしてください。目をリフレッシュさせる効果があります。

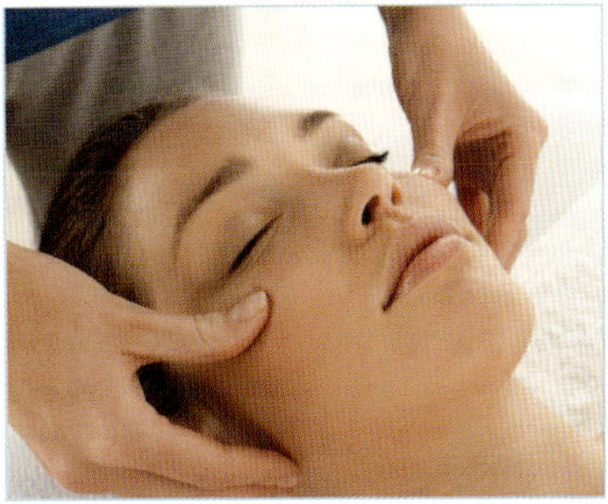

親指以外の指によるプレッシャー
(親指以外の1-4本の指で押す)

圧 ……………強
接触部位 …親指以外の指の腹

これもフリクションの1つで、
親指以外のおもに二指を用い、
正確なポイントよりもやや広めの
範囲を押します。

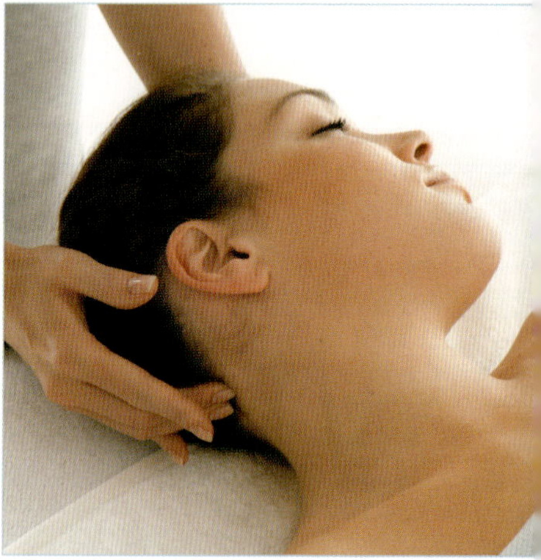

方　法

位置を決めて指を当て、ゆっくりと押し、ゆっくりと離します。二指を用いる場合は圧を均等に分散させるのがコツです。

頭　部

首を少し横に向けて片手で支え、反対の手を頭の下に入れて、中指と薬指の二指で頭蓋骨のすぐ下を押します。強く押しすぎないようにしてください。筋肉が硬くなりやすい部位ですが、この方法により効果的にほぐすことができます。頭蓋骨の下のライン沿いの数ヵ所を押してください。

股関節

太ももをある程度ほぐしたあとに、外側の股関節周りの筋肉を二指で押します。初めは軽めに押し、刺激が強いようなら位置を変えてやり直します。パートナーが気持ちいいと感じる強さで押すようにしましょう。

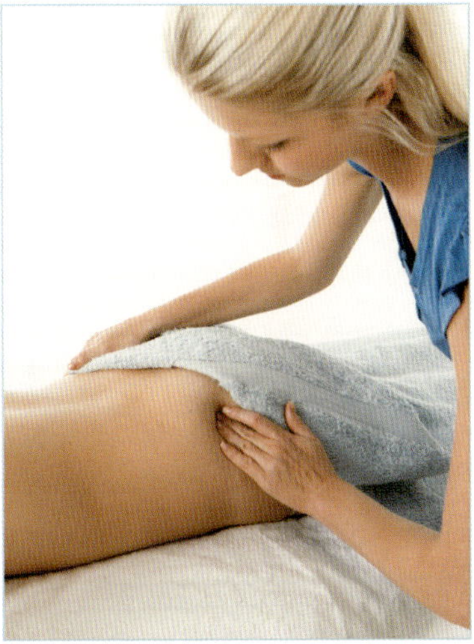

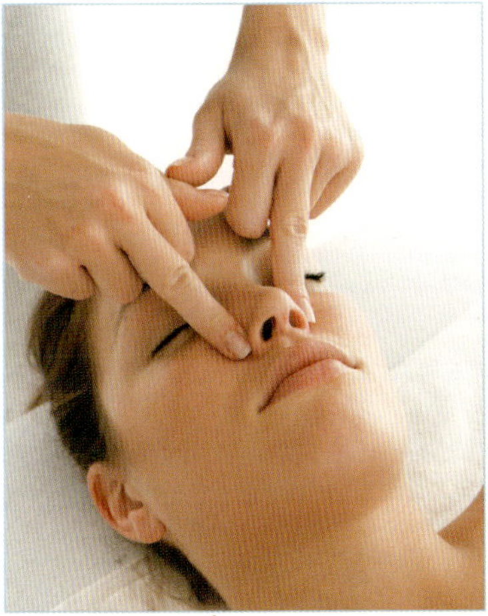

鼻

小鼻の脇に浅いくぼみを見つけ、そこに中指の先を当てます。手をぐらつかせず、鼻の下に向かって少し斜めに押してください。安定した強すぎない圧を心がけましょう。

バイブレーション（震わせる）

圧 ……………強
接触部位 …指の腹

親指と親指以外の指によるプレッシャーの発展形です。
特定のポイントの深部に刺激を与えるので慎重に用いる必要があります。
胸部や腹部、背中の心臓部に行なってはいけません。
痛みのある部位も避けてください。

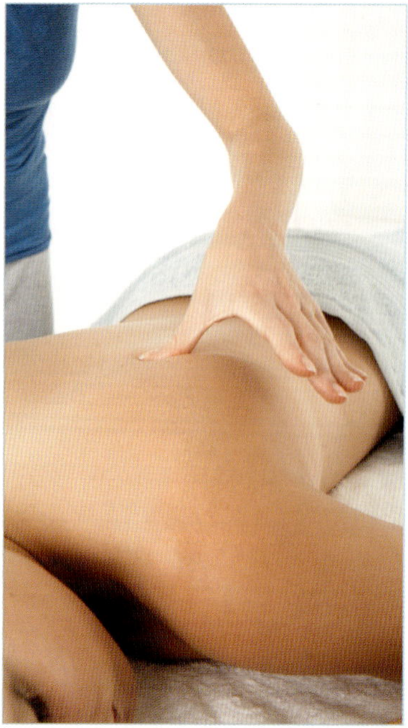

方 法

刺激したいポイントに指を当て、ゆっくりと押しながら細かく震わせます。振動で刺激が強まるのであまり強い力は必要ありません。振動を止めてからゆっくりと離します。

背 中

背骨の近くの筋肉の上に位置を決め、親指でゆっくりと押しながら細かく震わせます。皮膚を動かさず、その場で震わせるようにしてください。振動を止めてからゆっくりと離します。

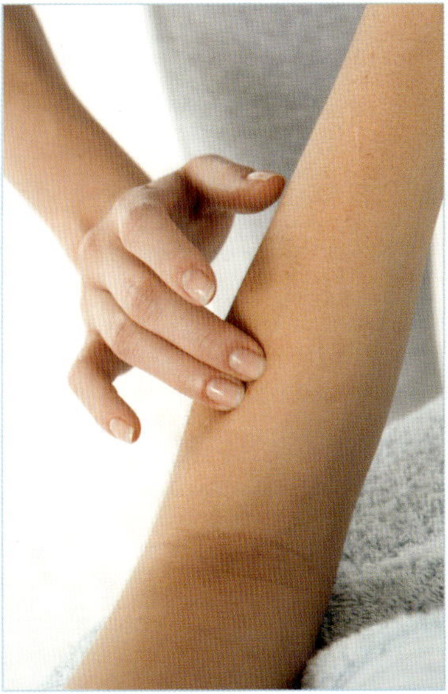

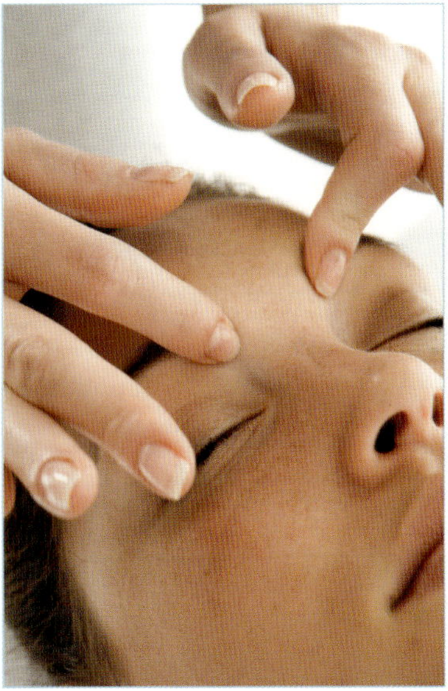

前　腕

中指と薬指を前腕に当て、骨の上でなく筋肉の上に押す位置を決めます。それから二指で押しながら振動を加えてください。振動を止めてから少し休み、ゆっくりと離します。

ま　ゆ

まゆ頭の近くの骨の浅いくぼみに中指を当て、あまり押さずにきわめて軽い振動を加えます。目と顔をリフレッシュさせる効果があります。

手の付け根によるプレッシャー
(手の付け根で押す)

圧 ……………強
接触部位 …手の付け根

筋肉を強めにさすったり
揉んだりするために
手の付け根を用いる方法です。
体重を利用するのがコツで、
筋肉の厚い部位の施術に向きます。
刺激が強いのでデリケートな部位や
痛みのある部位には向きません。

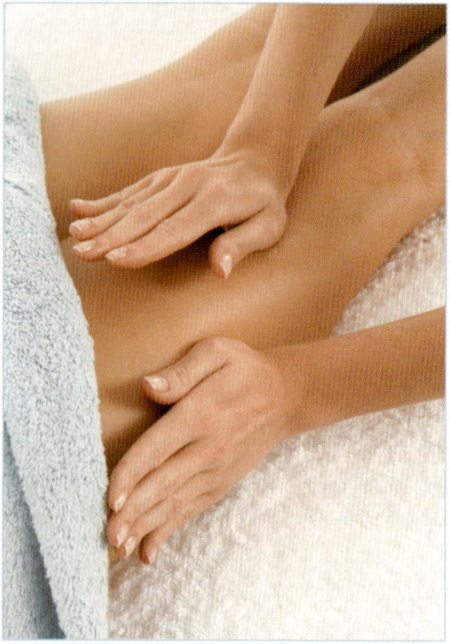

方　法

筋肉をある程度リラックスさせた部位に片手を当て、指と手のひらを持ち上げて手の付け根だけを体に接触させます。それから体の内側に向かう圧をかけながら、さすったり円を描いたりして筋肉を揉みほぐします。体が押されて動かないよう反対の手でしっかりと押さえておきましょう。

太もも

パートナーの側方に立ち、手の付け根を太ももの筋肉に当て、体の内側に向かう圧をかけながら、脚の付け根に向かってさすります。これを一方の手がもう一方の手に続くように行ない、位置をずらして数回繰り返してください。パートナーが気持ちよく感じる範囲で力を強くしてかまいませんが、内ももを押さないように気をつけましょう。

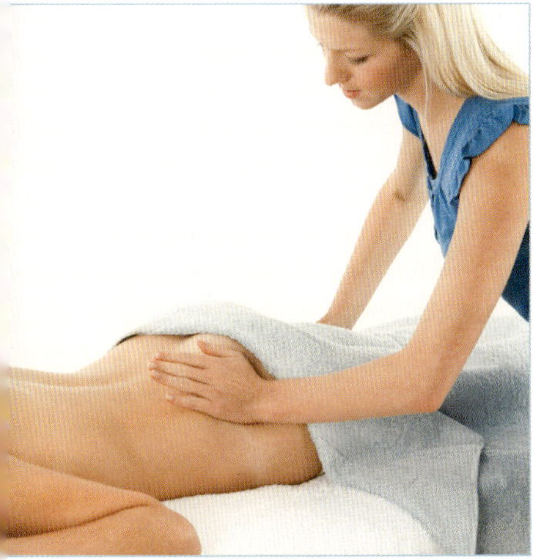

股関節

腰と臀部をある程度ほぐしてから行ないます。片手で体を支え、反対の手の付け根で外側の股関節周りの筋肉を押してください。それからより効果的に緊張をとるために円を描くように揉みます。

頭　部

頭部を押すときは力を弱めにします。パートナーの後ろに立ち、片手で頭を支え、反対の手の付け根を頭蓋骨のすぐ下に当て、押しながら円を描いたり軽く震わせたりして筋肉を揉みほぐしていきます。途中で手を替え、頭蓋骨の下のラインに沿う筋肉全体を揉みほぐしましょう。

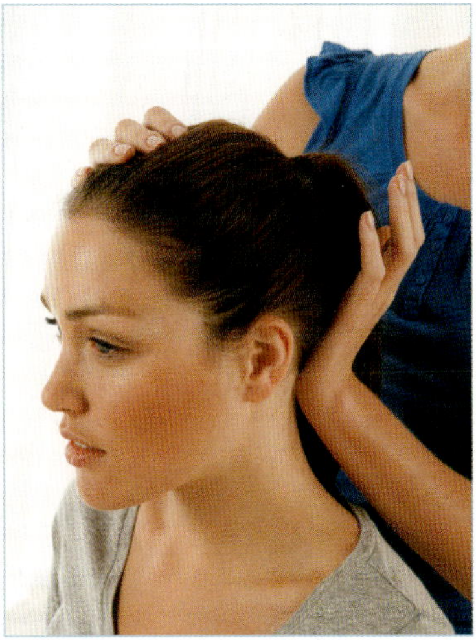

指の関節によるプレッシャー
（指の付け根の関節で押す）

圧 ……………強
接触部位 …指の付け根の関節

圧迫のバリエーションとして指の付け根の関節を使うこともあります。筋肉にクッションのような弾力のある部位だけに行なってください。この手技を用いると施術者自身の指の緊張もほぐれます。

方　法

片手で体を押さえ、反対の手でこぶしを握って指の関節を筋肉に当て、少しずつ押していきます。これを数ヵ所に行ない、凝りを感じたところは円を描くように揉んでください。圧迫の方法をさまざまに変えることで、パートナーの体がマッサージを受け入れやすくなります。

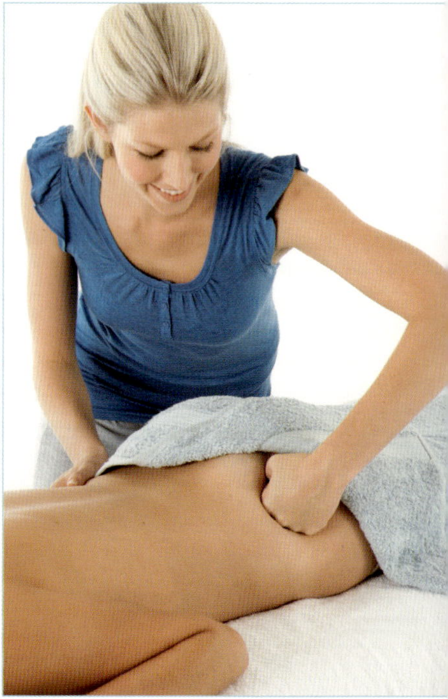

臀　部

こぶしを握って指の関節を臀部の筋肉に当て、体の内側に向かってまずゆっくりと押し、それから円を描くように揉んで刺激を強めます。これを数ヵ所に行なってください。そのあと力を弱めて外側の股関節周りを押します。骨を直接押さないようにしてください。

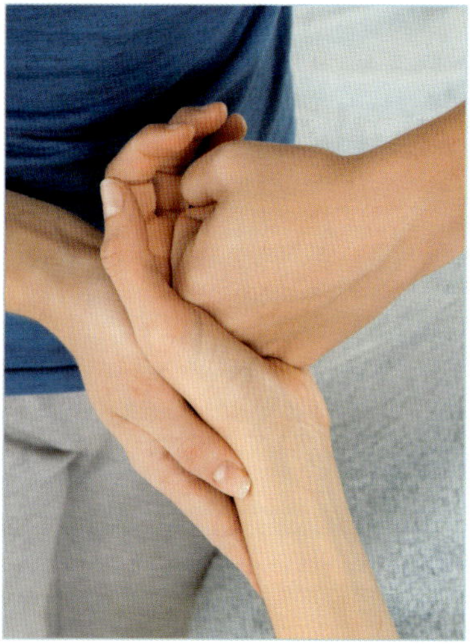

手のひら

片手でパートナーの手を持ち、反対の手のこぶしを手のひらに当て、その場で円を描きながら、指の根元周辺を指の関節でしっかりと押します。関節は押さないようにしてください。手の緊張をとる効果があります。

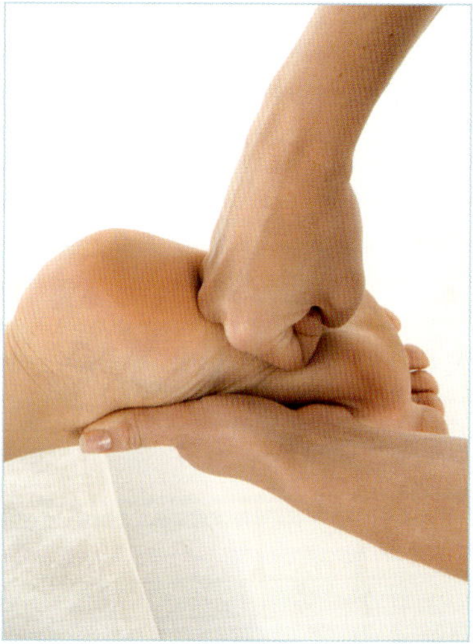

足の裏

片手で足を下からしっかりと支え、反対の手のこぶしを足の裏に当て、その場で小さな円を描きながら上部のふくらみ（指の根元）を指の関節で押します。それから足の裏の外周をかかとまで移動しながら、小さな円を描く動作を繰り返してください。足の甲に力が加わらないようにしましょう。

肘によるプレッシャー（肘で押す）

圧 ……………強
接触部位 …肘

肘を使うと
動きの細かい調整が効き、
効果的な圧迫ができます。
体重を利用すれば
施術者の体に負担がかからず、
姿勢にも無理が生じません。
肘を使わないほうの手は
補助的に使います。慎重に行ない、
デリケートな部位や骨を
押さないようにしてください。

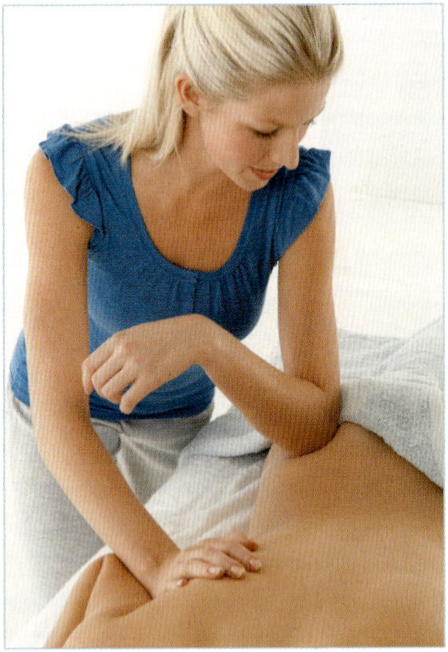

方　法

安定した姿勢で行ないます。位置を決めて肘を当て、ゆっくりと慎重に圧迫していきます。パートナーが不快な痛みを感じるようなら1度離し、位置を変えてやり直してください。ゆっくりと均一に圧を加えていくようにしましょう。

臀　部

パートナーの腰の側方に足を床にしっかりと安定させて立ち、臀部に位置を決めて肘を当て、ゆっくりと前かがみになって体重をかけていきます。ひざを曲げて腰を落として行なうと、体がぐらつかず、圧も安定します。反対の手は体のバランスをとるために使ってください。力を入れるときも緩めるときもゆっくりと行ないます。

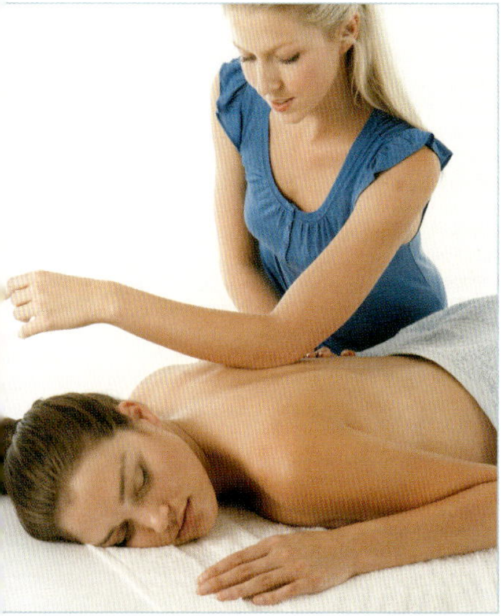

肩甲骨

パートナーの背中の後方に立ち、肩甲骨のラインを手で確認し、肩甲骨沿いの筋肉を肘で押していきます。肋骨を直接押さないように、押す前に反対の手の指で正確な位置を決めてください。細かく移動しながら、体に対して少し斜めの圧を均一に加えていきましょう。

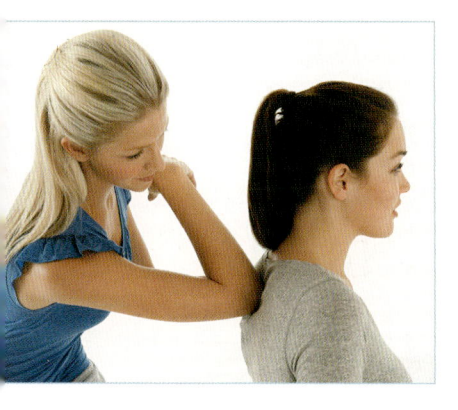

上背部

背中をある程度ほぐしてから行ないます。背骨の脇の筋肉に、まず指を当てて位置を決め、それから肘で押します。この動作を首の付け根から胸郭の1番下まで繰り返してください。押す間隔は脊椎の間隔に合わせ、1ヵ所につき1度ずつ、ごく軽く押すようにします。骨を直接押さないようにしてください。

ソーイング（のこぎり式に刺激する）

圧 ……………強
接触部位 …指

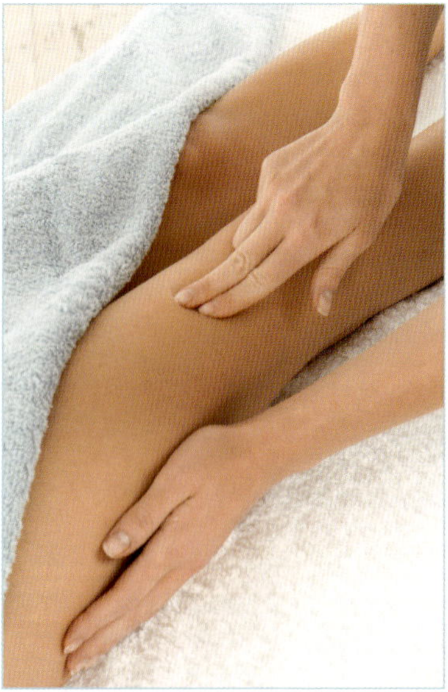

筋肉の深部に
刺激を与える手技です。
効果が高いので、その分
慎重に用いなければなりません。
緊張があるけれど痛みはない
狭い範囲の施術にのみ用います。
筋肉をある程度ほぐしたあとに
用いる手技のバリエーションとして
必要なときだけ用いてください。

方　法

指（おもに人差し指と中指の二指または親指）を体に当てます。筋肉を押しながら指をのこぎりのように前後に動かして刺激を強めます。指を滑らせずに行なってください。筋繊維に対し縦方向にも横方向にも行なうことができます。

太もも

人差し指と中指を揃えて太ももの筋肉に縦に当てます。筋肉を押しながら二指をのこぎりのように動かして深部を刺激します。不快な摩擦を避けるため、オイルを充分に塗ってから行ないましょう。

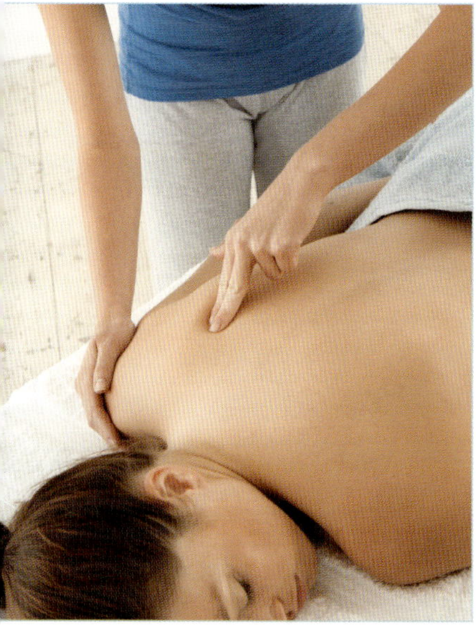

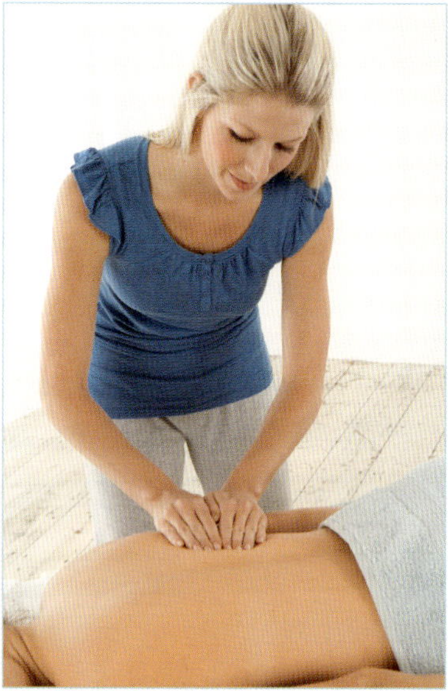

肩甲骨

肩甲骨沿いの筋肉をほぐしてから、まだ凝りが残っている部分があれば、そこに人差し指と中指を当て、のこぎりのように動かします。刺激が強すぎないかパートナーに確認しながら行なってください。

背　骨

背中をひと通りほぐしたあと、部分的なしつこい凝りをとるために行ないます。パートナーの側方に立ち、背骨の脇の筋肉に両手の四指を並べて押し当て、のこぎりのように動かします。数ヵ所に行ないますが、肋骨や背骨を直接押さないようにしてください。

関節に用いる手技

関節に用いる手技は、関節の可動域を広げ、柔軟性を高めるのが目的です。筋肉をリラックスさせたあとに用いてください。
パートナーの体を無理のない範囲で動かし、繰り返すたびに少しずつ動きを広げていきます。
パートナーのフィードバックが不可欠です。

プリング（引っ張る）

プリングはストレッチとも呼ばれ、
筋肉をほぐしたあとに用いると
とても効果的です。
関節をリラックスさせて
可動域を広げる効果があり、
全身の施術の仕上げに向きます。
四肢に用いるのが基本ですが、
手足の指や首に用いることもできます。
施術者が正しい位置に着いて
行なうこととパートナーの反応に
敏感に気づくことが大切です。
パートナーが気持ちよく感じる
範囲で行ない、決して苦痛を
与えないようにしてください。

方　法

パートナーの四肢や首を両手でしっかりと持ち、ゆっくりと手前に引きます。わずかに伸びが感じられたら力を緩めてください。引くときは必要以上にパートナーの体を持ち上げないようにします。抵抗を感じたらそこが限界ですから、それ以上は引かないでください。

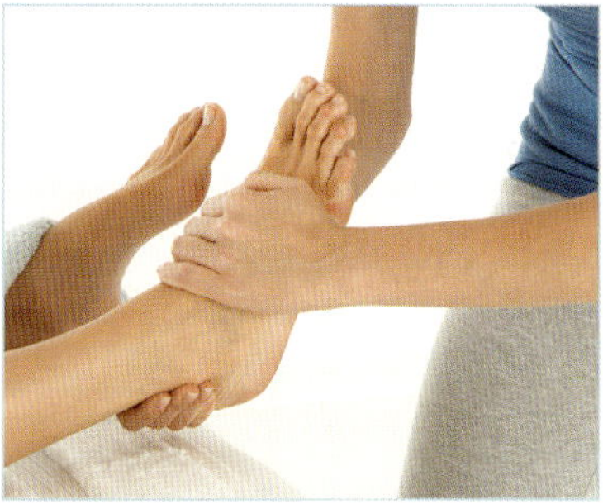

脚

パートナーの足方に着き、片手で足の甲を、反対の手でかかとをしっかりと支え、脚を少し持ち上げて手前にゆっくりと慎重に引きます。わずかな抵抗を感じたら引くのをやめ、脚を下ろします。

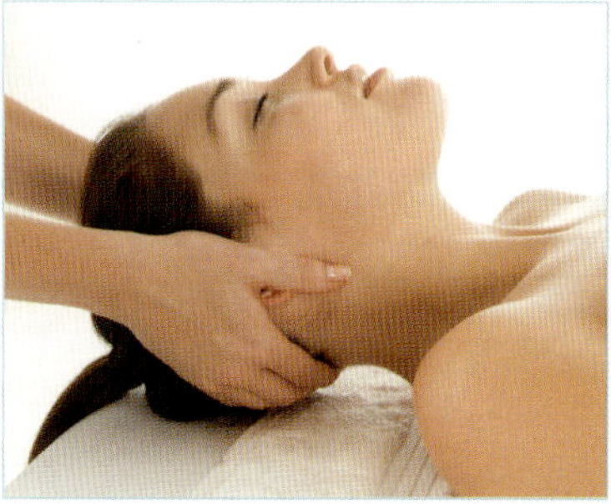

首

パートナーの頭方に立ち、頭蓋骨の下に両手を入れて頭をしっかりと支え、少し持ち上げて手前に丁寧に引き、力を緩めます。上背部の伸びを感じるはずです。軽く引いてすぐに緩めるだけの方法ですが、首の緊張を効果的にとることができます。

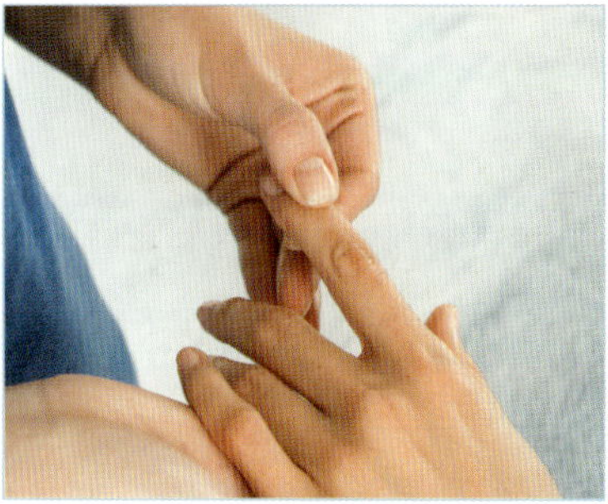

指

パートナーの手を持ち、指先の爪側に親指、腹側に人差し指と中指を当ててつかみ、引っ張ります。すべての指に順番に行なってください。

関節のローテーション（関節を回す）

関節を柔軟にするもう1つの方法です。
全身をマッサージしても関節を施術しないとパートナーに
中途半端な感じを与えてしまいます。ローテーションは押す力と引く力を
少しずつ加えることにより関節の可動域を広げる方法で、
血行を促す効果もあります。

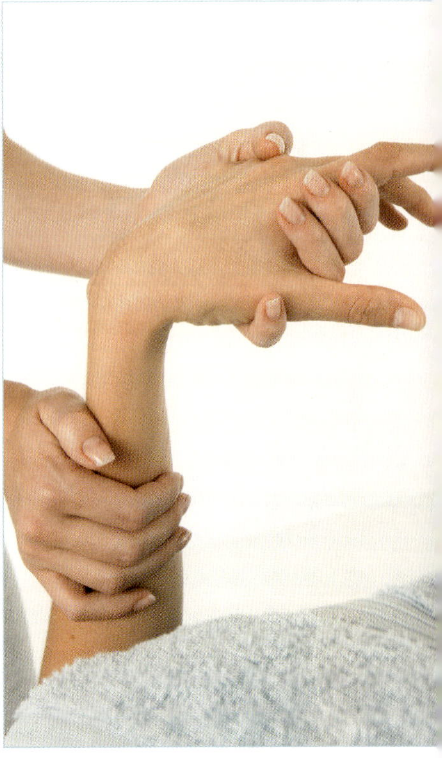

方　法

片手で体を押さえ、反対の手で対象部位をつかみます。それからゆっくりと無理のない範囲で関節を回してください。回しながら少しずつ力を加え、少しずつ動きを大きくしていきます。痛みを感じさせないよう慎重に行なってください。反対にも回します。これを数回繰り返してください。

手　首

片手でパートナーの腕を支え、反対の手でパートナーの手をつかみ、手首を時計回りにゆっくりとできるだけ大きく回します。続いて反対にも回してください。

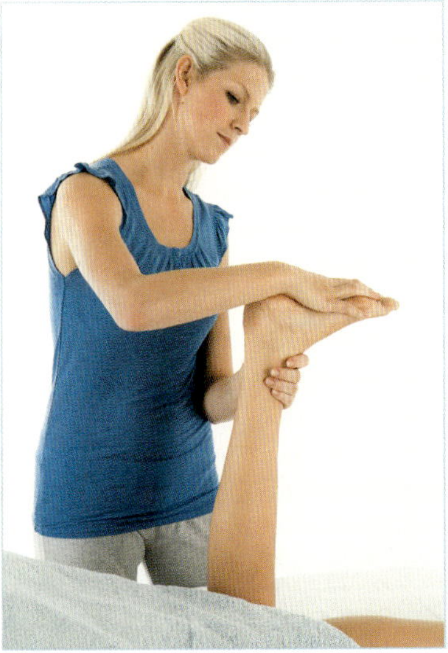

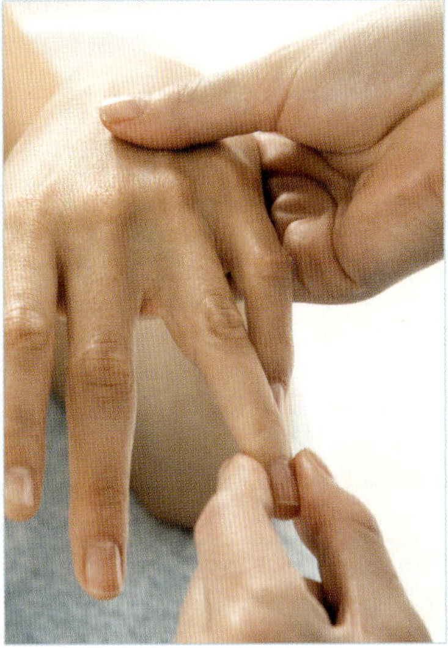

足　首

片手でパートナーの足首を支え、反対の手を足の裏にぴったりと当て、足首をゆっくりと回します。少しずつ圧を加え、動きを大きくしていきましょう。続いて反対にも回します。ゆっくりと回したほうがパートナーをリラックスさせることができます。

指

片手でパートナーの手を持ち、反対の手の指でパートナーの指をつまみ、軽く引っ張ってから、ゆっくりと大きく回します。手の力を抜いて行ないましょう。すべての指を同様に回してください。地味な方法ですが、血行を促し関節の緊張をとる効果の高い方法です。

エネルギーセンシング（エネルギーを感じとる）

体に触れないので正確にはマッサージの手技ではありませんが、
パートナーをリラックスさせるために
マッサージの前後に取り入れる価値のあるテクニックです。
体のどの部位にも行なうことができます。

方　法

両手をリラックスさせ、息が両手から入ってくるのをイメージします。それから両手をパートナーの体の5-8㎝上にかざしてください。体の熱を感じたら近づけすぎです。しばらく静止し、息が両手から出ていくのをイメージしながら、パートナーの体が発する情報を感じとることに意識を集中させましょう。

腰

体の背面の施術のあとに行ないます。腰椎の上に手をかざし、手を上下させて、ちょうどいいと“感じる”高さを見つけてください。手のひらをリラックスさせ、手から流れ出すエネルギーに意識を集中し、しばらく静止します。パートナーをリラックスさせる効果があります。

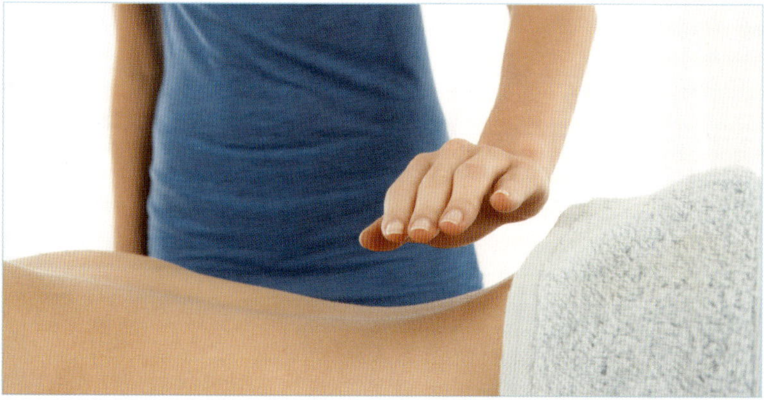

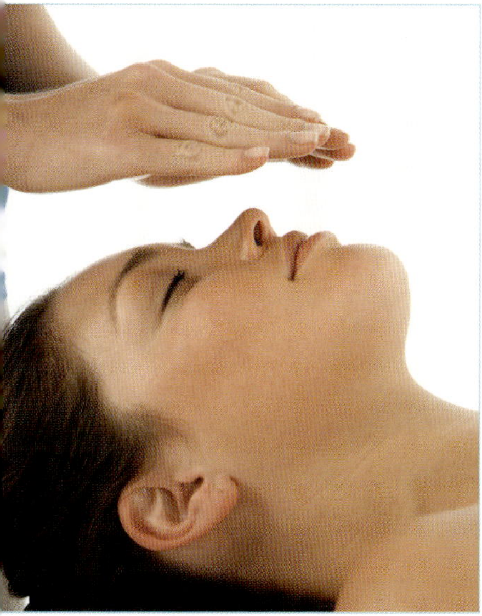

顔

顔の施術のあとに行ないます。両手を並べてパートナーの目の上にかざし、光を遮ります。ただし不快を感じさせるほど近づけないでください。両手のひらから息を吐き出しながら少し静止し、ゆっくりと手を遠ざけます。

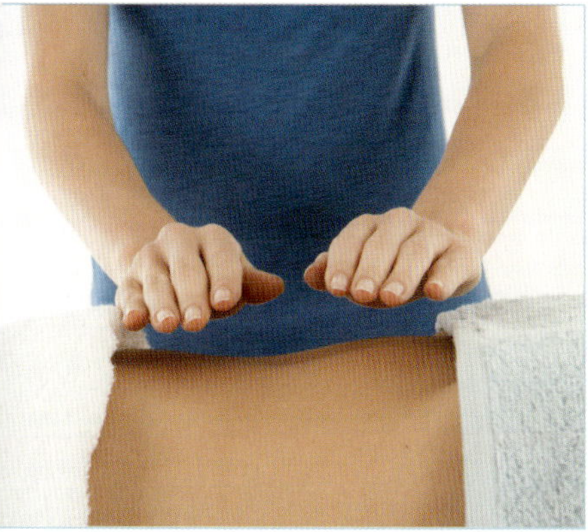

腹　部

腹部の施術のあとに行ないます。両手をおへその両側にかざします。パートナーの心を落ち着かせる効果があります。両手から息を吐き出しながらパートナーが3呼吸するのを待ち、静かに手を遠ざけます。

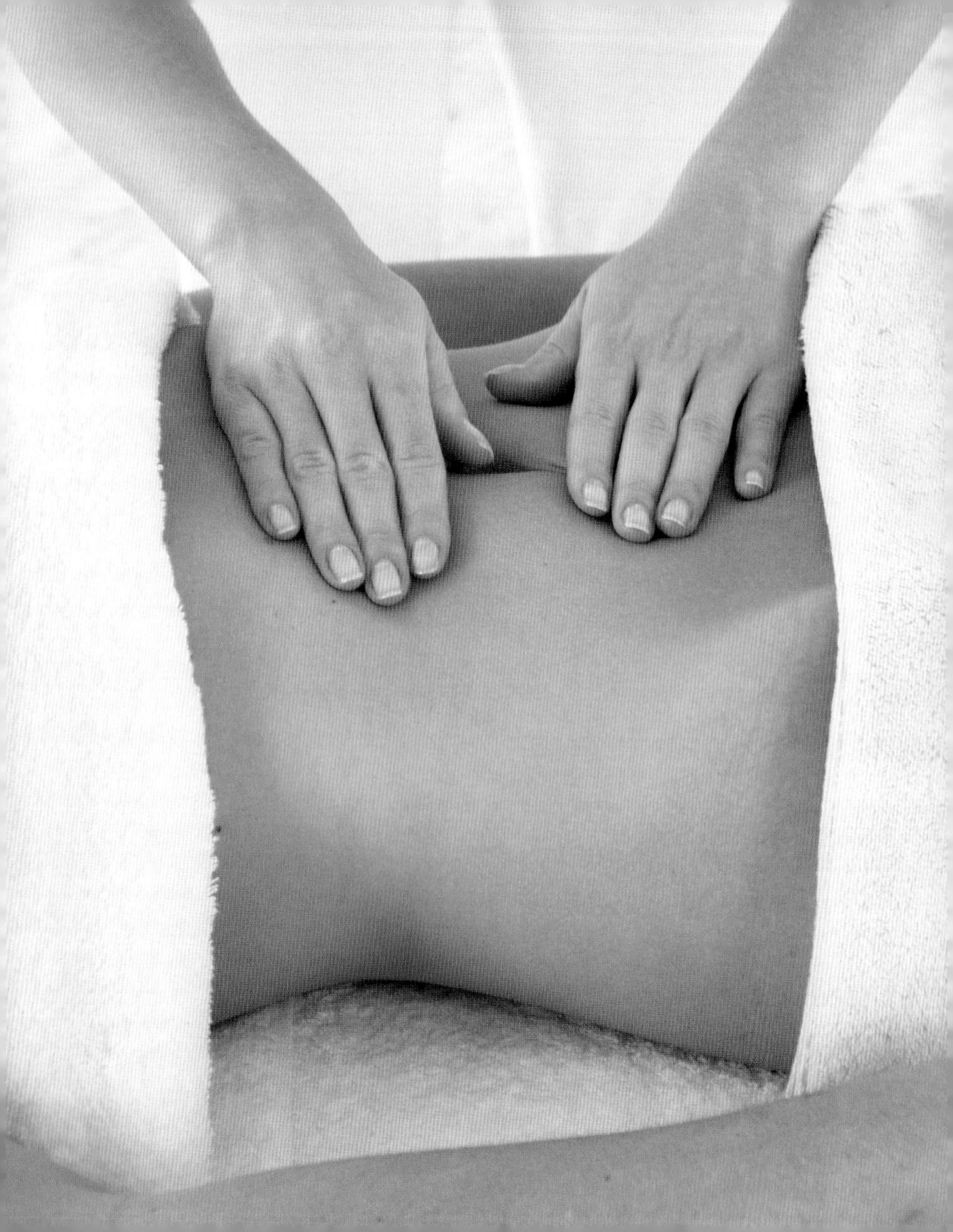

ホリスティック
マッサージ

この章で紹介するホリスティックマッサージの手順は、前章で紹介した手技(p.48-101を参照)を組み合わせたものです。ホリスティックマッサージは伝統的なスウェーデン式マッサージとストレッチ、パートナーとの感覚的な相互作用を基盤としており、ゆったりとしたリズムで行なうべきもので、狙いはリラクセーションです。手順には、手を滑らせてオイルを伸ばす動作、やや強めの圧で筋肉をほぐす動作、さらに強い圧で狭い範囲の緊張をとる動作が含まれます。マッサージはダンスのようなもの、全身を途切れることなくリラクセーションに導くものであるべきです。パートナーの体からつねに手を離さないでください。頭であれこれ考えるのをやめ、マッサージに意識を集中させましょう。

実践にあたって

前章で紹介した手技を組み合わせれば、
頭からつま先までのホリスティックマッサージを行なうことができます。
全身マッサージは全身のリラックスのために重要な部位である背中から始めます。
背中の施術はエフルラージュの腕を磨くチャンスでもあります。

マッサージはそのときどきに最適な手順に従って体のある部位から別の部位へとなめらか続くものでなければなりません。大切なのはパートナーと関わるプロセスから学ぶことであり、型通りの手順をこなすことではありません。難しくてうまくできない手技があってもあきらめずに手を動かし続けましょう。どの手技も繰り返し実践することで必ず上達します。全身マッサージはパートナーの心を大地に根付かせるため、足で終了します。

実践の要点

手技：おもにエフルラージュ、ニーディング、スクイージング、親指・親指以外の指によるプレッシャー、ストレッチ。それに加え、フェザリングやロッキングなど気持ちをよくする手技も適宜使用（p.48-101を参照）

動作：ゆっくりと動いて安心感を与える。ストロークとストロークをなめらかにつなぐ。同じストロークを数回ずつ繰り返してリズムを保つ。手を止めずエフルラージュで動作をつなぐ

道具：マッサージベッドか床に敷くマット。施術しない部位を覆うタオル。頭やひざや足首を乗せるタオルかクッション。体に塗るオイル（p.30-33を参照）

フィードバック：施術前に調子の悪い部位がないか聞いておき、施術中にはこまめに感想を聞く

時間：全身マッサージは約45分間、背中のマッサージは約20分間

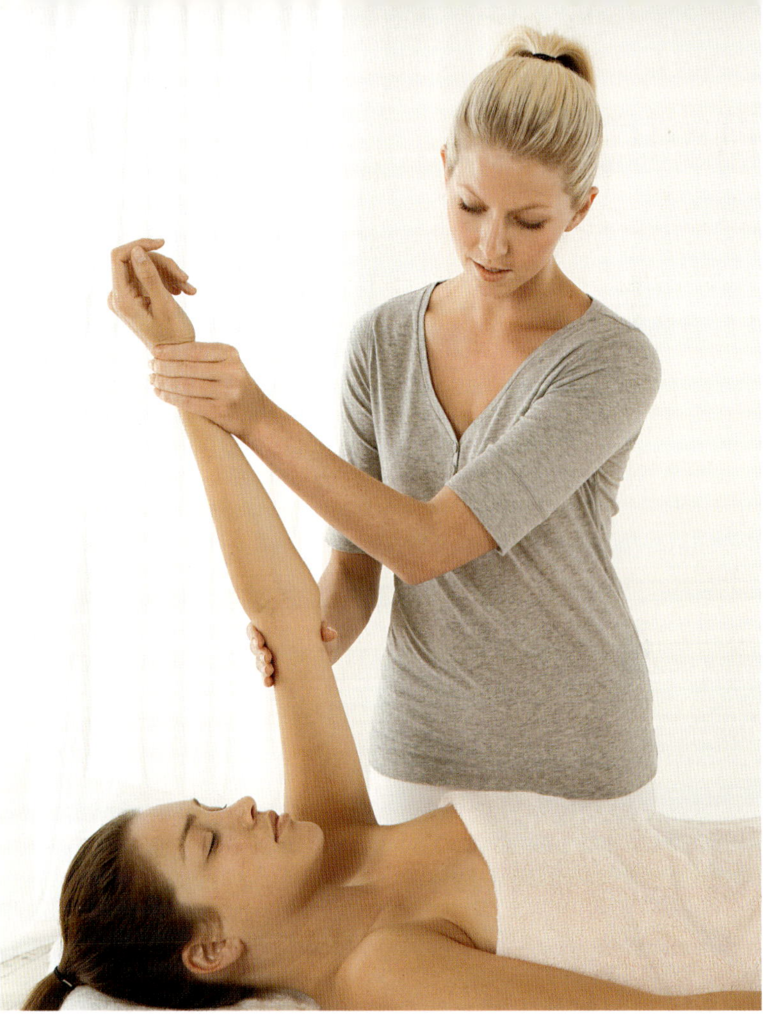

マッサージは動的な学びのプロセスと考え、
手順はパートナーとともに探っていきたい。
動きはなめらかにつなぐことが大切。

背　中

さあマッサージの始まりです。
必要なものをすべて手元に置き、まずは心を統一しましょう。
それから背中ならではの長いストロークと大きな筋肉群の施術を
楽しみましょう。

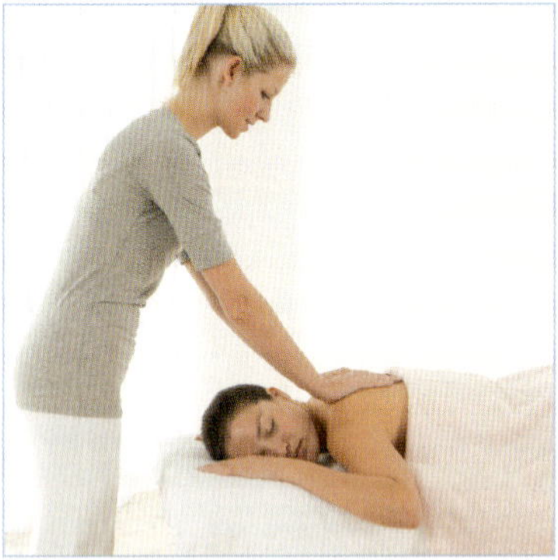

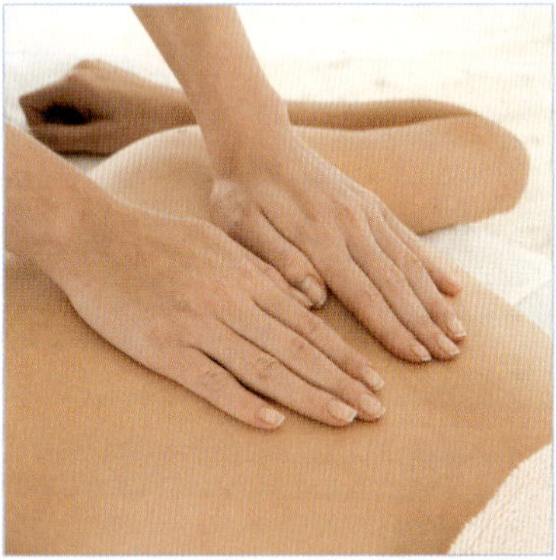

1 最初のタッチ　パートナーの頭方に立ちます（姿勢についてはp.34-35を参照）。パートナーが楽に横たわっていることを確認したら、頭であれこれ考えるのをやめ、ゆっくりと呼吸してリラックスしましょう。自分の体に意識を向け、息を足から吸い込み、手から吐き出すのをイメージしてください。そして息を吐くタイミングで両手のひらをパートナーの背中に当て、しばらくリラックスします。これはマッサージの準備のための大切なステップです。

2 エフルラージュ　両手に少量のオイルを塗り、前かがみになって両手のひらを上背部に当て、腰に向かって届くところまでさすります。手のひら全体を体に密着させて行なってください。エフルラージュは体にオイルを伸ばし、パートナーをリラックスさせることが目的ですが、体の緊張したところを見つける機会にもなります。

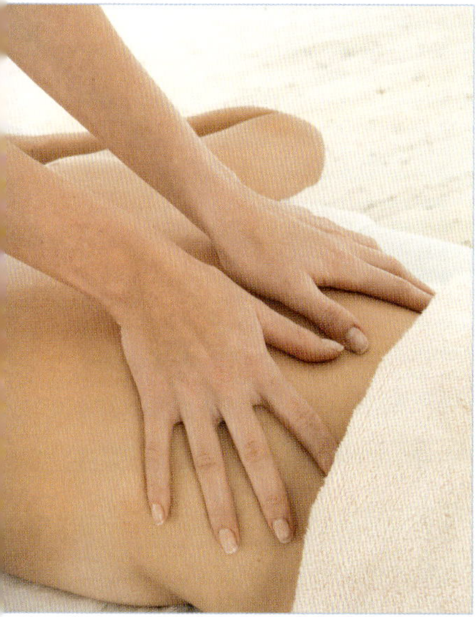

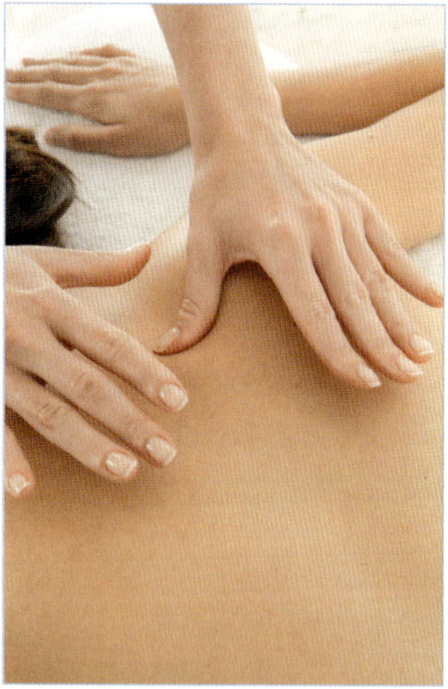

3 エフルラージュ　届くところまでさすったら、指を広げて両手を左右に分け、肋骨を辿りながら手前に戻ります。戻るときは圧を弱めましょう。もとの位置に戻ったら同じ動作を数回繰り返してください。あまり力を入れず、両手をなめらかに滑らせてパートナーに安心感を与えましょう。

4 親指によるローリング　両親指を首の付け根の背骨の片側の筋肉に当て、ローリングを始めます。両親指を交互に筋肉に押し当てては滑らせながら、背骨の片側を下へ向かってください。筋肉をほぐすためにはある程度の圧が必要ですが、痛みを感じさせるほど強くしてはいけません。力加減がちょうどいいかパートナーに聞いてから繰り返しましょう。

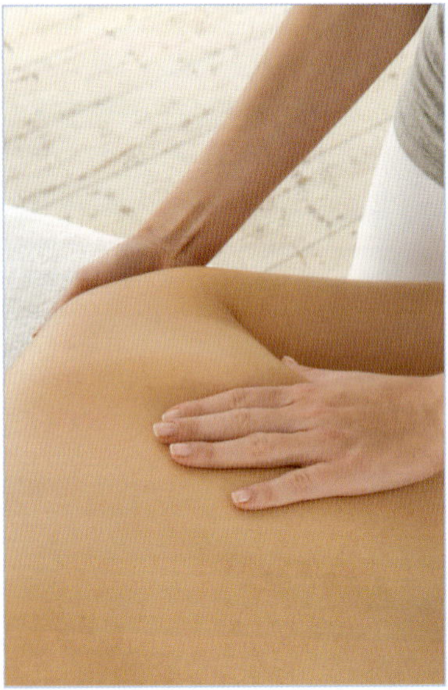

5 **手のひらによるプレッシャー**　片手で肩を下から支え、反対の手の指を曲げて肩にかけ、手のひらを背中にぴったりと当てて、そこから肩甲骨沿いを強めにさすります。これを数回繰り返して筋肉をリラックスさせてください。できるだけ肩甲骨の近くの筋肉をさすりましょう。

6 **親指によるプレッシャー**　下から支える手はそのままで、反対の手の親指で肩甲骨沿いの肋骨の間を順々に押していきます（肋骨を直接押さないでください）。指の腹を使って均一の強さで押し、押すたびに数秒保ってから離します。肋骨の間の筋肉が刺激され、肩の緊張がほぐれます。

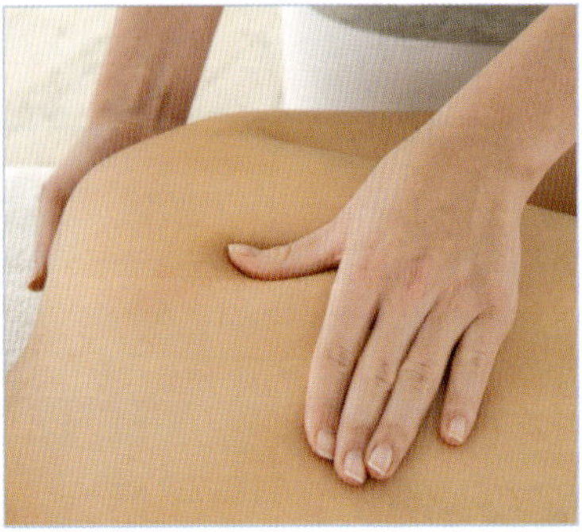

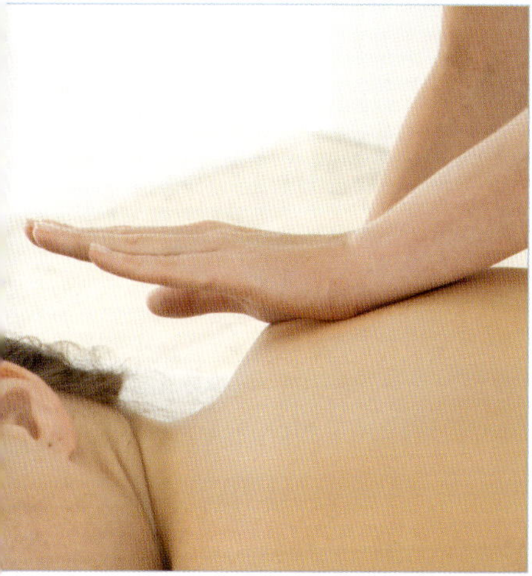

7 手の付け根によるプレッシャー
下から支える手はそのままで、反対の手の付け根を肩甲骨自体に当て、斜めに下ろしながら肩甲骨の下の筋肉を押し、そこから肩甲骨沿いを腕方向にさすりながら力を抜いていきます。このとき筋肉が硬いと感じたところがあれば、そこにもう1度手の付け根を当て、円を描くように揉みます。

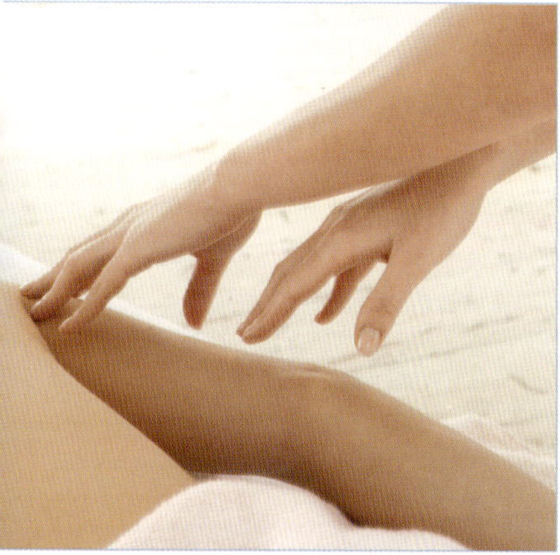

8 フェザリング　手順の締めくくりとして、両手の指先を使い、羽毛で触れるように腕を上から下までなでていきます。パートナーの意識を背中から手に向かわせる効果があります。これを数回繰り返したら頭方に戻り、ここまでの手順を反対側にも行なってください。顔はつねに施術していない側を向かせるようにします。

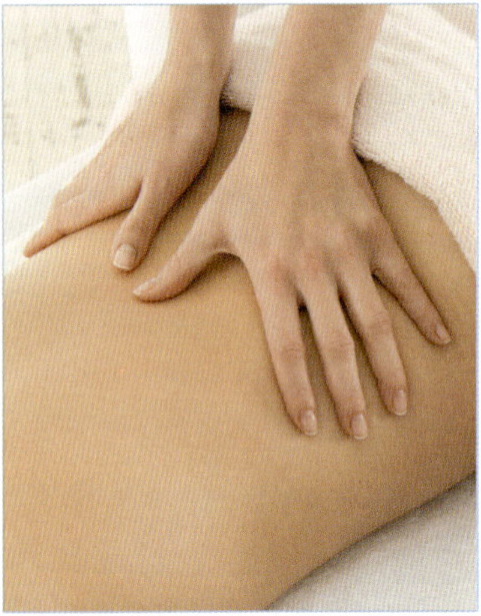

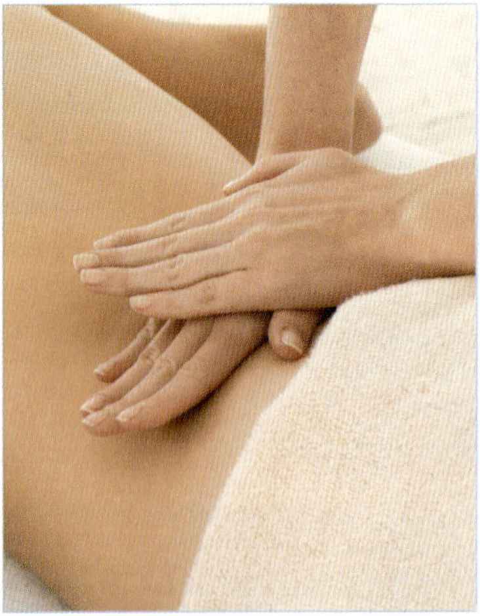

9 エフルラージュ　パートナーの腰の側方に移動し、両手にオイルを塗ります。両手のひらを仙骨に当て、指を開き、両手を左右に分けながら腰をさすり、もとの位置に戻ります。これを繰り返してください。外側へ向かうときは少し圧を強めます。

10 サークリング　仙骨の上に両手を重ねて置きます。両手を重ねるのは動きを安定させるためです。上の手で少し圧を加えながら反時計回りに円を描きます。ゆっくりと均一に繰り返し、腰をリラックスさせましょう。手のひらを柔軟に体の形に沿わせながら行なってください。

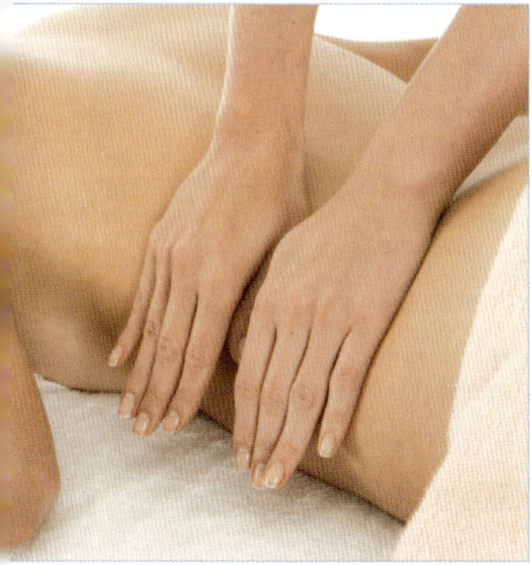

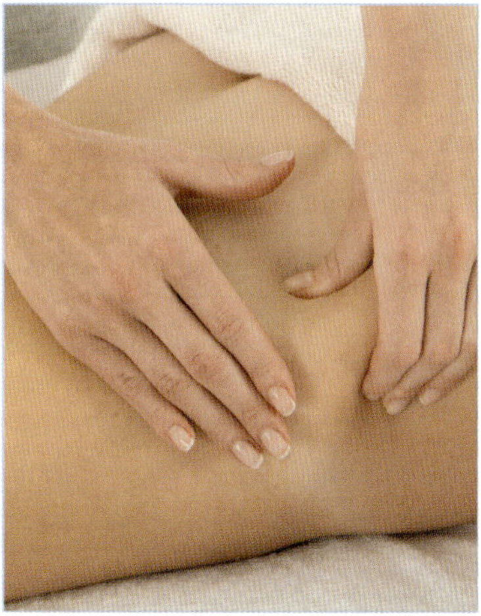

11 手のひらによるプレッシャー　両手のひらを背骨の向こう側の腰の筋肉の上に並べ、圧を加えながらまず前方へ滑らせ、そのまま連続したストロークで外側の股関節周りを辿り、臀部までさすります。このとき手のひらを少しずつ浮かせ、ストロークの最後は指先だけが残るようにしてください。

12 ニーディング　前かがみになって自分から遠い側の臀部のニーディングを始めます。筋肉を親指で向こうに押し、四指で手前に引き寄せてください。両手を交互に使ってリズミカルに行ないます。筋肉がほぐれたと感じるまでしっかりと力を入れて繰り返しましょう。

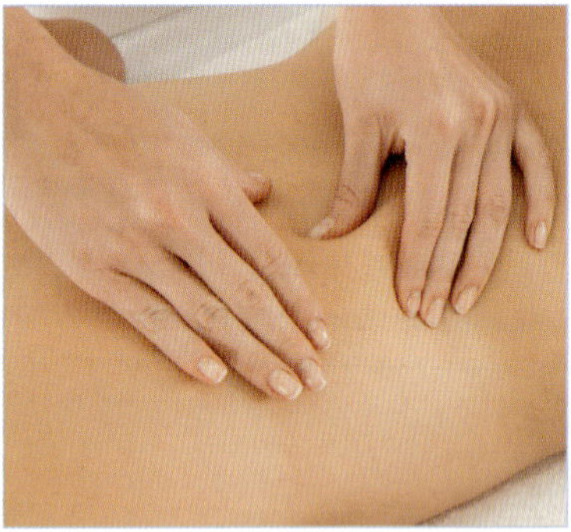

13 ニーディング 背骨の向こう側の筋肉にニーディングを続けます。背骨から2.5㎝ほど離れたところの腰の筋肉を親指で押し、四指で引き寄せてください。これを背中の上部に向かいながら繰り返し、肩に達したらもう1度腰に向かいます。終わったらパートナーの反対の側方に移動し、ここまでの腰の手順を繰り返してください。

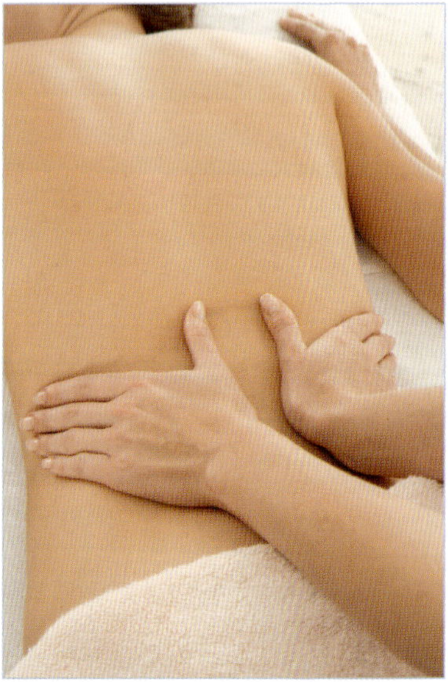

14 手のひらによるプレッシャー 両手の付け根を向かい合わせて腰に当て、そこから両手のひらでそれぞれ左右に向かって強めにさすります。この動作を手の位置を少しずつ上にずらしながら繰り返してください。肩甲骨の高さに達したら、肩甲骨の間だけに圧を加えるようにします。

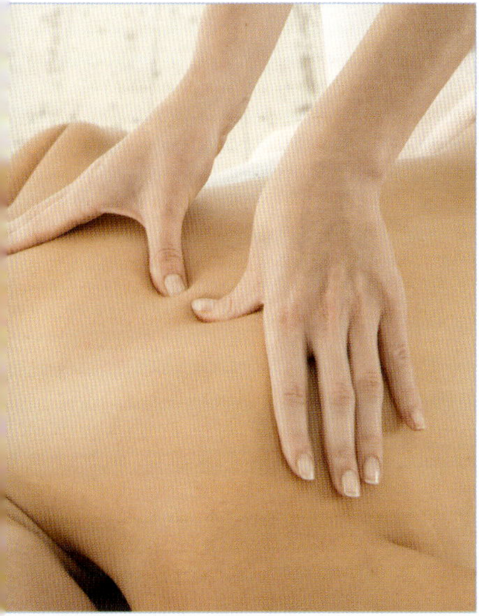

15 親指によるプレッシャー　両親指の腹で背骨の左右の筋肉を肩甲骨の脇から腰まで順々に押していきます。両親指を同時に動かし、押す間隔は脊椎の間隔に合わせてください。強めに、しかし丁寧に押し、骨を直接押さないようにします。素早く均一に押すようにしましょう。

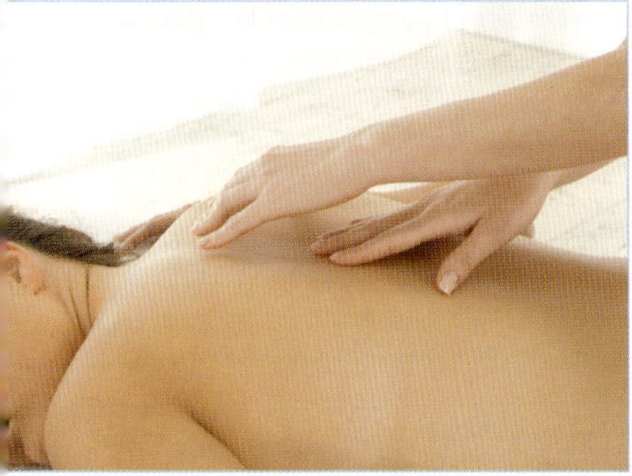

16 フェザリング　背中の施術の仕上げです。両手を交互に使い、羽毛のようなタッチで背骨を首から腰までなで、パートナーの意識を体の下へ向かわせてください。終わったら両手を腰の上で少し静止させてから、静かに離します。

脚の後面と足の裏

次は脚を施術できる位置に移動しましょう。
片方の脚の手順をすべて終わらせてから反対の脚に取りかかります。
どちらの脚にも同じ強さの圧を加えるようにしてください。
筋肉をリラックスさせてから関節の施術も行ないます。

1 エフルラージュ　パートナーの足方に着き、両手にオイルを塗って足首の少し上に並べ、ふくらはぎを上へ向かってさすります。ひざで1度圧を弱めてさらに上までさすり、脚の付け根に達したら、両手を左右に分け、圧を軽くして脚の側面を辿り、足首に戻ります。

2 スクイージング　ふくらはぎのすぐ下を両手の親指と人差し指で挟み、そこから上に向かってふくらはぎを絞り、ひざの手前で力を抜きます。これを数回繰り返してください。静脈瘤には圧を加えないようにします。

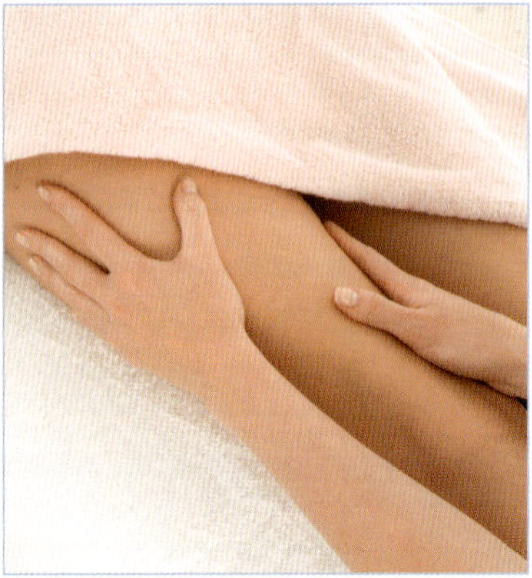

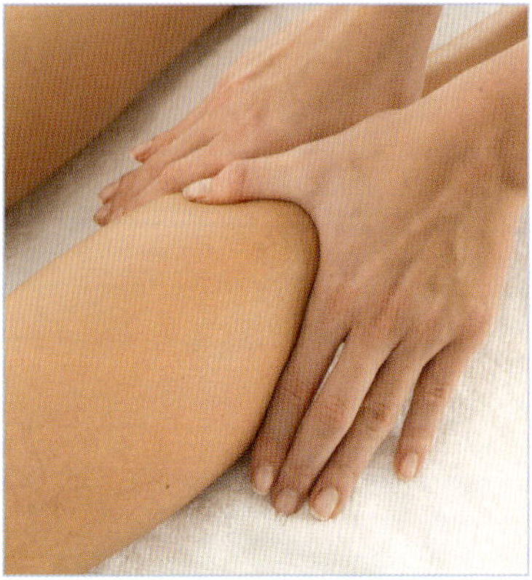

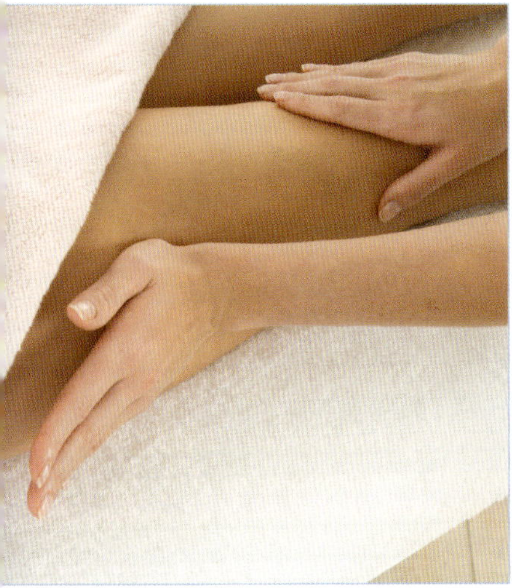

3 手の付け根によるプレッシャー

続いて太ももを絞ります。太ももでは圧を強めたいので、手の付け根を使います。筋肉が厚い部位なので体重をかけても大丈夫ですが、内ももを圧迫しないよう気をつけてください。指や手のひらが脚に触れないように手首をそり返して行ないましょう。

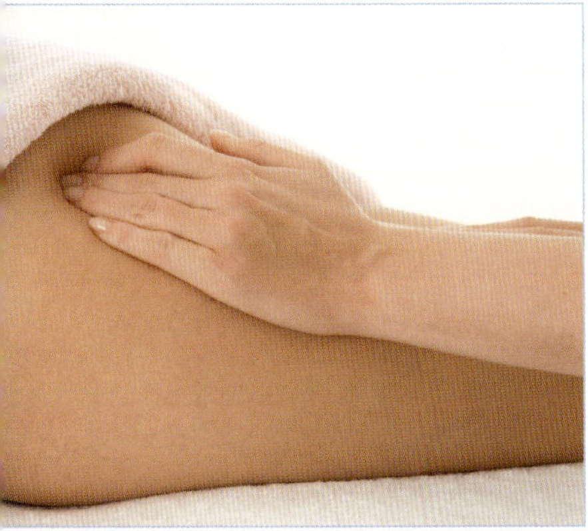

4 親指以外の指によるプレッシャー

外側の股関節の位置を確認し、その周りを中指と薬指でゆっくりと押し、ゆっくりと放します。筋肉の緊張をとる効果の高い方法ですが、敏感な部位なので、刺激が強すぎないかパートナーに確認しながら行なってください。

5 ニーディング　パートナーの太ももの側方に着き、太ももの筋肉を親指で向こうに押し、四指で手前に引き寄せます。両手を交互に使い、内ももとひざに圧を加えないよう気をつけて、太もも全体に行なってください。

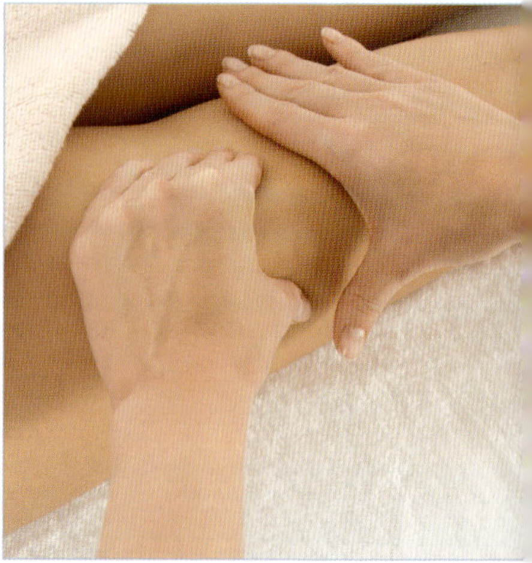

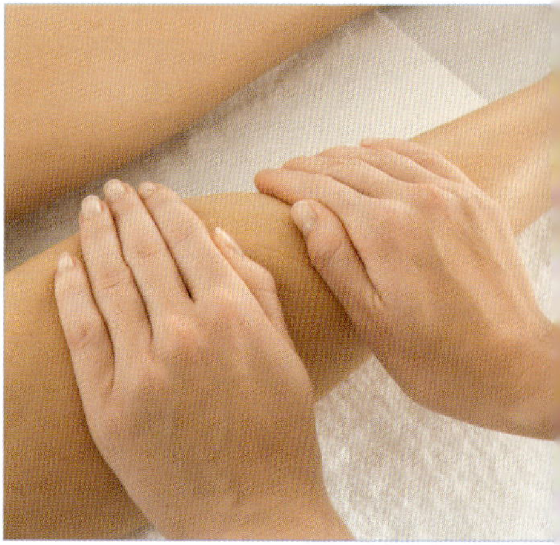

6 リンギング　ひざの少し下の脚の両側面にそれぞれ左右の手を当て、遠くの手を手前に、手前の手を遠くに滑らせることにより、筋肉を捻ります。この動作を軽快に足首まで続けてください。皮膚を引っ張るのでなく、手を滑らせながら筋肉を捻るようにしましょう。必要に応じてオイルを足してください。

7 関節のローテーション　ひざを曲げてひざから下を立て、片手で足首を支え、反対の手で足の裏をつかみます。このとき四指を足の裏の上部のふくらみに当て、手のひらを土踏まずに当てるようにしてください。ゆっくりと足首をできるだけ大きく回します。反対にも回してください。終わったらゆっくりとひざを伸ばします。

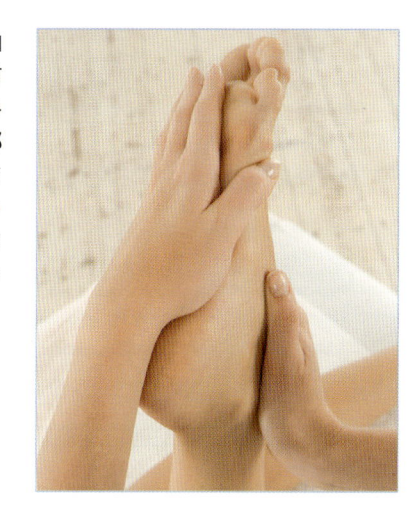

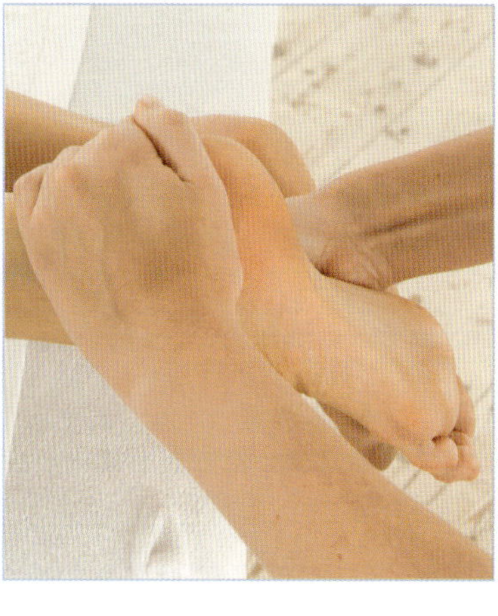

8 プリング　下から足首を、上からかかとを支え、脚を少し持ち上げて手前に静かに引きます。股関節が動くのを感じるかもしれません。パートナーが自分で動こうとせず、完全に力を抜いていることが大切です。力を緩めたら足を軽くさすっておきましょう。

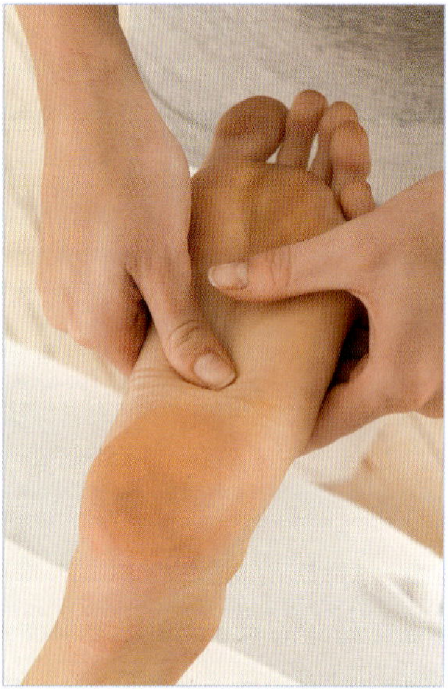

9 親指によるローリング　脚の施術の最後に足のマッサージを行なうと、満足感の高いマッサージになります。足を下から支え、足の裏に両手の親指の腹を交互に押し当てては滑らせてください。これを足の裏の中央から外側に向かって繰り返し、足の裏全体に行ないます。足の甲に圧が加わらないようにしましょう。

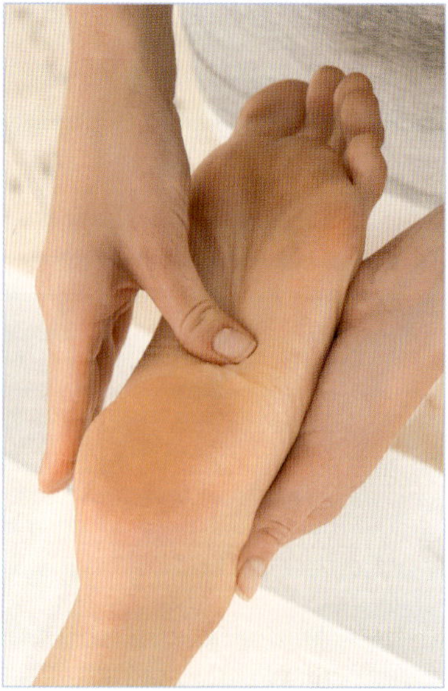

10 親指によるプレッシャー　足をさらにリラックスさせるために、親指を足の裏に押し当て、その場で小さな円を描くように揉みます。これを連続した動作で足の裏全体に行なってください。足の裏の上部のふくらみはとくに念入りに揉みましょう。全体的に強めの圧を加えてかまいませんが、敏感なポイントがあるかもしれないので慎重に行なってください。

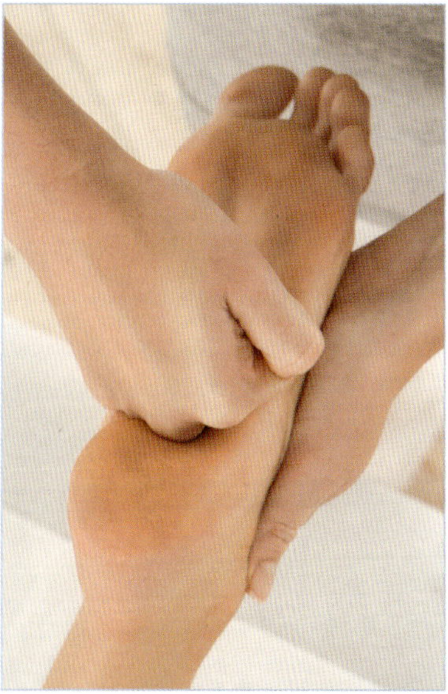

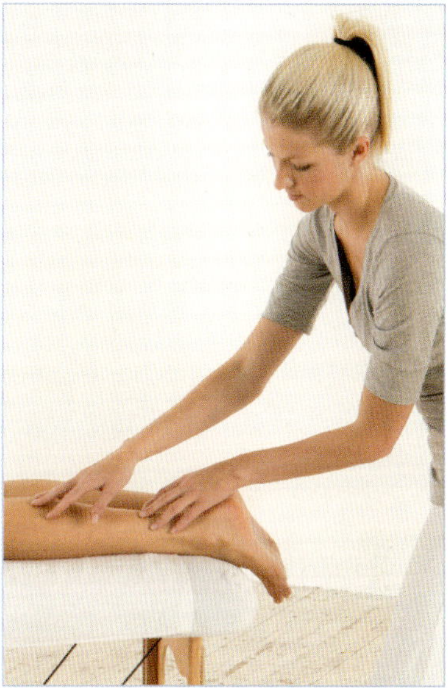

11　指の関節によるプレッシャー　片手で足を下から支え、反対の手のこぶしを足の裏に当て、その場で円を描きながら、指の付け根の関節で圧を加えます。パートナーが気持ちいいと感じる強さで押し、足の甲に圧がかからないようにしてください。終わったら足を下に置き、指先で軽くさすっておきましょう。

12　フェザリング　脚の付け根からつま先まで羽毛のようなタッチでなでていきます。指の触れる1度の時間を長めにするとくすぐったくなりません。手首の力を抜くと動きがなめらかになり、パートナーの意識を足に向かわせることができます。つま先に近づいたら徐々に動きを遅くします。ここまでの脚の手順を反対の脚にも行なってください。

首と頭皮

体の前面は背面よりも少し優しく施術します。首の緊張は容易にとれないことが多いので、無理のない範囲でほぐしていきましょう。ストレッチ（プリング）はとても効果的です。また、パートナーの体に自信を持って触れたほうが気持ちのいいマッサージになります。

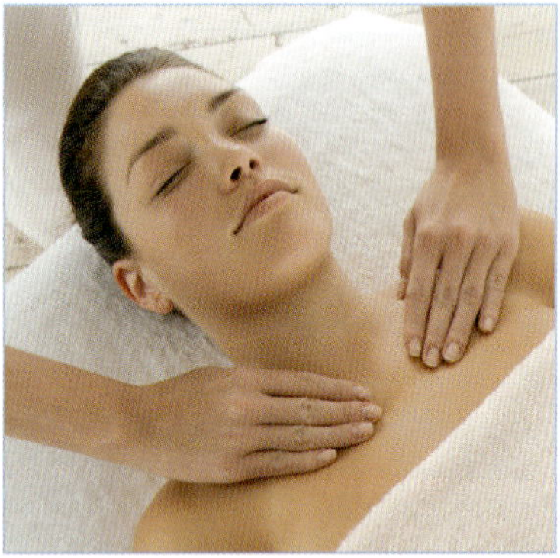

1 エフルラージュ　指にごく少量のオイルをつけ、パートナーの頭方に着き、両手をそれぞれ左右の肩の前側に当てます。それから弧を描くように肩をさすり、首の後ろで両手が出会ったら、両手をそのままゆっくりと頭蓋骨の下まで引き寄せ、そこで離します。数回行なってパートナーをリラックスさせましょう。

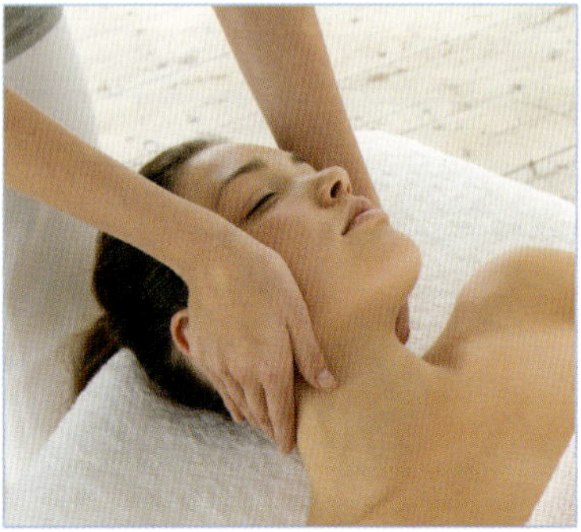

2 ロッキング　首を優しく揺らしてリラックスさせる方法です。両手を左右から頭蓋骨の下に当てます。手のひら全体をパートナーの皮膚に密着させてください。それから首を片手でゆっくりと押して横に向け、続いて反対の手でゆっくりと押して反対の横に向けます。これを数回繰り返してください。

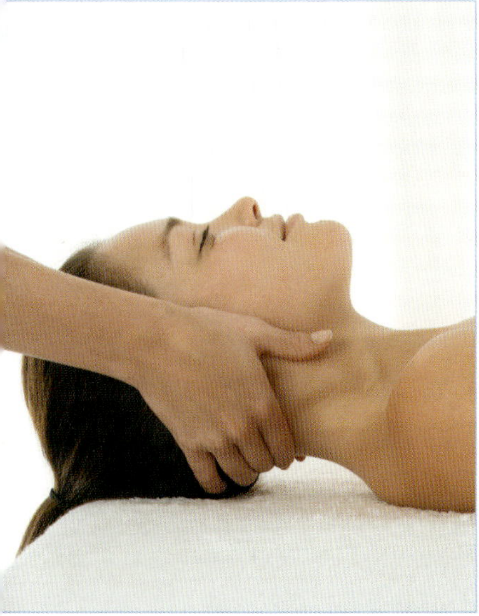

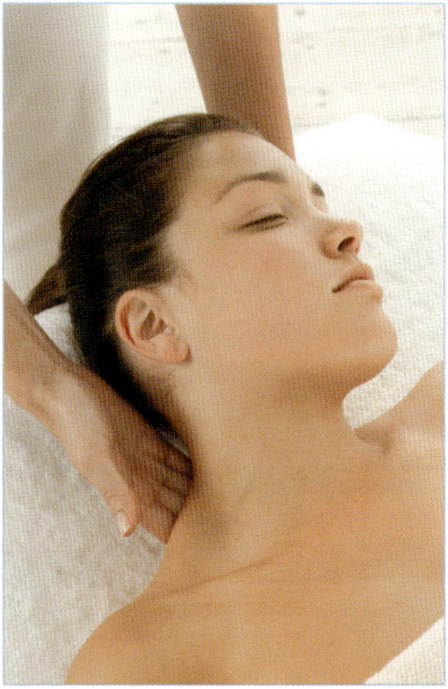

3 プリング　両手を頭蓋骨の下に当て、首をほんの少し持ち上げ、手前に丁寧に引きます。それから力を緩め、ゆっくりと下ろします。首の緊張をとる効果の高い方法ですが、首にトラブルがあるときは行なわないでください。プリングは経験を積まなければ要領をつかみにくいので、パートナーのフィードバックに助けてもらいましょう。

4 親指以外の指によるプレッシャー
両手を使って静かに首を横に向けてから、頭を片手にあずけ、反対の手を背中の下に差し入れます。それから差し入れた手を手前に引き寄せながら、背骨の脇の筋肉を指で頭蓋骨の下まで押してきます。

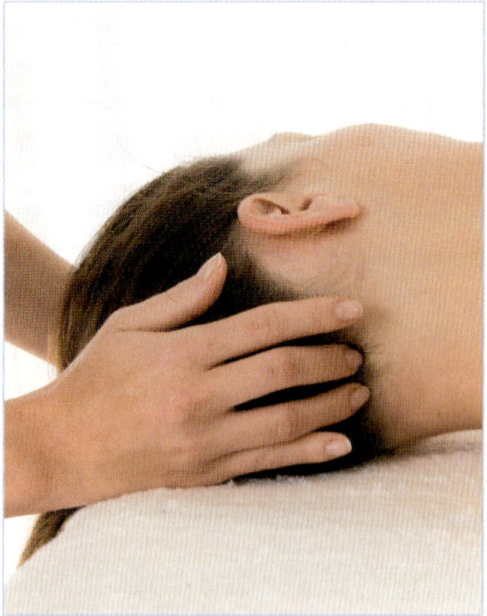

5 親指以外の指によるプレッシャー 頭蓋骨のすぐ下の筋肉を背骨側から耳に向かって指で押していきます。敏感な部位なので強く押しすぎないようにしてください。ゆっくりと均一に押すと効果的です。

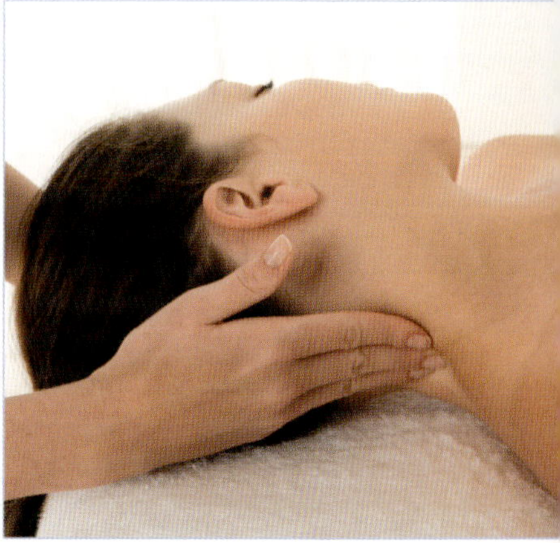

6 手のひらによるプレッシャー 手のひらを肩の上にぴったりと当て、そこから手を手前に引き寄せながら筋肉をゆっくりとさすり、四指の先が頭蓋骨の下に達したところで止めます。手の形を体のカーブに沿わせて柔軟に変えると優雅で気持ちのいいストロークになります。これを数回繰り返してください。

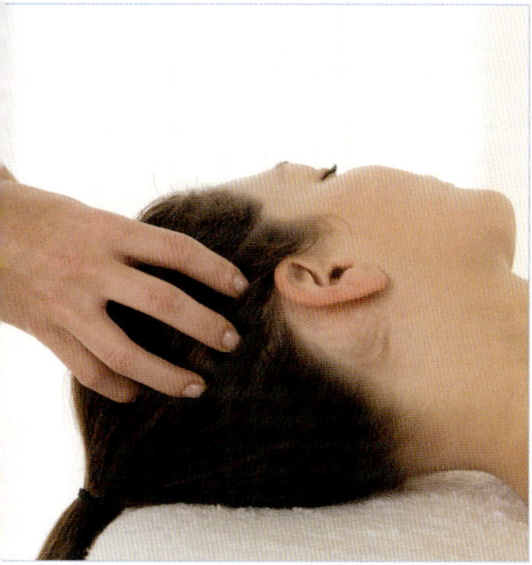

7 ローテーティング　四指の先を首の後ろの髪の生え際に当て、その場で小さく回します。指の位置を少しずつ上にずらしながら繰り返し、無理なく届く範囲の頭皮全体に行なってください。圧は強めにしますが、髪を引っ張らないように気をつけましょう。終わったら、これまでの首の手順を反対側にも行なってください。

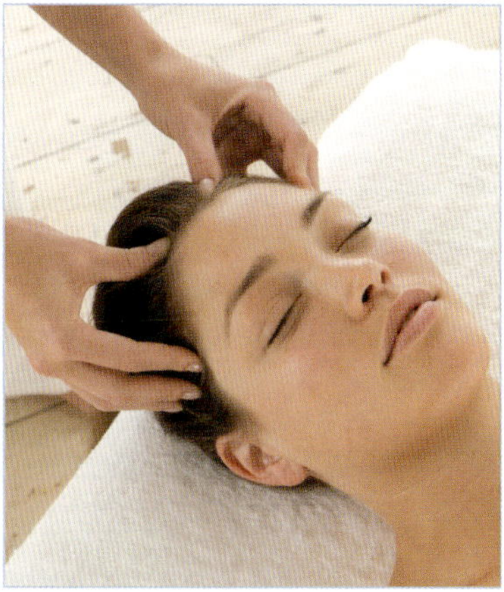

8 ローテーティング　首を正面に戻し、前面の頭皮に両手の五指を当てて回します。シャンプーするような感じで行なってください。最後は髪をときながら指を離してパートナーをリラックスさせましょう。

顔

顔のマッサージはとても気持ちのいいものです。
顔の皮膚はデリケートなので、手をしっかりと安定させて正確な動きと優しいタッチを心がけてください。とくに目の周りは慎重に行ないます。
パートナーが男性の場合、とくにあごの周りは圧を強めにしてかまいません。

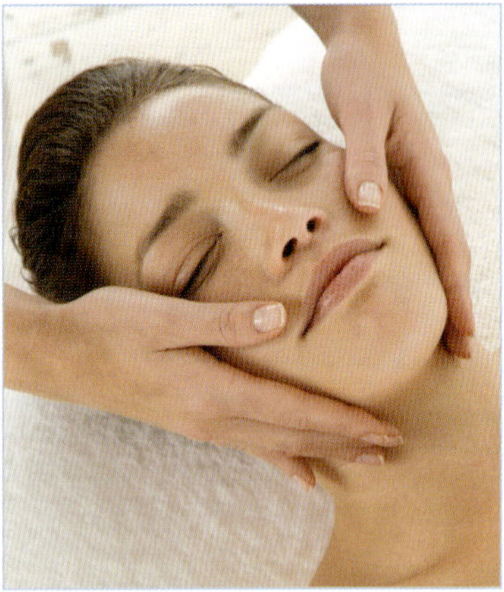

1 エフルラージュ　四指の先に少量のオイルをつけ、顔の中心から外側に向かう優しい3回のストロークでオイルを伸ばします。額、ほお、あごにはオイルを行き渡らせますが、目の近くには触れません。オイルは指を滑らせるのに必要な最小限の量を用いるようにしましょう。

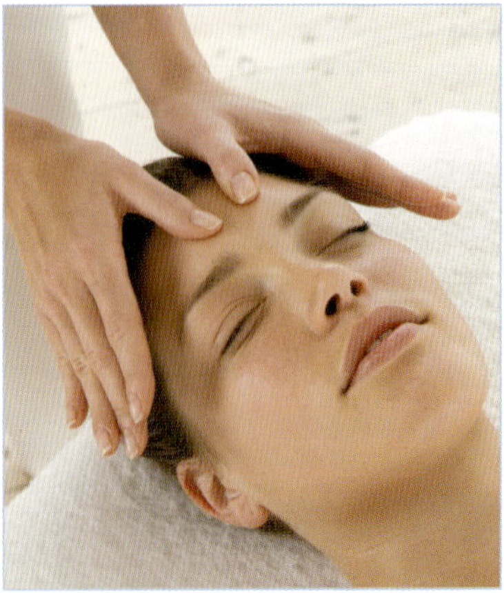

2 親指によるプレッシャー　額の中央に両手の親指を寝かせて当て、それぞれを左右のこめかみに向かってゆっくりと滑らせます。このストロークを、指を少しずつずらして3ラインに行ない、最後のストロークでまゆのすぐ上をさするようにします。心も体もリラックスさせる効果があります。

3 親指によるプレッシャー　親指の先の側面を使い、まゆ頭からまゆ尻に向かってさすります。ある程度圧を強くしてかまいません。これを数回繰り返してください。目の上の緊張をとる効果があります。

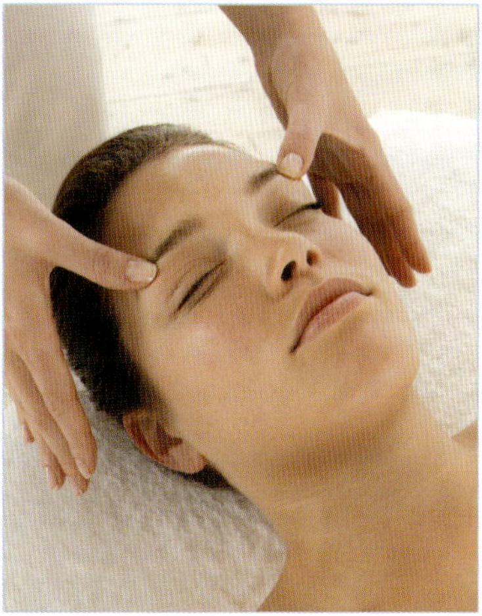

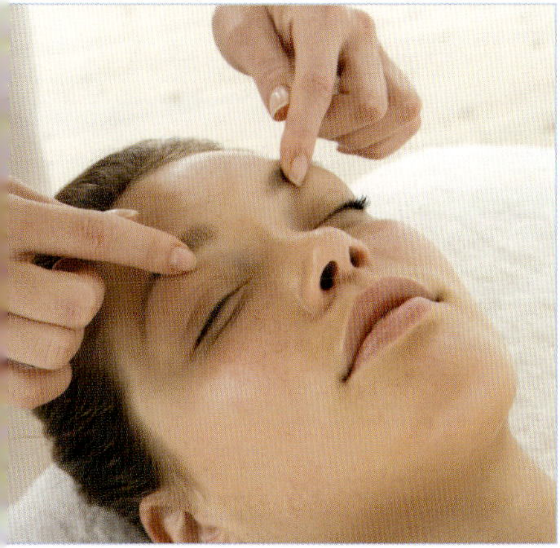

4 親指と親指以外の指によるプレッシャー　人差し指の先で目の上の骨のふちを目頭側から目尻側に向かって一定の間隔で軽く押していきます。目尻側に達したら指を親指に替え、今度は目の下の骨のふちを一定の間隔で押して目頭側に戻ります。左右の手を同時に動かすようにしてください。

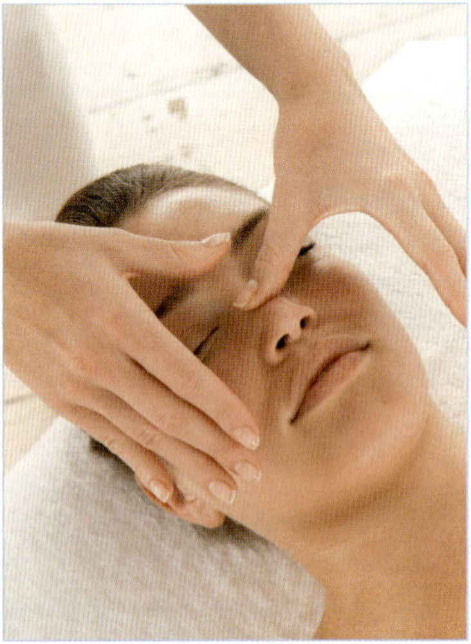

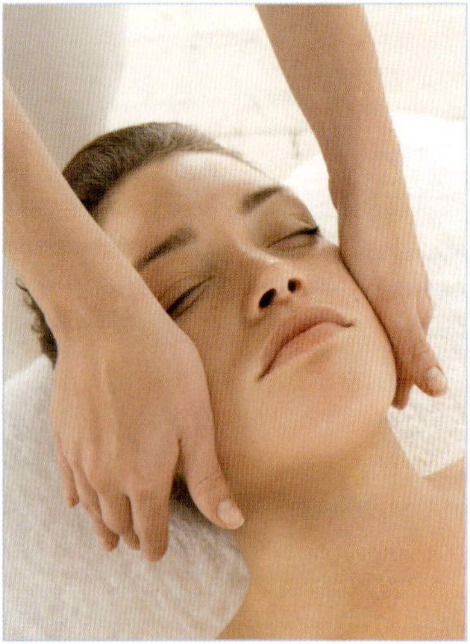

5 親指によるローリング　両親指を眉間から鼻の先まで交互に細かく滑らせていきます。親指は斜めに立て、四指はしっかりと上げて、不必要に顔に触れないようにしましょう。とくに目に触れないよう気をつけてください。

6 手の付け根によるプレッシャー　左右の手の付け根が鼻の両側の上で向かい合うように、両手を顔の上にかざします。それから手の付け根を顔に下ろし、ほお骨の上を左右に向かってさすります。気持ちよく感じる程度の軽い圧を加えますが、耳に近づくにつれ力を弱めてください。これを数回繰り返します。皮膚を引っ張らない程度にオイルがついていることを確認してから行なってください。

7 手の付け根によるプレッシャー ほおに行なった動作を今度はあごに行ないます。あごの先から始め、あご全体をさすってください。手の形を柔軟に変えながら耳までさすり、ストロークの終わりで手をそっと皮膚から離します。これを数回繰り返してください。指と手のひらも使ってかまいません。

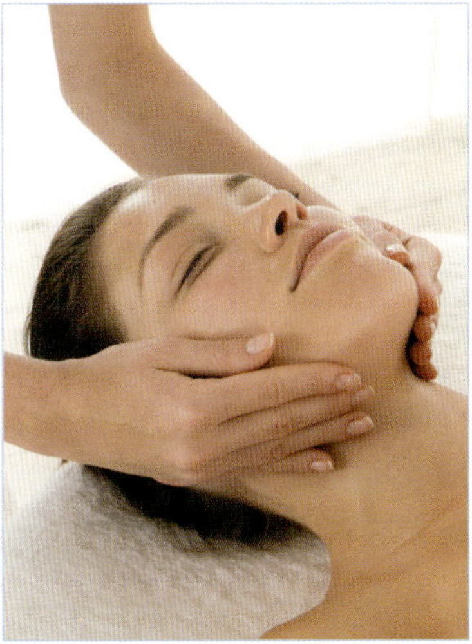

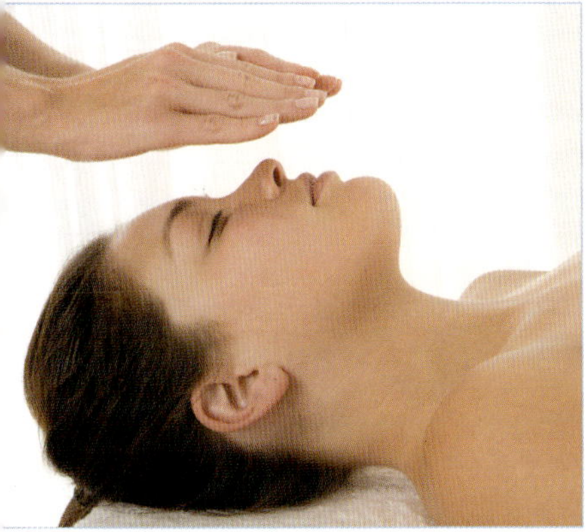

8 エネルギーセンシング 両手を顔の上にかざします。そのまま少し静止して心を落ち着かせ、両手に伝わってくる感覚に意識を向けてください。それからパートナーの顔に意識を移し、続いてもう1度伝わってくる感覚に意識を向けます。静かに両手を遠ざけたら顔の施術は終了です。

腕と手

肩から下の緊張をほぐし、手のマッサージも行ないます。
片方の腕の手順をすべて終わらせてから反対の腕に取りかかりましょう。
どちらの腕にも同じ強さの圧を加えるようにしてください。
腕の内側はデリケートなので強い圧を加えないようにします。

1 エフルラージュ　両手にオイルを塗り、パートナーの側方に着きます。両手を手首の少し上に当て、腕を肩までさすってください。帰りは左右の手を分け、圧を軽くして手首に戻ります。このステップの目的は、オイルを伸ばして腕のマッサージの準備を整えることです。

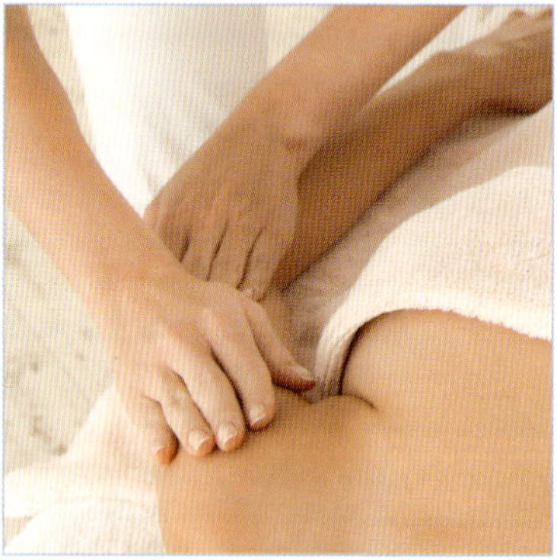

2 スクイージング　片手でパートナーの腕を持ち、反対の手の親指と人差し指で手首の少し上を挟み、肘に向かって絞っていきます。力は指でなく、親指と人差し指の股の部分で加えるようにしてください。肘まで絞ったら力を抜き、手首に戻って繰り返します。繰り返すたびに少しずつ位置をずらしてください。

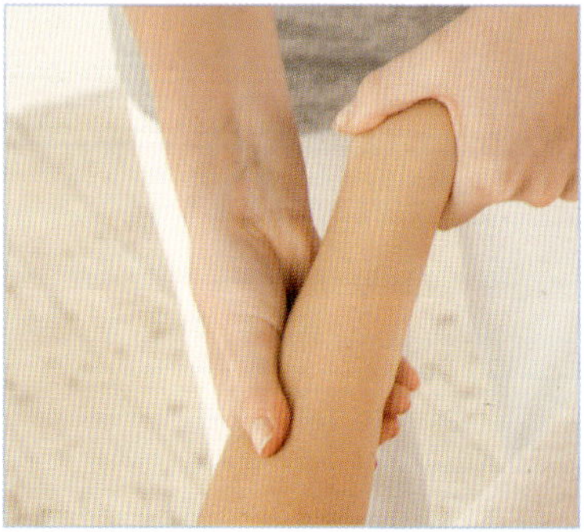

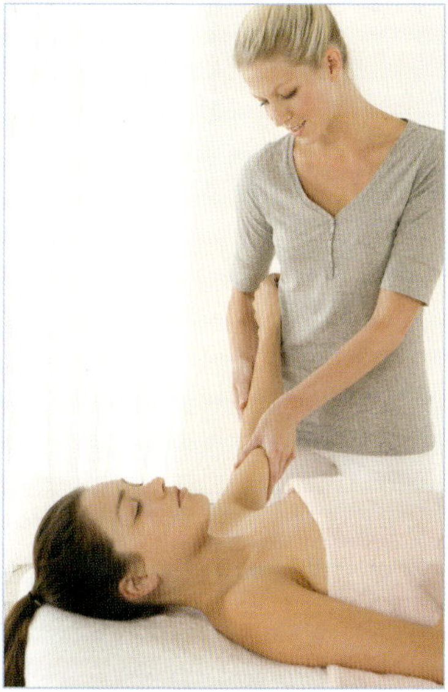

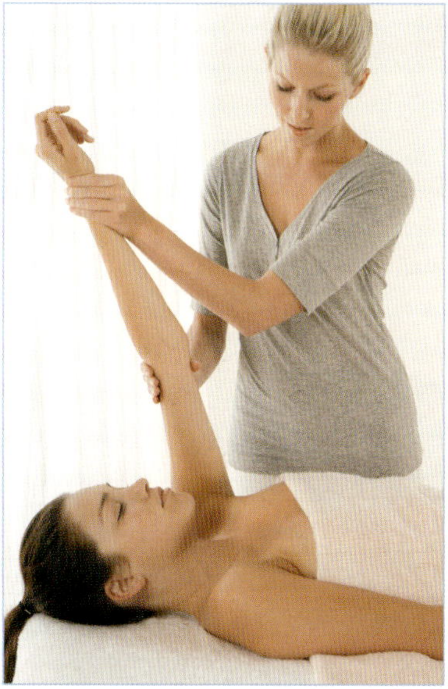

3 スクイージング　続いて上腕を絞るため、腕のもう少し上を持ちます。今度も力は指の股の部分で加え、肘の少し上から腋《わき》の下の手前まで絞ってください。腋の下の手前では圧を弱めてくすぐったくならないようにします。

4 プリング　腕を1度下に置き、今度は片手で手首を、反対の手で肘を持って、腕をパートナーの頭上に持ち上げます。それから肘の少し上（この姿勢では位置的に下）を支え、腕を上に引っ張ります。抵抗を感じたら引っ張るのをやめ、肘をかばいながら腕を下ろしてください。

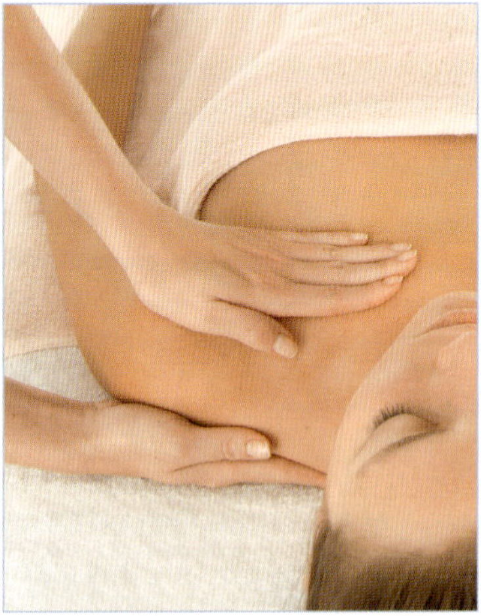

5 スクイージング　スクイージングのバリエーションで、手のひら全体を使います。片手を肩甲骨の下のできるだけ奥に差し入れ、反対の手を胸の上の鎖骨のすぐ下に当て、両手で上下から押しながら、腕方向に絞ります。肩甲骨がリラックスして平たく寝るのを助けます。

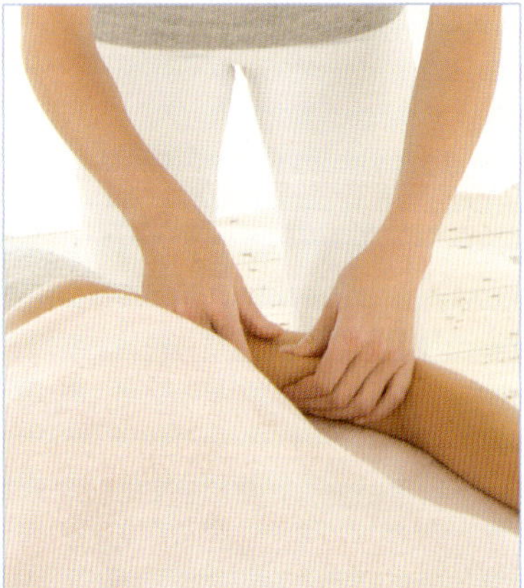

6 ニーディング　力を加えすぎやすい動作なので控えめに行なってください。腕を下に置いた状態で、上腕の筋肉を親指で向こうに押し、四指で手前に引き寄せます。これを繰り返して上腕を行ったり来たりしてください。指以外はあまり接触させずに行ないます。

7 親指によるプレッシャー　両手の四指で肘を下から支え、両親指を寝かせて肘の内側に並べます。それから両親指を肘の内側のしわにそって左右に滑らせていきます。少し圧を加えながら滑らせますが、端に近づくにつれ力を弱めてください。単純ですが緊張をとる効果の高い方法です。

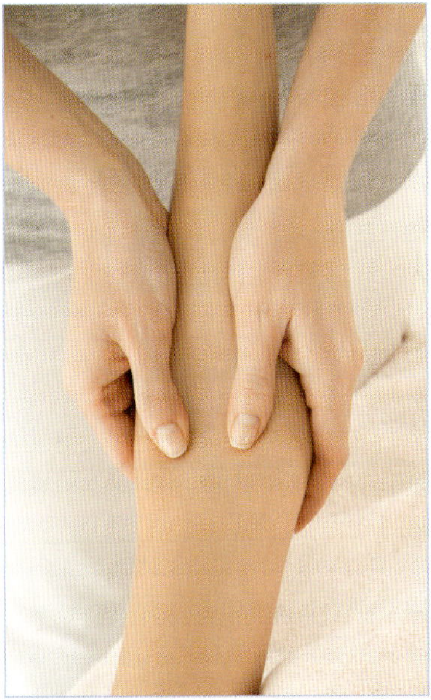

8 リンギング　腕を下に置き、肘のすぐ下に両手を当て、両手を逆方向に滑らせながら手首まで捻っていきます。手のひら全体を腕に接触させて行なってください。皮膚を摩擦しないよう必要に応じてオイルを足しましょう。これを数回繰り返します。

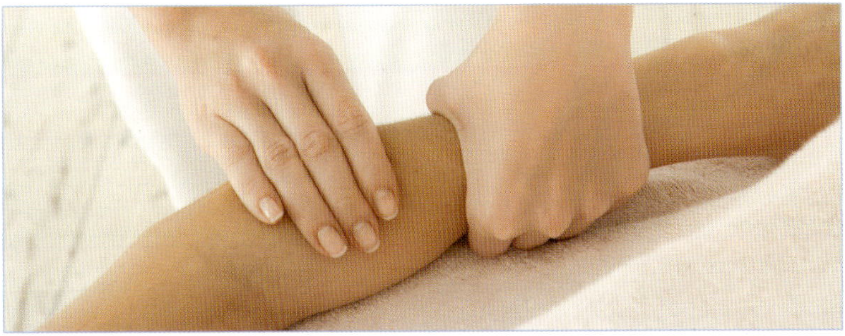

9 親指によるプレッシャー　両手の四指でパートナーの手を下から支え、両親指をまず甲の上に並べ、それから左右に引き離しながら、甲を押し伸ばしていきます。両親指が甲の左右の端に達したら力を抜いてください。これをスタートの位置を少しずつずらして3ライン行ないます。手の緊張をとる効果があります。

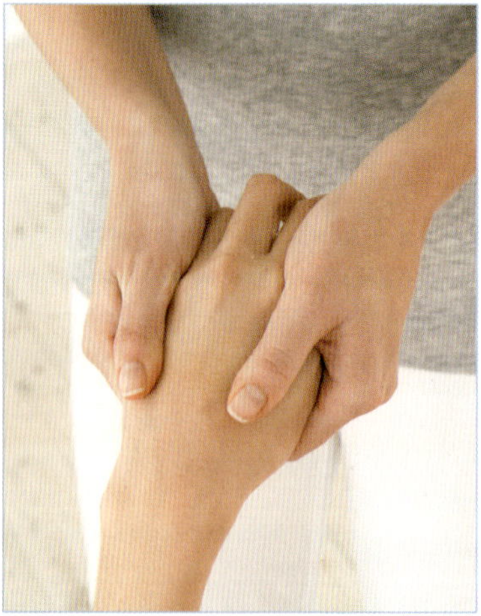

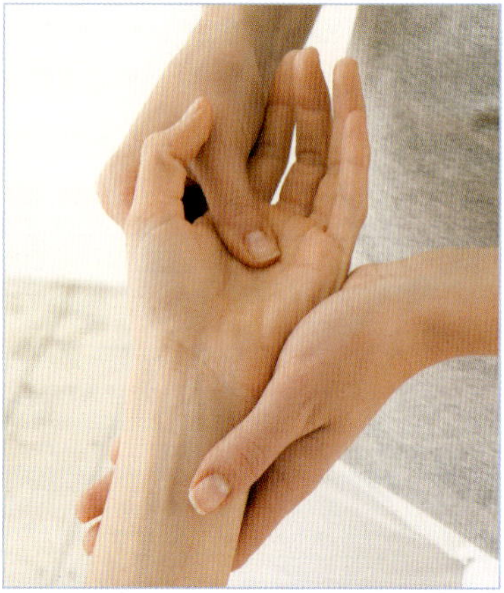

10 親指によるサークリング　手を裏返し、親指の腹を手のひらに押し当て、その場で小さな円を描きながら揉みます。これを手のひら全体で繰り返してください。手は緊張しやすいので、必要に応じ、じっくりと時間をかけて行ないましょう。ただし痛みのある関節の近くは慎重に揉むようにしてください。

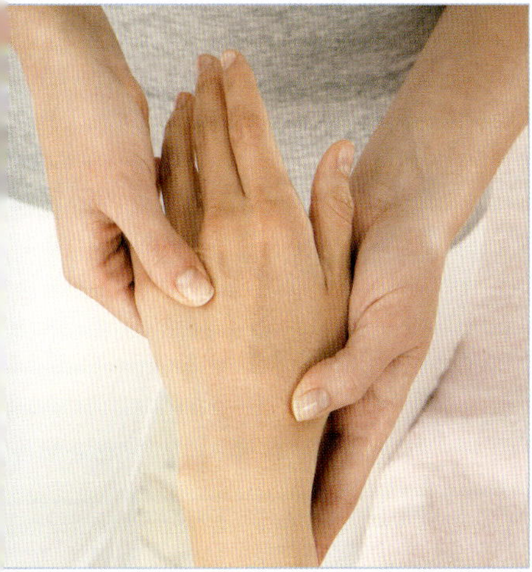

11 スクイージング　もう一度手を裏返します。手の甲に親指を、手のひらに人差し指を当て、指の骨の間を指の股に向かって絞っていきます。最後まで力加減を変えずに行なってください。これを各指の骨の間の4ヵ所に行ないます。痛みを感じさせない範囲で力を強くしてかまいません。

12 プリング　今度はパートナーの指を1本ずつ順番に引っ張ります。指の付け根から指先に向かって滑りながら引っ張り、最後は指先を絞るようにして離してください。これで片方の腕と手の施術は終わりですが、反対の腕と手の施術を始める前にフェザリングかロッキングを軽く行なってもいいでしょう。

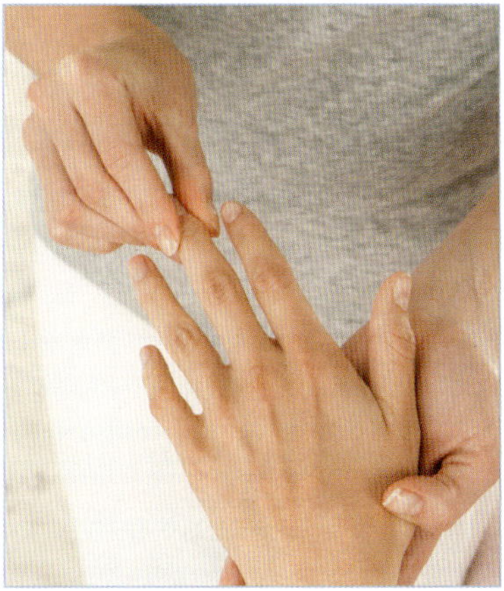

胸　部

胸部の施術はパートナーが男性の場合は大きなストロークを用いることができます。毛深いところにはオイルを多めに使ってください。女性の場合は少し工夫が必要です。胸元にかける小さなタオルを用意し、繊細な乳房組織に触れないようにしましょう。

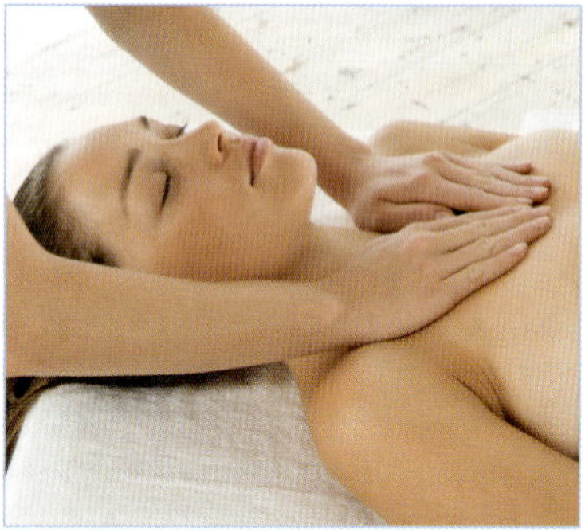

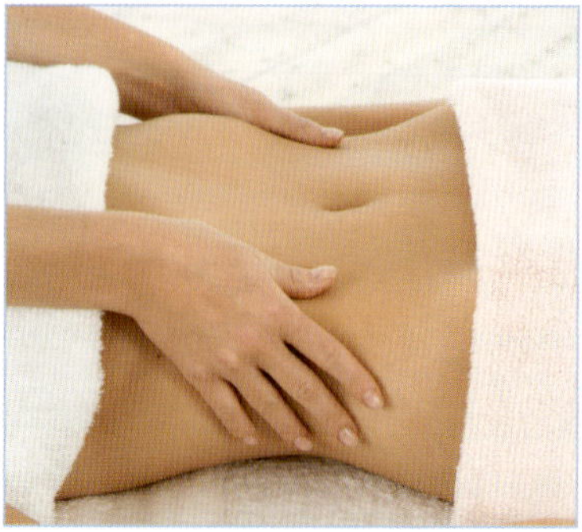

1 エフルラージュ　パートナーの頭方に立ち、指にオイルをつけて両手のひらを胸の上部に当て、胸の中心を通って胸郭の下部までさすっていきます。乳房に触れないよう気をつけて行なってください。タオルをかけた状態でストロークを調整してもかまいません。

2 エフルラージュ　胸郭の下部で左右の手を分け、体の側面を通って腋の下まで戻ります。戻るときは手のひらを肋骨に沿わせて少し丸め、行きよりも圧を軽くしてください。ステップ1からのエフルラージュを数回繰り返し、ひと続きの流れる動作にしましょう。

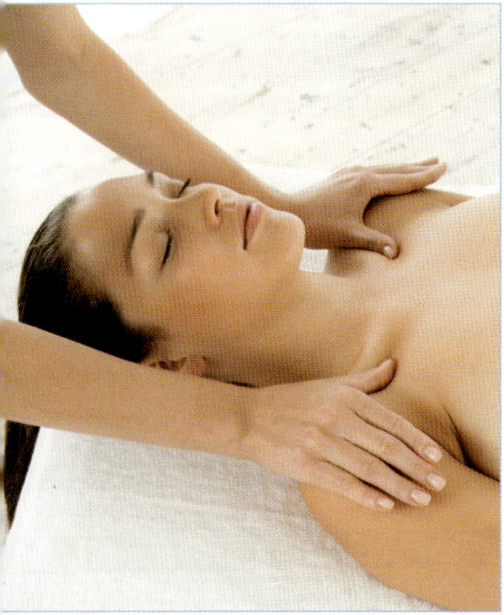

3 親指によるプレッシャー　両手の親指の腹を左右の鎖骨の内側の端の下に当て、そこから肋骨沿いを外側に向かって押していきます。これを1つ下の肋骨沿いでも繰り返してください。骨自体を押さないよう気をつけましょう。肋骨の間の筋肉の緊張をとる効果があります。

4 親指によるプレッシャー　肋骨沿いを押す動作を、肋骨を1つずつ下りながら続けますが、乳頭や乳房に触れてはいけないので、中ほどの肋骨沿いは、内側の1点を押すだけにします。親指の腹を使って左右同時にゆっくりと押して離す動作を、胸の中心部3-4ヵ所で行なってください。

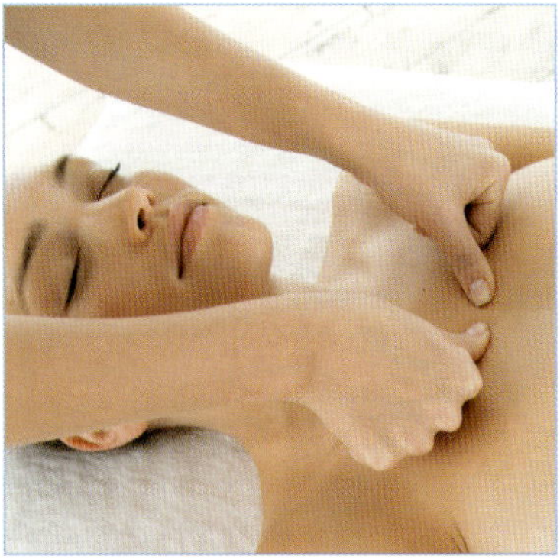

5 親指以外の指によるプレッシャー
両手のひらを胸郭下部に当てます。このとき左右の手の付け根が胸骨の両側で向かい合うようにしてください。それから両手のひらを左右に滑らせて肋骨の上を辿り、続いて両手を体の側面に沿って手前に戻しながら、広げた指で肋骨の間を押してきます。これを連続した動作で数回繰り返して胸部をリラックスさせてください。

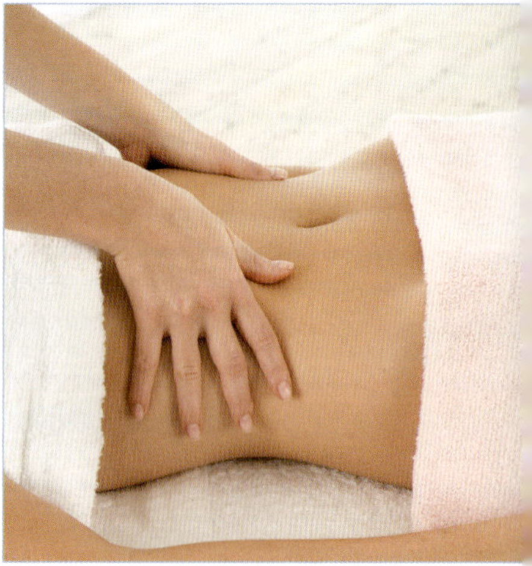

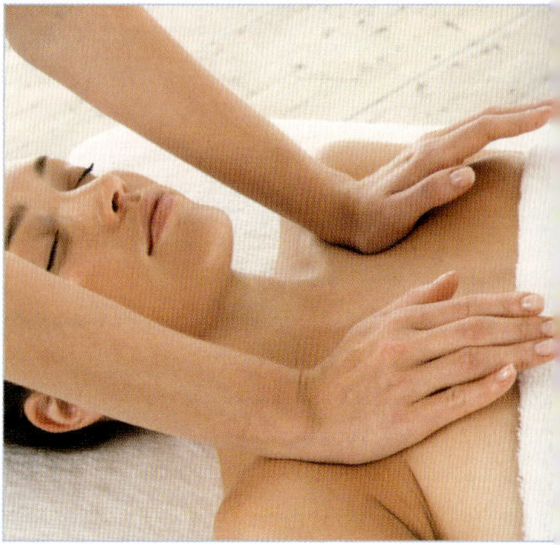

6 手の付け根によるプレッシャー
胸の上部に戻り、両手の付け根を左右の鎖骨の内側の端の下に当て、そこから鎖骨沿いを外側に向かってさすります。強めにさすり始め、外側の端に近づくにつれ力を弱めてください。これを数回繰り返します。

7 親指以外の指によるプレッシャー

体の片側の側面の下のほうの肋骨に両手を当て、まず一方の手、続いてもう一方の手を上部に引き寄せながら、肋骨の間を指で押してきます。それから両手をまとめて胸の中央上部まで滑らせてください。フェザリングで反対の肩に移動してから、体の反対側にも同様に行ないます。

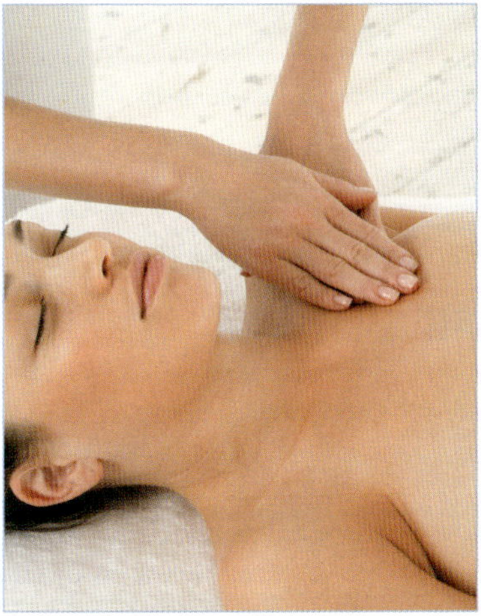

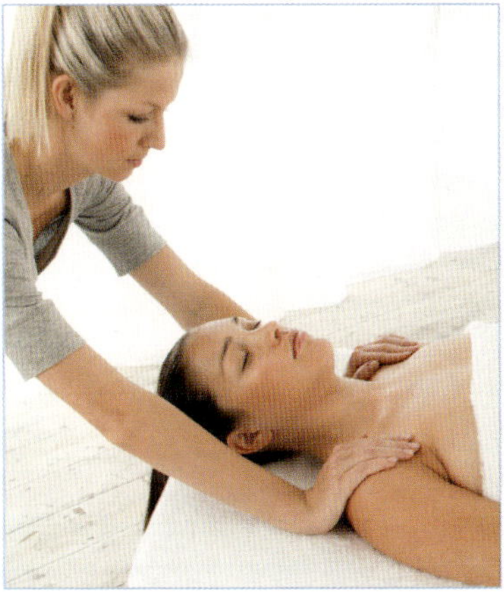

8 手の付け根によるプレッシャー

胸の施術の仕上げです。両手をそれぞれ左右の肩の上に当て、手の付け根で押してください。肩がリラックスしていくのがはっきりとわかります。これを数回繰り返したら、最後に両肩をさすってください。

腹　部

腹部のマッサージは体をリラックスさせるだけでなく内臓の働きを改善するのでとても重要です。また、腹部は感情の宿りやすい敏感な部位でもあるので、パートナーの希望に合わせて力加減を調整してください。月経時にはとくに優しく行ないましょう。妊娠中は腹部の施術を行なってはいけません。

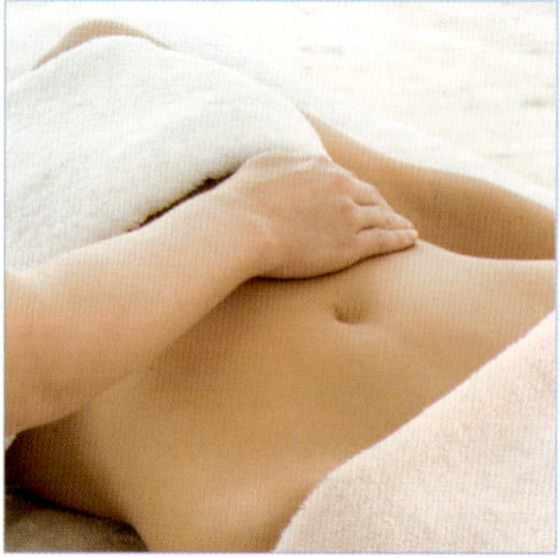

1 エフルラージュ　パートナーの体に対し少し斜めに構えます。指にオイルをつけ、体に触れる前に手を少し温めてください。それから手のひらをお腹に当て、おへそを中心に時計回りに円を描きます。敏感な部位なので圧はごく軽くしてください。このステップの第一の目的はオイルを伸ばすことです。

2 サークリング　次は圧を少し強めて円を描き、お腹をリラックスさせます。一方の手がもう一方の手に続くように行なって、ひと続きの流れる動きにしてください。このときもおへそを中心に時計回りです。手のひら全体をお腹に密着させ、均一な圧でゆったりと行なうとパートナーに安心感を与えることができます。

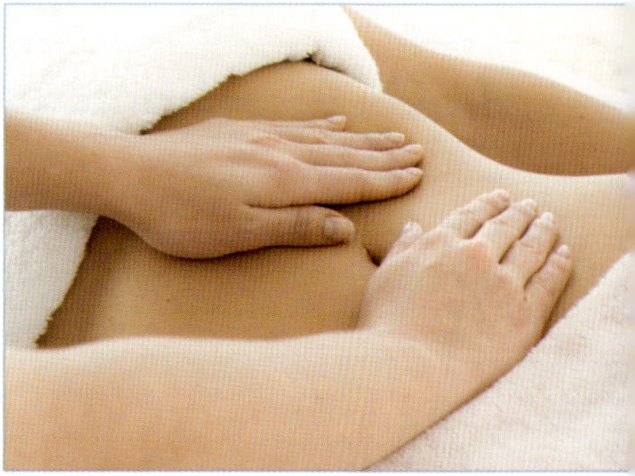

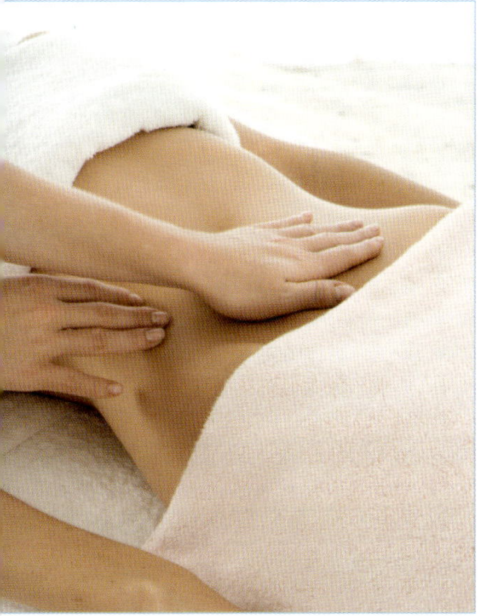

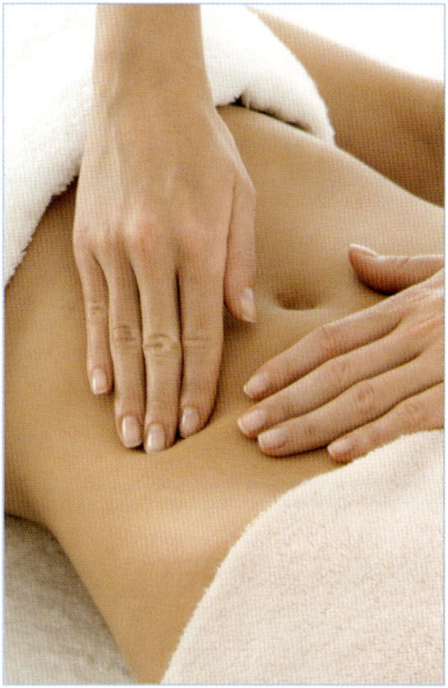

3 サークリング　円を描いている途中で両手が交差するときは、片手だけを上げて反対の手を超えたところに置き、動作を続けます。このように片手を離すときは必ず反対の手を残しておくようにすると、連続的で気持ちのよいストロークになります。

4 サークリング　片手ではこれまで通り円を描き続け、反対の手では指先を使って小さならせんを描き始めます。指先を使う場合も皮膚の上を滑らせるようにして、強く押さないよう気をつけてください。指先で小さならせんを描きながら、手のひら全体では、引き続きおへそを中心にゆっくりと大きな円を描きます。

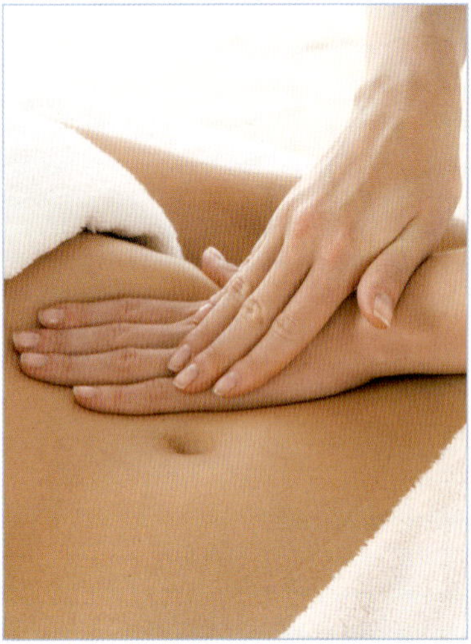

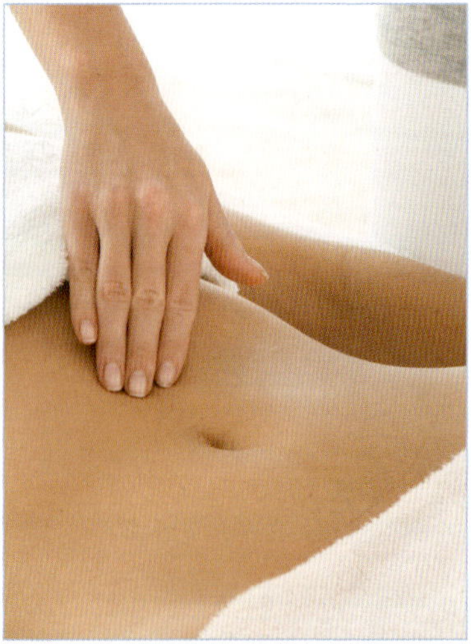

5 **手のひらによるプレッシャー**　サークリングに組み込む動作です。肋骨に触れる位置に来たら、片手を肋骨の下にずらし、手のひら全体でゆっくりと押し、ゆっくりと離します。それからサークリングを再開し、反対側の肋骨に来たら、同様に肋骨の下を押します。パートナーが気持ちいいと感じる強さで慎重に行なってください。力が弱すぎる分には無害ですが、決して強すぎないようにしましょう。

6 **サークリング**　指だけを使い、みぞおちの上で軽く円を描きます。ここは緊張しやすい部位であると同時にとても敏感な部位でもあります。指を寝かせて時計回りに円を描いてください。必要であれば反対の手の指を重ねて動きを安定させましょう。手のぬくもりを伝えてパートナーをリラックスさせることに心を集中してください。

7 リンギング　両手をそれぞれ左右の腰の側面に当て、そこからお腹の上を互いに向かって滑らせ、反対側へ移動します。手を滑らせることと手のひら全体を体に接触させることに留意し、力はあまり加えません。必要であればオイルを足して行ないましょう。

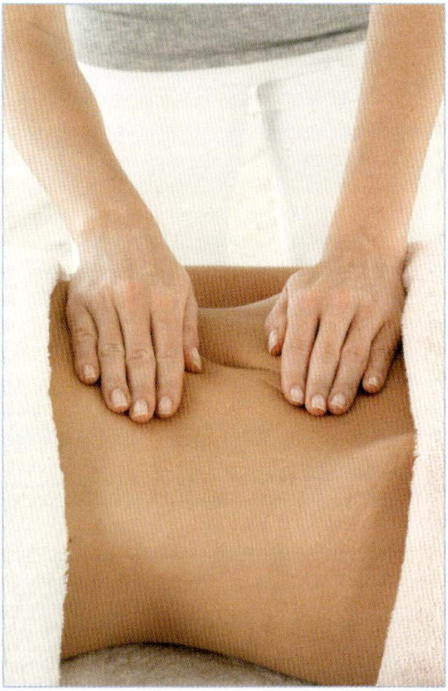

8 エネルギーセンシング　腹部の施術の仕上げです。両手のひらをおへその両側に当ててください。ゆったりと呼吸しながら、意識をまず自分の両手に、続いてパートナーの呼吸に向けます。パートナーの呼吸は施術前よりも深く穏やかになっているはずです。両手をそのまましばらく静止させてください。パートナーの心をさらに落ち着かせる効果があります。

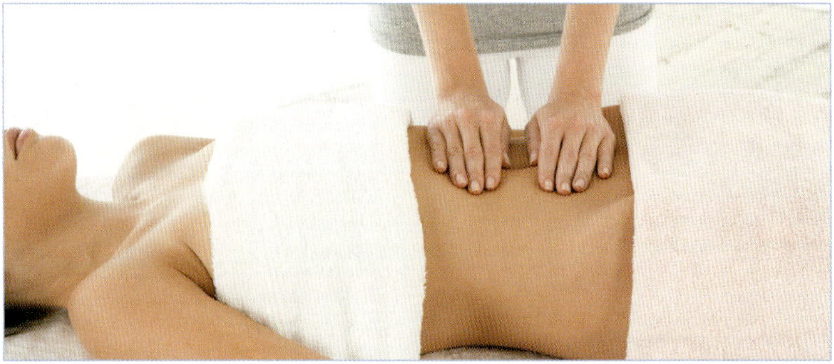

脚の前面と足の甲

マッサージを完成させるため、
脚の筋肉をほぐし、ストレッチを行ない、足をマッサージします。
片方の脚の手順をすべて終わらせてから反対の脚に取りかかりましょう。
どちらの脚にも同じ強さの圧が加わるようにしてください。

1 エフルラージュ　パートナーの足方に着きます。両手にオイルを塗り、両手を並べて脚の前面を上に向かってさすっていきます。脚の付け根に達したら、両手を左右に分けて指を広げ、圧を弱めて脚の側面を辿り、足首の少し上まで戻ります。これを数回繰り返してください。

2 スクイージング　両手の親指と人差し指で足首を挟み、ひざに向かって絞っていきます。骨に強い力が加わるのを防ぐため、親指と人差し指の股の部分で力を加え、手のひらの力は抜いてください。ひざの手前で動作を止めます。これを数回繰り返してください。

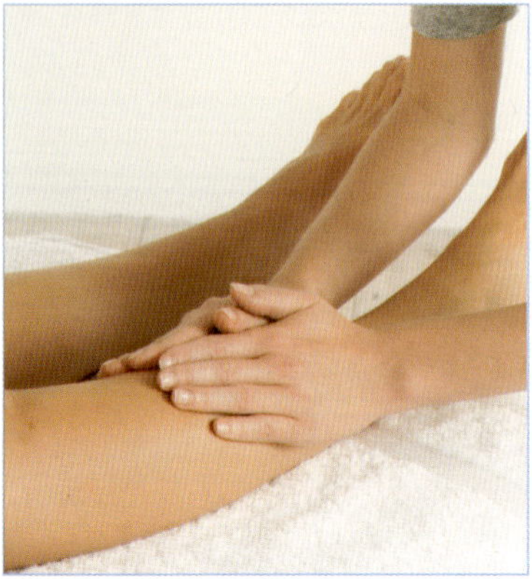

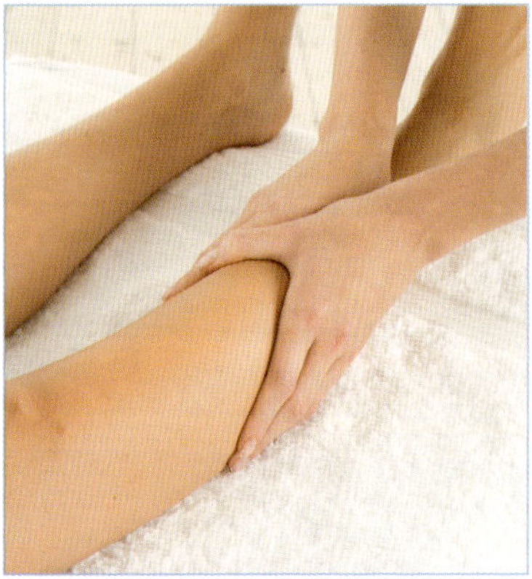

3 スクイージング　続いて太ももを絞ります。ひざのすぐ上から始め、太もも全体を上に向かって絞ってください。前かがみになって体重をかけて圧を強めましょう。ただし内ももには圧を加えません。これを数回繰り返してください。親指と人差し指をできるだけ大きく開くと広い面積を押すことができ、効果が高まります。

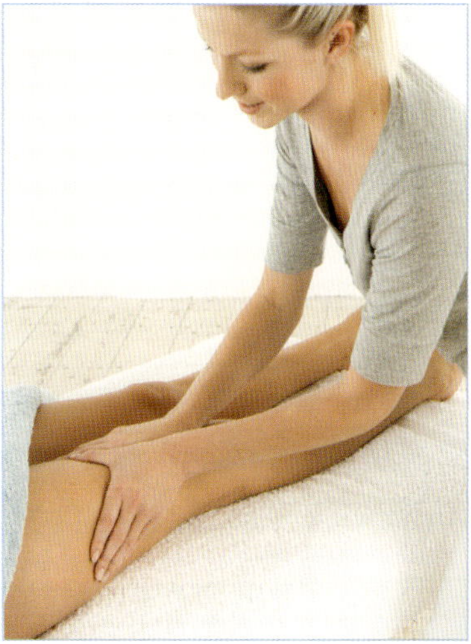

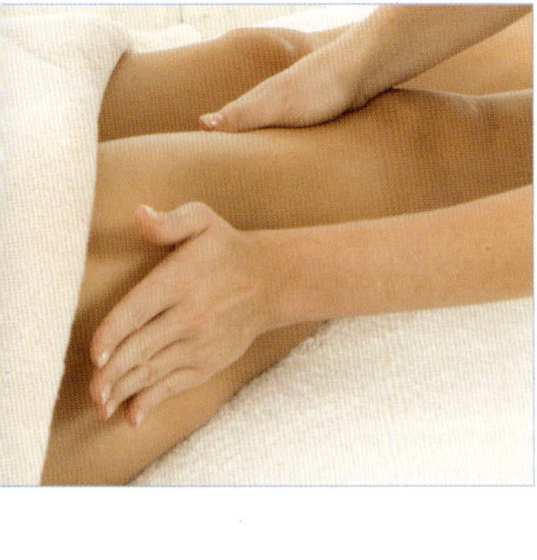

4 手の付け根によるプレッシャー　太ももをさらに強く絞るために今度は両手の付け根を使います。一方の手がもう一方の手に続くようにさすってください。脚の付け根に達したら、外側の股関節周りに手の付け根を当て、円を描くように揉みほぐします。

5 ニーディング　パートナーの側方に着き、太ももの筋肉を親指で向こうに押し、四指で手前に引き寄せます。両手を使ってリズミカルに行なってください。内ももを避け、太もも全体を行ったり来たりして、ひざの少し上で終了します。

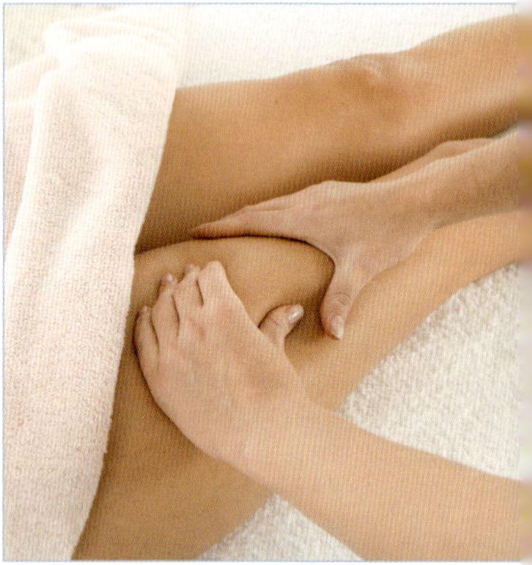

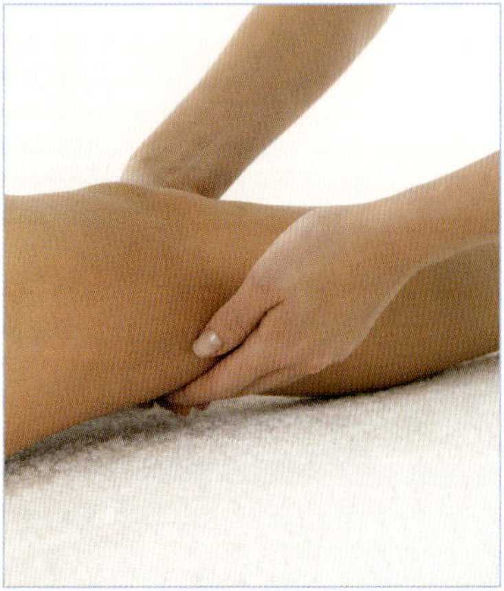

6 ロッキング　両手の四指をひざの下に入れます。ひざを少し曲げ、両手をハンモックのように動かしてひざを揺らします。パートナーに完全に力を抜いてもらって行なうことが大切です。

7 リンギング　脚をひざの下から足首まで捻っていきます。両手をリラックスさせ、手のひらを脚の形に沿わせてくぼませて行なってください。リンギングは両手がすれ違うときが一番気持ちがいいものです。皮膚を引っ張らないようオイルを足して行なってください。

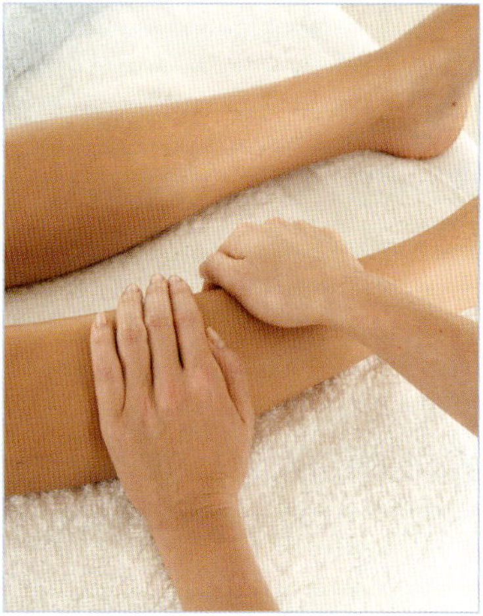

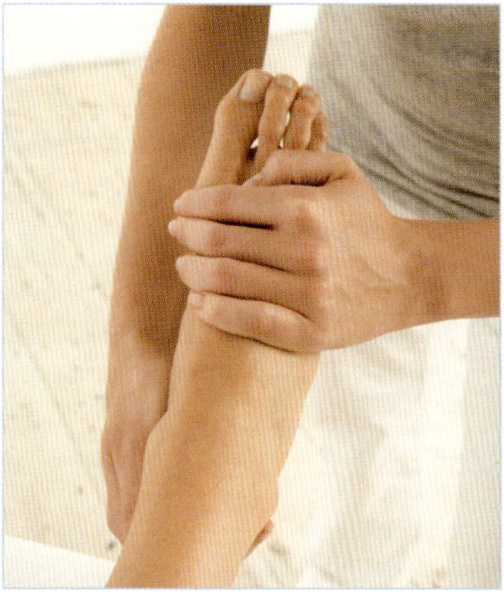

8 プリング　片手で足の甲を、反対の手でかかとを支え、脚を少しだけ持ち上げて手前に静かに引きます。抵抗を感じない限りできるだけたくさん引いてください。終わったら脚を静かに下ろします。

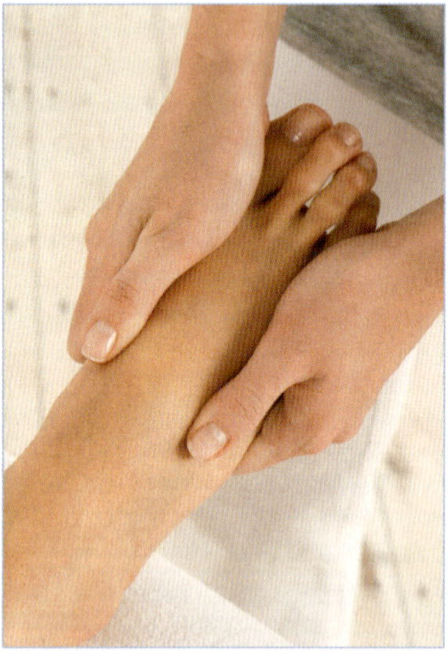

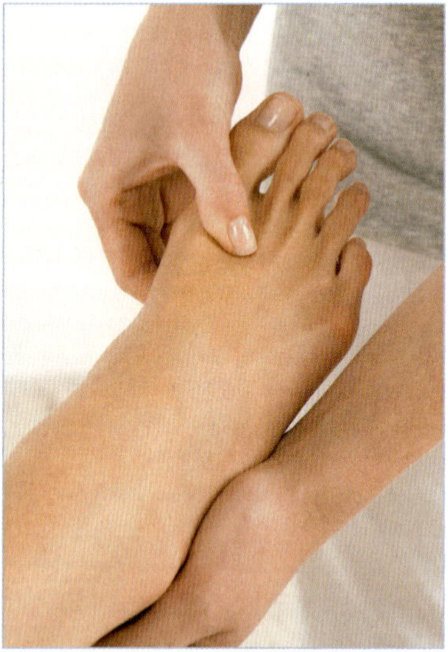

9 親指によるプレッシャー　両手で足を両側から持ち、両親指を甲の中心に並べ、それぞれを左右の端まで滑らせていきます。このとき四指で下から足の裏を押して足を少し湾曲させてください。これを数回繰り返します。

10 スクイージング　足の甲に親指を、足の裏に中指を当て、足の指の骨の間を指の股に向かって絞っていきます。これを各指の骨の間の4ヵ所に行なってください。足の緊張をとる効果があります。刺激が強くなりすぎないように指の腹を使って行なってください。

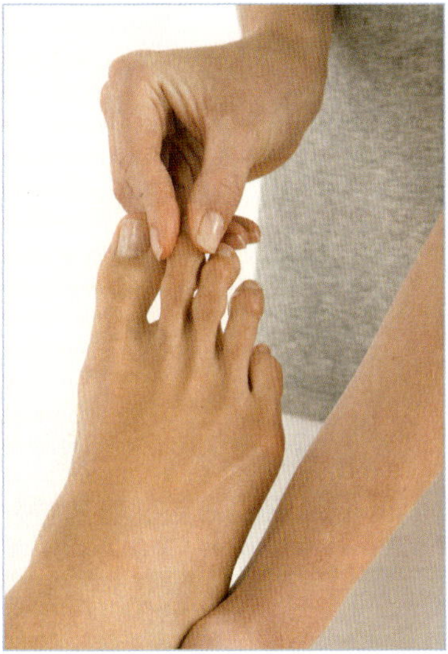

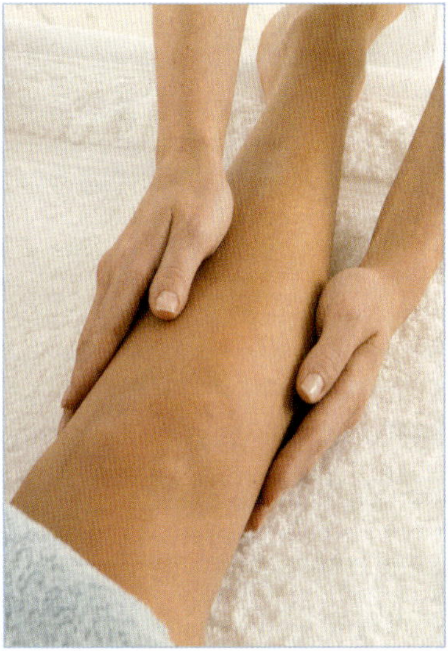

11 スクイージング　今度は足の各指を絞ります。片手でかかとを支え、反対の手の親指と人差し指で足の指を付け根から先端まで絞りながら、回したり軽く捻ったりしてください。指の先端のさらに少し先まで続けるつもりで行ないます。5本の指すべてに行なったら足を静かに下ろします。

12 ロッキング　今度は両手を太ももの左右の側面に当て、まず太ももを片方の手で押し、続いて反対の手で押すことによって揺らします。これを手を少しずつ下にずらしながら繰り返してください。全身に揺れが伝わります。つま先まで揺らしたら終了です。これまでの脚の手順を反対の脚にも行なってください。

ホリスティックマッサージによる応急法

時間があまりないときのためにわずか4ステップで効果的に体をリラックスさせる方法です。どのステップも全身マッサージをフルステップで行なうときと同様に丁寧に行なってください。基本に忠実かつ丁寧に行なうことで、驚くほどの効果を発揮します。

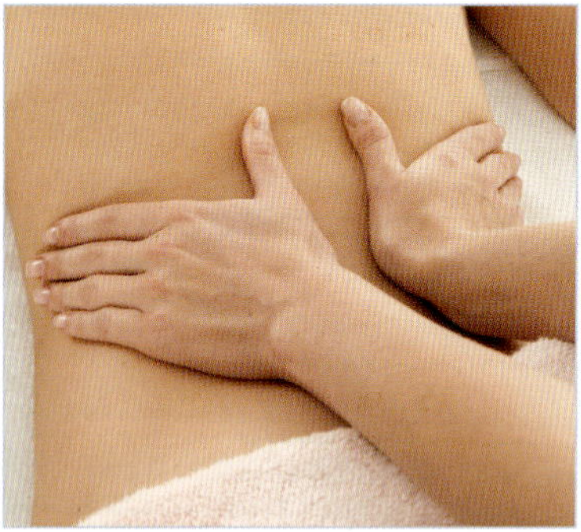

1 背中（親指によるプレッシャー）
背中にエフルラージュでオイルを伸ばします。それから両手の親指の腹で背骨の両側の筋肉を上背部から腰まで押していきます。四指を支えに用い、最初から最後まで一定の圧とペースで行なってください。背骨自体を押さないようにしましょう。

2 腰（サークリング）　両手を仙骨の上に重ねて置き、反時計周りにゆっくりと円を描きます。圧の強さを一定に保ち、手のひらを柔軟に腰の形に沿わせ、パートナーをリラックスさせることに意識を集中して行なってください。終わったら片手を腰に、反対の手を肩甲骨に当てて少しの間静止します。

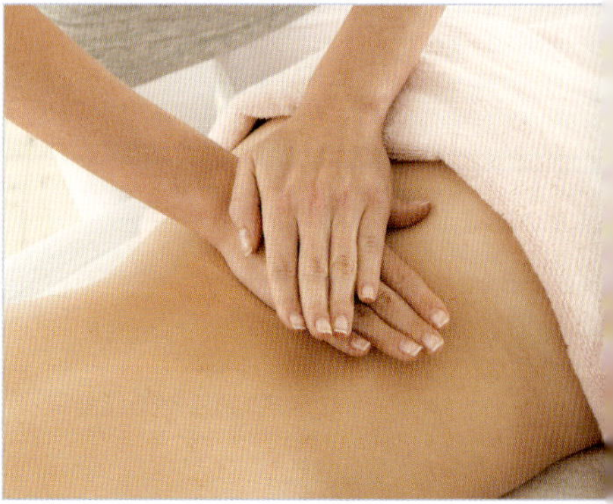

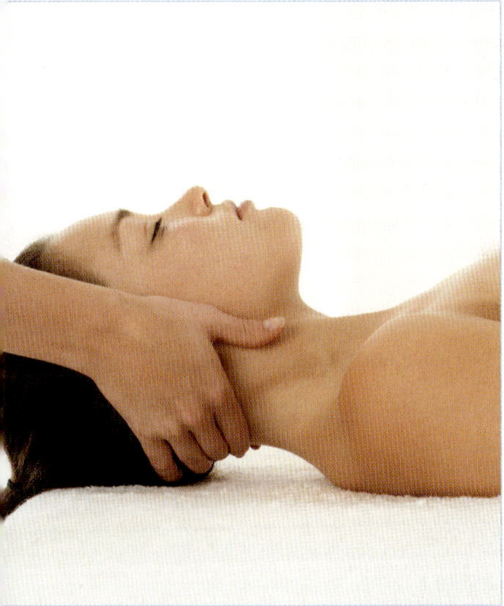

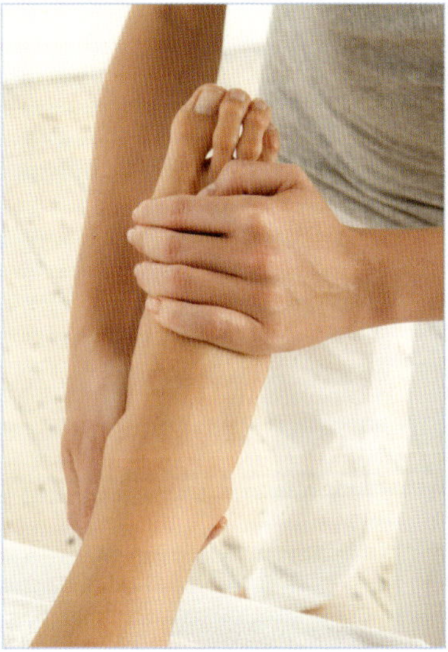

3 首（プリング）　パートナーにあお向けになってもらい、両手で頭蓋骨の下を持って頭を少し持ち上げ、手前に慎重に引きます。抵抗を感じたら引くのをやめ、頭を下ろし、両手をパートナーの目の上にかざしてしばらく静止させます。

4 脚（プリング）　足方に移動し、片手で足の甲を、反対の手でかかとを支え、脚を少し持ち上げて手前に引きます。腰の動きに気をつけ、抵抗を感じたら引くのをやめ、脚を下ろしましょう。反対の脚にも同様に行なってください。

セルフマッサージ

少し工夫すれば、自分の体をマッサージすることもできます。セルフマッサージは体のほとんどどこにでも行なうことができ、効果も充分にあります。また、他人の体では経験を積まなければ見つけるのが難しいツボを見つけるチャンスにもなります。

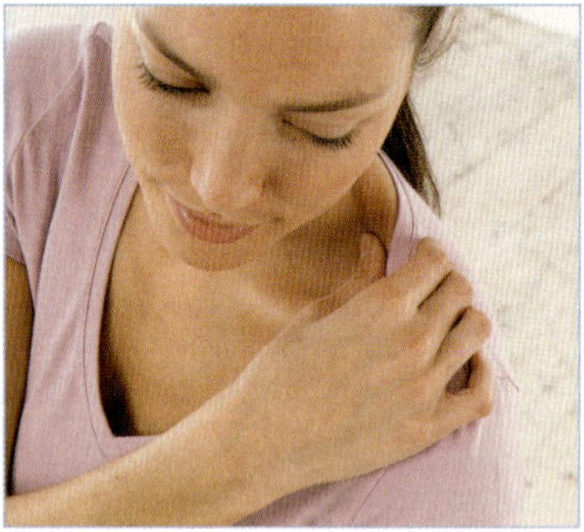

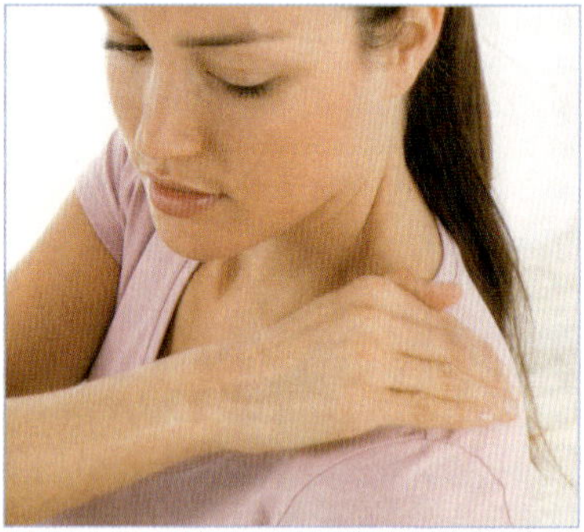

1 肩（ニーディング）　背筋を伸ばして座り、片手を反対の肩に当て、肩の上の筋肉を親指で後ろに押し、四指で引き寄せます。骨を押さず、筋肉だけに力を加えるようにしてください。この動作で首と肩の間を行ったり来たりします。凝りがほぐれたと感じるまで続けましょう。反対の肩にも同様に行ないます。

2 肩（カッピング）　筋肉を活性化する方法です。片手を反対の肩に、手のひらが筋肉の真上にくるように当てます。それから手をくぼませ、パコパコと音をさせて叩きながら、首と肩先の間を行ったり来たりします。手の力を抜いて素早く動かすようにしてください。反対の肩にも行ないます。

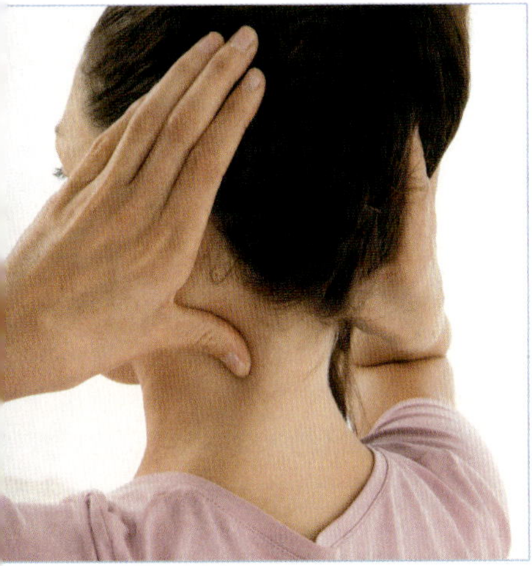

3 首（親指によるプレッシャー）　両手を首の後ろに回し、両親指を背骨の左右の筋肉に当て、小さな円を描くように揉みほぐします。四指を支えに使い、あまり力を入れずに頭蓋骨のすぐ下までゆっくりと揉み上げてください。首の緊張がとれるのを感じるはずですが、1度で感じなければ繰り返して行ないましょう。

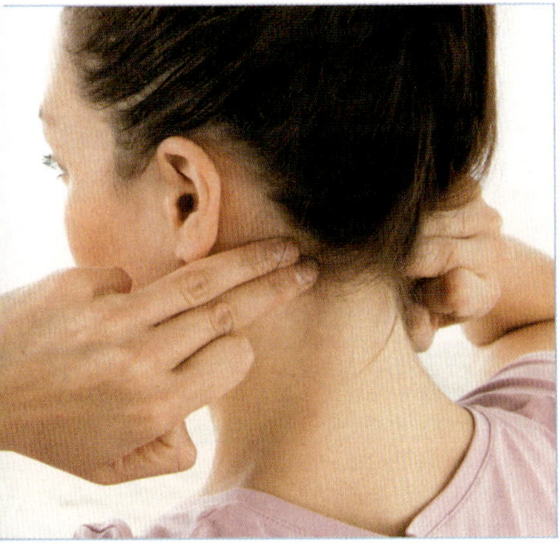

4 頭部（親指以外の指によるプレッシャー）　中指と薬指で頭蓋骨のすぐ下を、背骨のすぐ脇から耳の手前まで一定の間隔で押していきます。両手を同時に動かしてください。気持ちがいいと感じる強さでゆっくりと押し、ゆっくりと離すようにします。

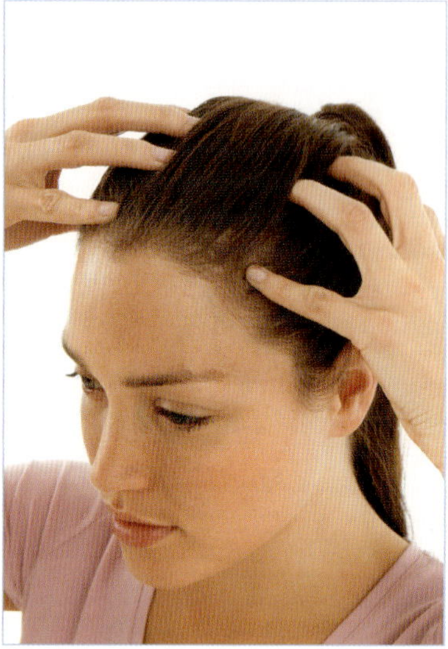

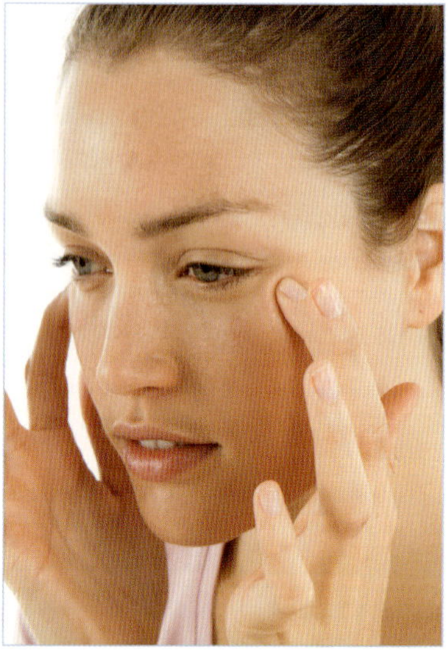

5 頭皮（ローテーティング） 両手の五指の先を頭皮に押し当て、その場で回します。親指の動きを安定させるとほかの指の動きも安定します。頭皮のできるだけ広い範囲に行なってください。後頭部や耳の周りも忘れないようにしましょう。

6 目の周り（親指以外の指によるプレッシャー） 中指の腹を使い、目の下の骨のふちを目頭側から目尻側まで一定の間隔で押していきます。気持ちがいいと感じる強さで均一かつ軽快に押してください。目の周りの緊張をとる効果があります。皮膚を引っ張らないよう気をつけましょう。

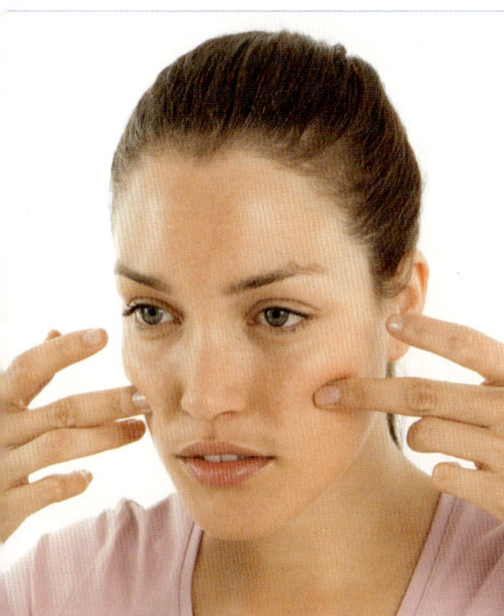

7 ほお骨の下（親指以外の指によるプレッシャー）　中指の腹を使い、ほお骨の下を鼻の脇から耳の手前まで一定の間隔で押していきます。できるだけ骨の近くを押してください。筋肉が硬いと感じたところでは押したまま円を描きましょう。

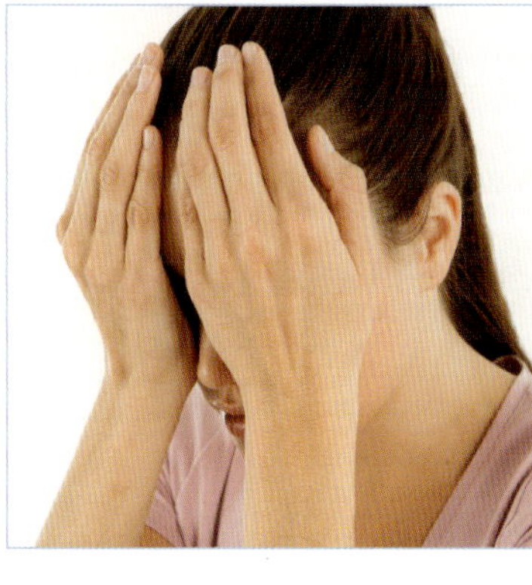

8 目（レスティング［静止させる］）
両手をくぼませて目を覆い、目を休ませます。手の付け根をほお骨に、指先を額に当て、手のひらは浮かせて目を押さないようにしてください。目をリラックスさせて元気にする効果があります。目を閉じて行なうとより効果的です。

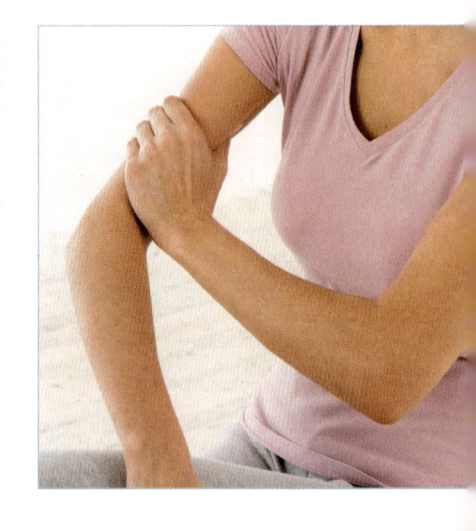

9 腕（スクイージング）　自分で簡単にできる方法です。肘の少し上を反対の手でつかみ、筋肉を腋の下に向かって絞っていきます。親指と人差し指の股の部分で力を加えるようにしてください。数回繰り返したら、反対の腕にも行ないます。

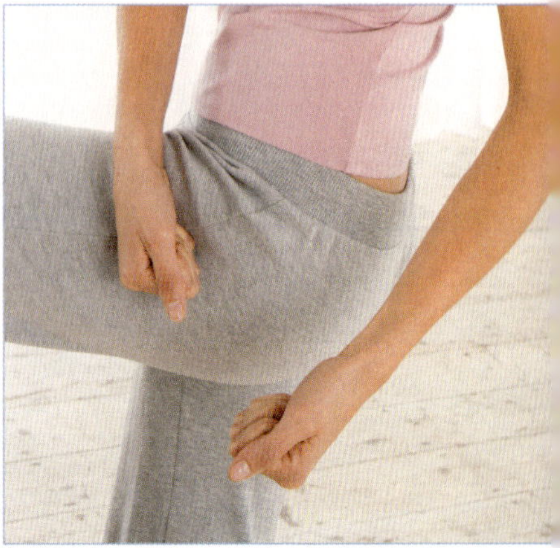

10 臀部（パメリング）　軽く握ったこぶしで外側の股関節周りと臀部を叩きます。筋肉と関節が硬くなりやすい部分ですが、この方法により効果的に血行を促すことができます。ある程度力を入れて元気よく、両手を交互に使ってリズミカルに叩いてください。

11 ふくらはぎ（スクイージング）　これを行なうには最低でもふくらはぎに手が届く程度に体が柔軟である必要があります。ひざを曲げて両手の四指を向こうずねに当て、両手の親指でふくらはぎをひざに向かって絞っていきます。ひざには圧を加えません。四指は動きを安定させるための支えとして使います。終わったら反対の脚にも行ないます。

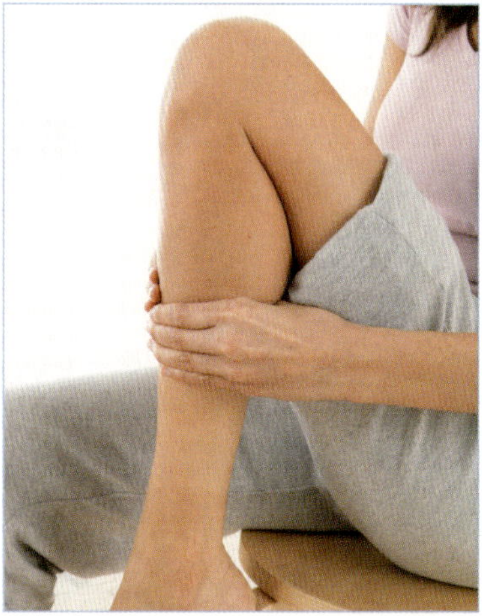

12 足（親指によるプレッシャー）　次は足の裏に手が届かないとできない方法です。ひざを曲げ、両手の四指で足を下から支え、親指の腹を足の裏に押し当てて小さな円を描くように揉みます。両手の親指を交互に使ってこれを繰り返し、足の裏全体を揉んでください。上部のふくらみはとくに念入りに揉みましょう。甲に圧がかからないよう気をつけてください。終わったら反対の足にも行ないます。

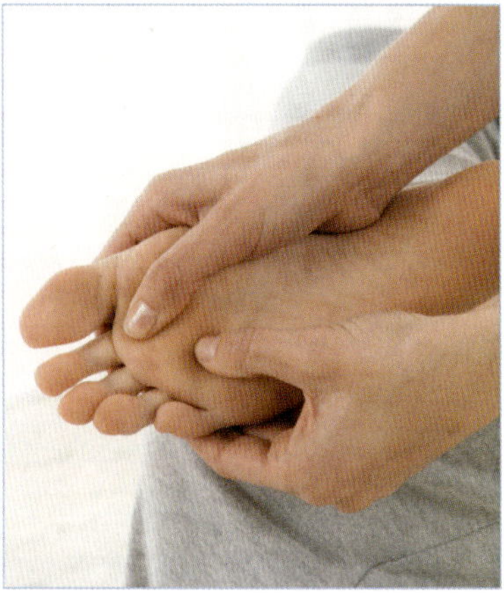

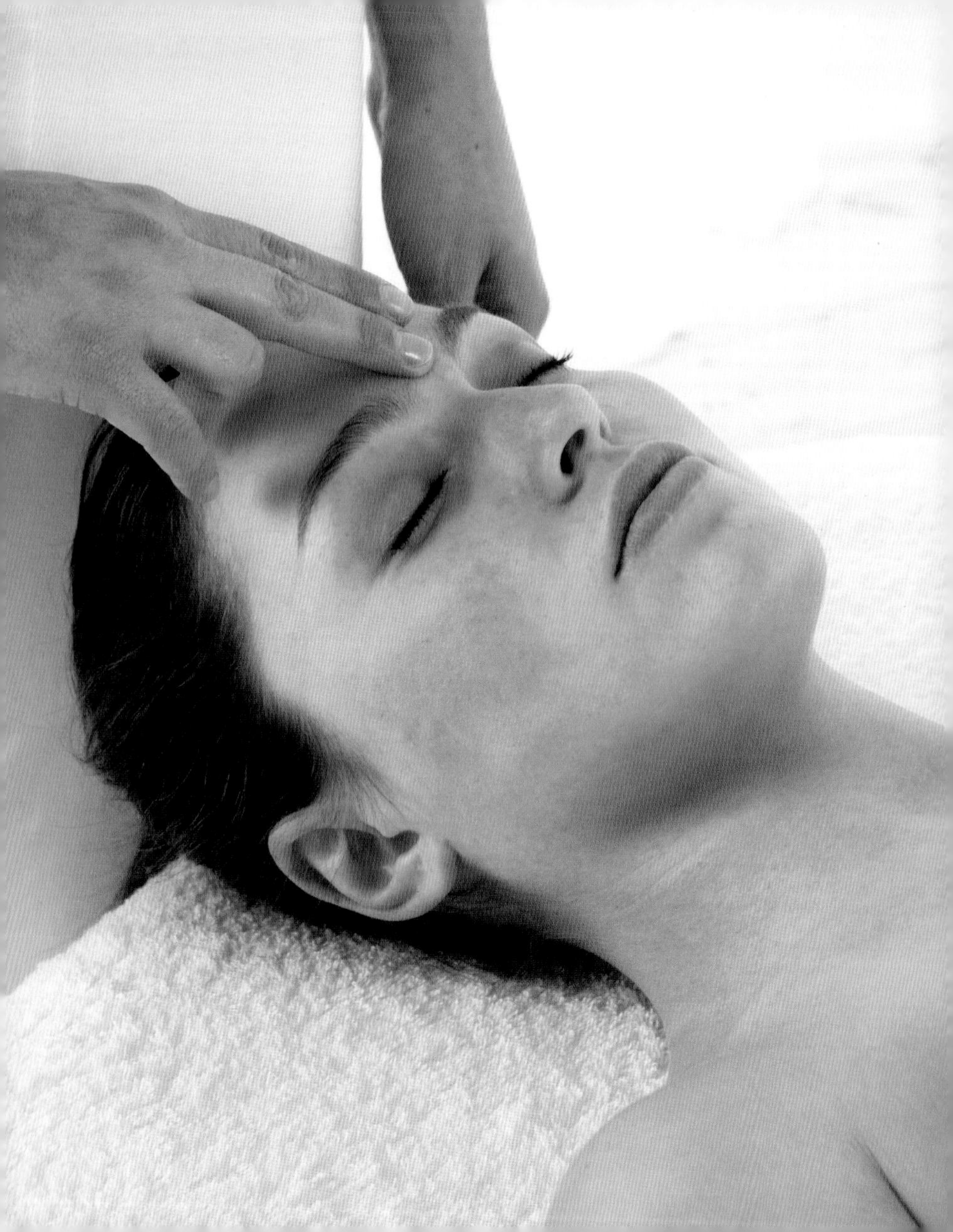

中国式マッサージ

中国式マッサージは体内のエネルギー（気）の流れを改善することにより体の活性化を図るものです。手順には、筋肉をリラックスさせたり経絡《けいらく》（エネルギーが流れる経路）を刺激したりするためのストロークと、特定のポイントを圧迫する動作が含まれています。中国式マッサージでは、刺激するべき正確なポイントを見つける能力よりも、タッチや動作の質のほうが大切です。刺激するべきポイントは、パートナーのフィードバックを受けながら見つけていけばよく、経験を重ねるうちに誰でも容易に見つけることができるようになります。ですから臆することなく始めてみましょう。

基盤にある思想

中国式マッサージ(推拿《すいな》)は東洋ならではの健康観にもとづいています。それは人の体だけでなく人と環境との相互作用を考慮するホリスティック(全体論的)な健康観で、この考え方によれば、人を取り巻くあらゆる事象が診断の大切な要素なのです。

　中国の伝統医学は数多くの複雑なシステムからなり、さまざまな要素同士の関係を重視します。

経絡《けいらく》

　中国の伝統的な考え方によれば、人の体にはたくさんの経絡《けいらく》(エネルギーの通る道)があります。おもな経絡は体の中心を通る2経と体の左右に対照に走る12経とを合わせた14経ですが、このほかに特殊な経絡が6経あります。これらのすべてを気(生命エネルギー)が巡っており、経絡間の気のバランスが人の健康を左右するのです。

　また、バランスが必要なのは体内だけではありません。人の体と外界とではつねにエネルギーの交換が行なわれており、そのバランスも健康の鍵なのです。中国の伝統によれば、この世界は“陰”と“陽”という正反対の事物の相互作用でできています。そして体内の陰陽のバランスの崩れは、“気”が過剰な状態または不足した状態と考えられるのです(p.202参照)。

　各経絡は体内の決まった臓器に対応しており、それぞれに個性があります。体の中心を通るとくに重要な2経は、“任脈《にんみゃく》”(体の前面の中心を通り、陰の性質を持つ)と“督脈《とくみゃく》”(体の背面の中心を通り、陽の性質を持つ)です。

**18世紀の中国の図。
督脈に沿う経穴の位置を示している。**

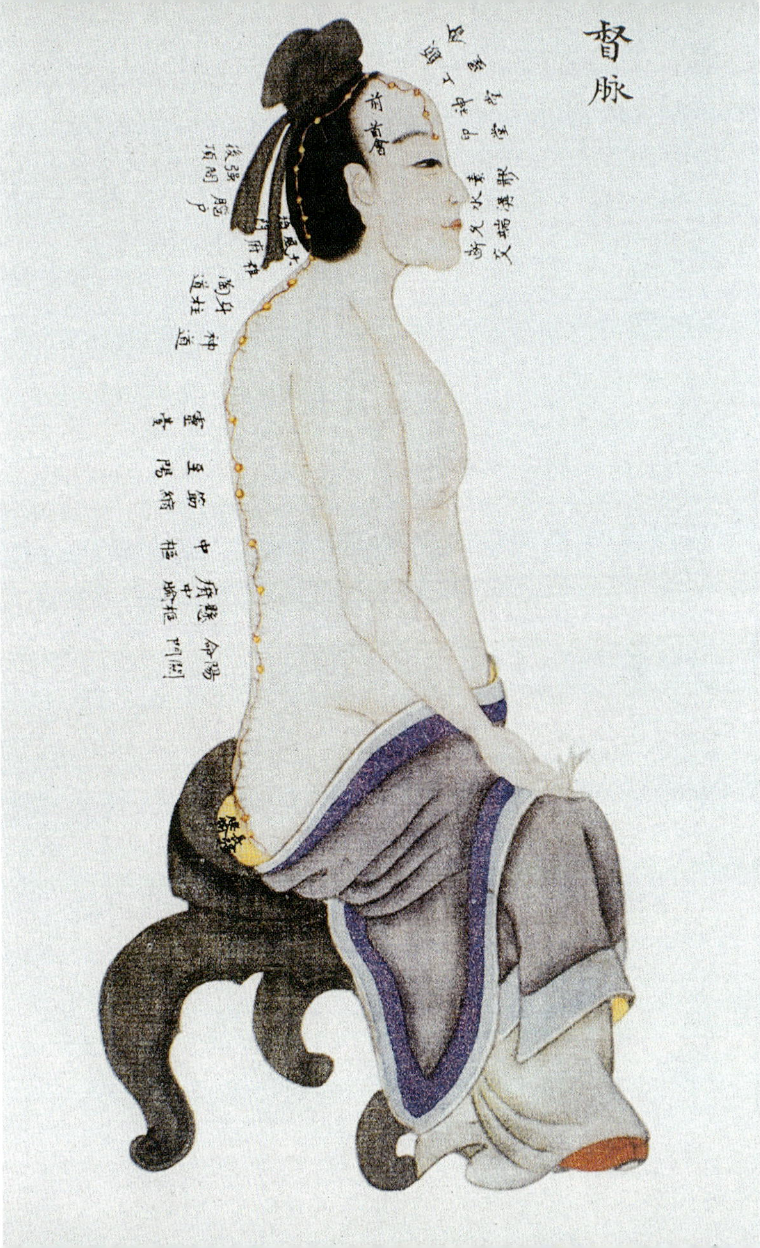
督脈

経　穴

**人の体には圧倒されるような数の“経穴《けいけつ》”があります。
経穴はすべて経絡上にありますが、14の経絡はそれぞれ長さが違い、
そこに属する経穴の数も違います。**

経絡には膀胱経のように上半身から始まるものもあれば、腎経のように足の裏から始まるものもあります。膀胱経は最長の経絡で、経穴が67個あります。

気は経絡の中を流れるだけでなく、経絡から別の経絡へも流れます。経穴を刺激する方法には鍼《はり》を使う方法（鍼術）と指を使う方法（推拿《すいな》）があります。推拿は鍼術ほど正確な経穴への刺激ではありませんが、基本的な考え方は同じで、どちらも気の滞りを解消し、流れを改善することが狙いです。気の流れが改善されれば内臓の働きがよくなり、健康を取り戻すことができるからです。

プロによる中国式マッサージでは通常、事前に脈診や舌診などの診察が充分に行なわれます。病気の治療を目的に行なうには専門的な訓練を受ける必要がありますが、リラクセーションや健康維持が目的であれば、中国式マッサージは一般人にとっても素晴らしい方法です。まずはおもな経穴をいくつか覚えておくといいでしょう(p.161-163を参照)。経穴の位置は四指の幅（マッサージを受ける人ごとに異なる）で計って見つけます。親指を用いることもあり、親指幅1本分が1寸と呼ばれています。

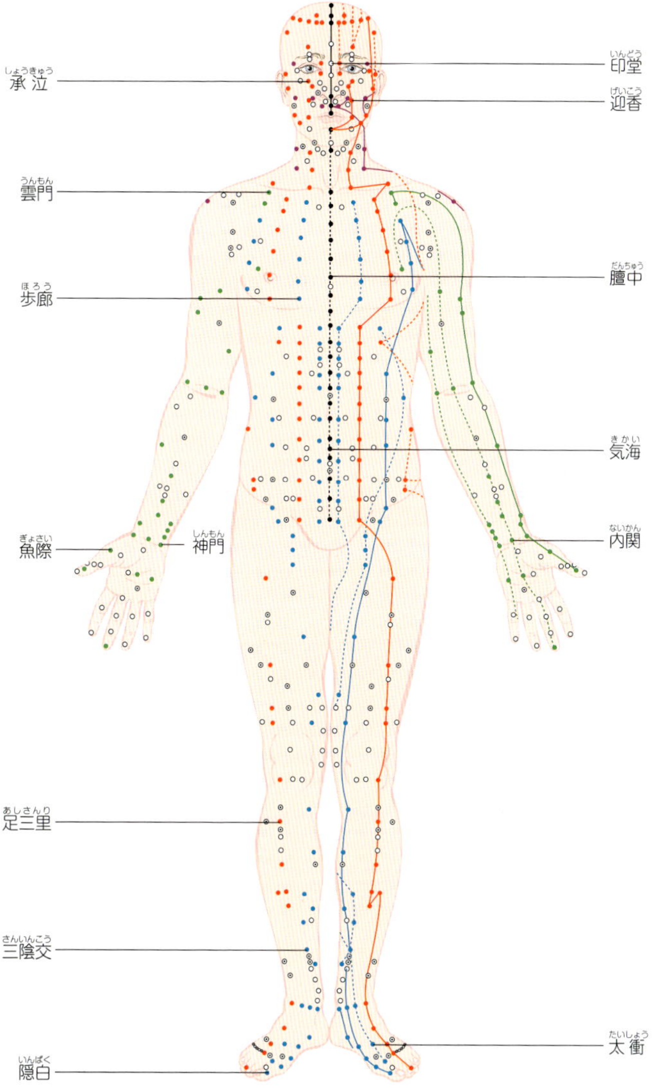
承泣《しょうきゅう》
雲門《うんもん》
歩廊《ほろう》
魚際《ぎょさい》
神門《しんもん》
足三里《あしさんり》
三陰交《さんいんこう》
隠白《いんぱく》
印堂《いんどう》
迎香《げいこう》
膻中《だんちゅう》
気海《きかい》
内関《ないかん》
太衝《たいしょう》

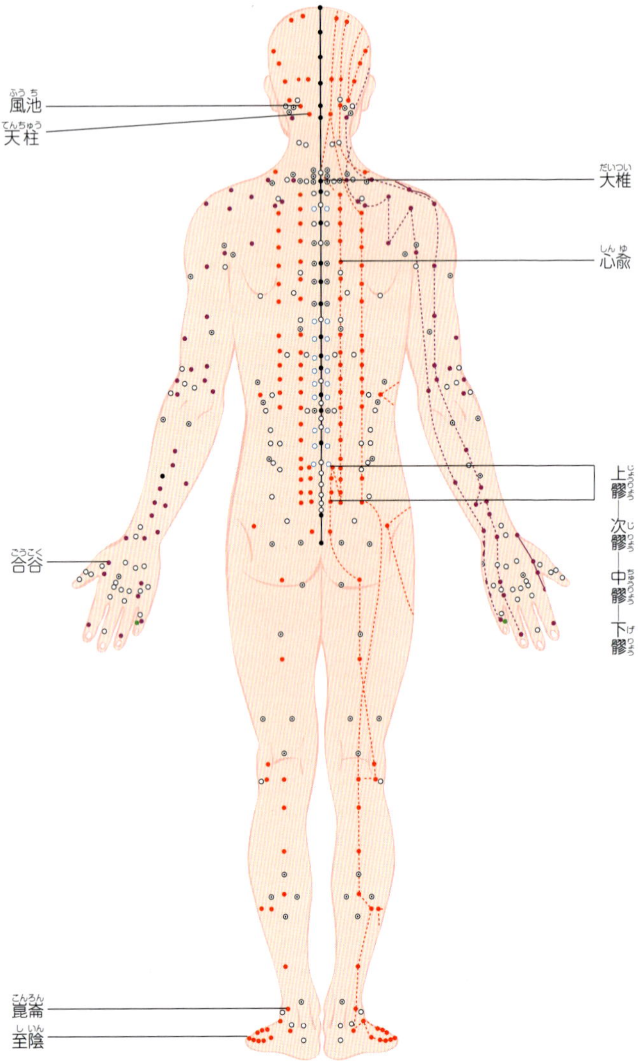
風池《ふうち》
天柱《てんちゅう》
大椎《だいつい》
心兪《しんゆ》
上髎《じょうりょう》
次髎《じりょう》
中髎《ちゅうりょう》
下髎《げりょう》
合谷《ごうこく》
崑崙《こんろん》
至陰《しいん》

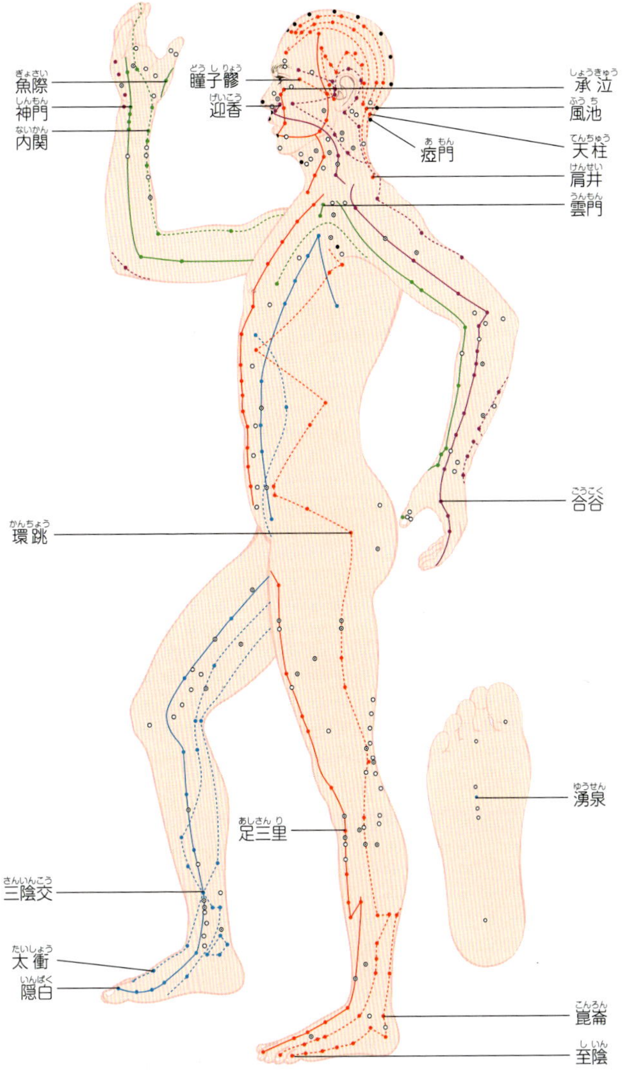
魚際《ぎょさい》
神門《しんもん》
内関《ないかん》
瞳子髎《どうしりょう》
迎香《げいこう》
承泣《しょうきゅう》
風池《ふうち》
瘂門《あもん》
天柱《てんちゅう》
肩井《けんせい》
雲門《うんもん》
合谷《ごうこく》
環跳《かんちょう》
湧泉《ゆうせん》
足三里《あしさんり》
三陰交《さんいんこう》
太衝《たいしょう》
隠白《いんぱく》
崑崙《こんろん》
至陰《しいん》

実践にあたって

中国医学によれば、“気”には2つの種類があります。
このうち“先天の気”は腎臓にとどまっており、人によって弱っていたり枯渇していたりして容易に回復させることができません。
一方、“後天の気”は全身を流れており、努力により養うことができます。

気は食事や空気や生活習慣の影響を受けながら、経絡を流れ、体の働きを助けています。この流れがどこかで滞ると気の過不足が生じ、痛みや腫れ、炎症などの原因となります。ですから、流れを刺激して滞った気を散らすことにより、健康を回復させることができるのです。

中国式マッサージはもともと着衣のまま行なわれていました。しかし、筋肉をリラックスさせるストロークや経絡に沿うストロークを行なうためにオイルを利用することもあります。経穴への刺激は

実践の要点

手技：おもにエフルラージュ、肘・親指・親指以外の指によるプレッシャー、親指によるローリング、ストレッチ、ロッキング

動作：種類の異なる動作（流れるようなストロークと経穴への刺激）をなめらかにつなぐ

必要な道具：マッサージベッドか床に敷くマット。施術しない部位を覆うタオル。頭やひざや足首を乗せるタオルかクッション。体に塗るオイル（p.30-33を参照）

フィードバック：施術前に何か健康上の問題がないか聞いておき、施術中は圧を加える位置や強さがちょうどいいかを確認する。とくに経穴はとても敏感なことがあるので不快な刺激を与えないよう注意する。

時間：全身マッサージは約45分間

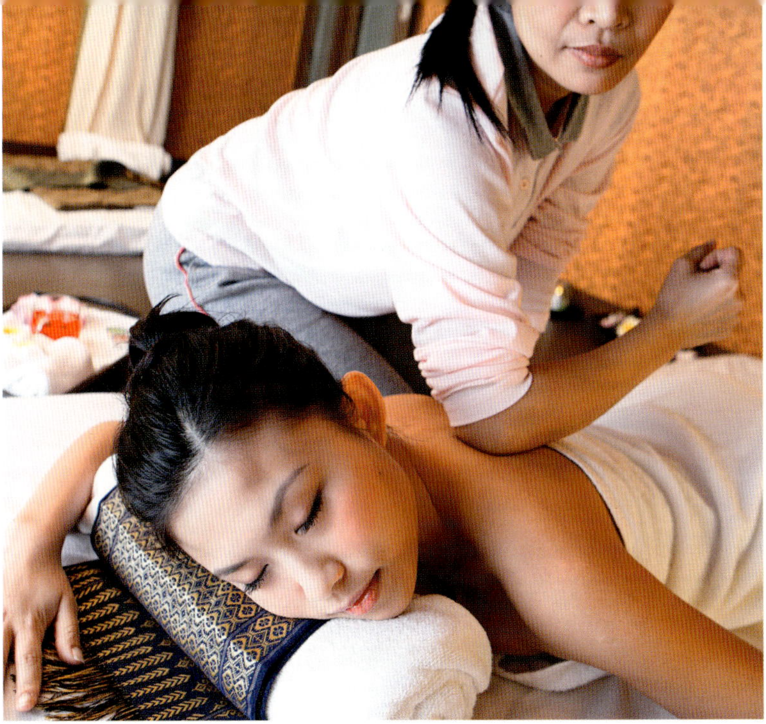

中国式マッサージでは、
指や肘を用いて気の流れを改善する。

おもに親指や親指以外の指によるプレッシャーですが、より強い圧を加えるために肘を用いることや、圧を軽くするために指先で軽くバイブレーションを行なうこともあります。大切なのは体の声に耳を傾け、最適な圧を用いることです。動作についても、軽快な動作と力強くゆっくりとした動作を状況に応じて使い分ける必要があります。マッサージを行なうときは施術者自身が体の調子を整えておきましょう。施術者のコンディションがストレートにパートナーに伝わるからです。痛みのある部位は、そこを直接刺激するのでなく周りを刺激してエネルギーを散らしましょう。

背　中

必要なものをすべて手元に置いて、背中に楽に手が届く位置に着き、まずは心を統一しましょう。それから背中のマッサージを始めてください。
背中のマッサージは全身に効きます。
手順には広範囲をさする動作と経穴を圧迫する動作が含まれています。

1 エフルラージュ　両手にオイルを塗り、パートナーの頭方に着いて、両手を腰まで滑らせます。狙いは経絡を目覚めさせることなので、通常のエフルラージュより若干圧を強くしてかまいません。腰に達したら両手を左右に分け、体の側面を通って肩に戻ります。きびきびとした動作で数回繰り返しましょう。

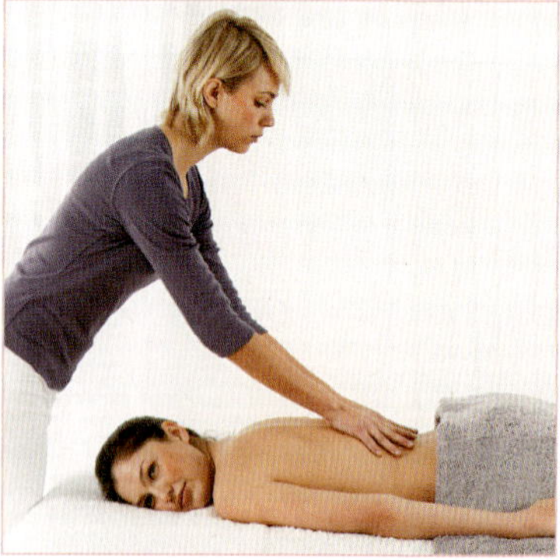

2 サークリング　パートナーの側方に移動し、「大椎《だいつい》」という経穴（首の付け根にある大きく突出した骨、第7頸椎の下のくぼみ）の位置を確認し、その両側の筋肉を左右の親指で円を描くように揉みほぐします。緊張を肩のほうに散らす意識で行なってください。

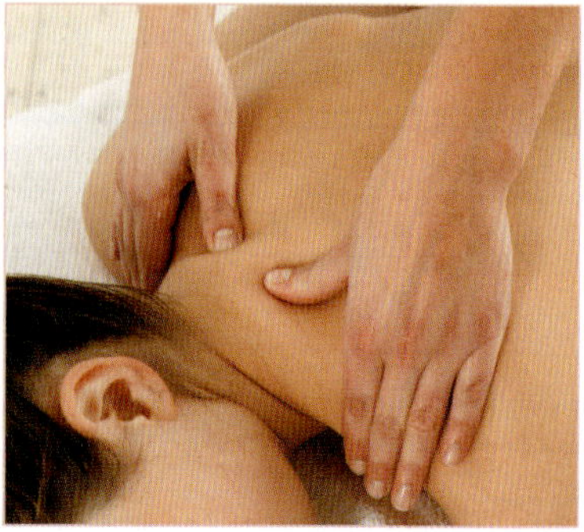

3 スクイージング　頭方に戻り、親指を「肩井《けんせい》」（大椎と肩先とを結ぶ線の中間あたりのくぼみ）に、四指を背中に当て、数回絞って肩をほぐします。「肩井」を直接刺激すると痛むようなら、周りを親指でさすって“気”を散らしましょう。

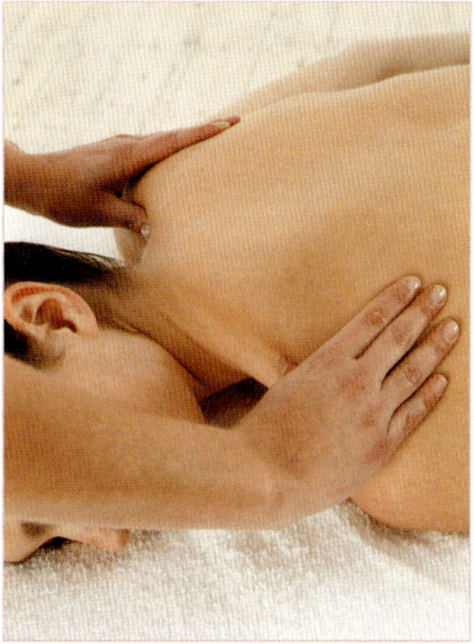

注　意

妊娠中は「肩井」を刺激してはいけません。

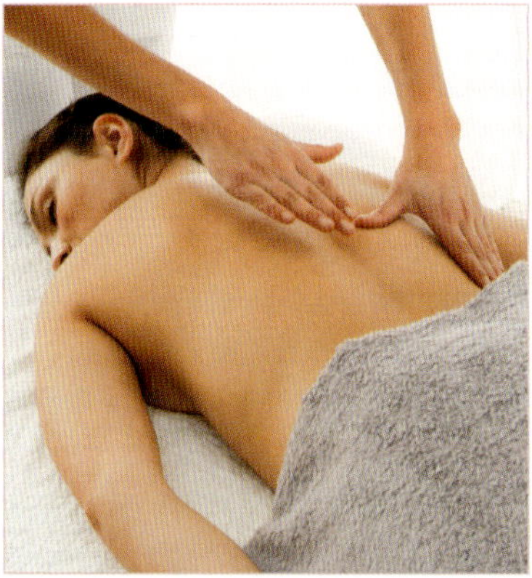

4 親指によるローリング　背骨の片側の筋肉に両親指を交互に押し当てては滑らせながら、首の付け根から腰まで移動します。これは背骨の脇を通る膀胱経を刺激する動作です。元気よく数回繰り返したら、背骨の反対側も同様に施術します。

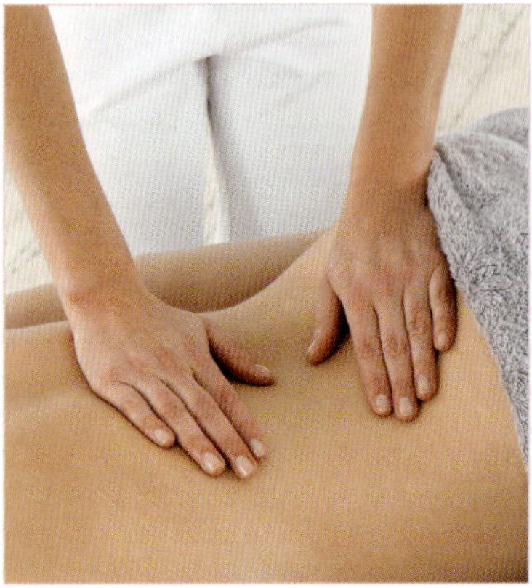

5 手のひらによるプレッシャー　腰の側方に移動し、両手にオイルを少しつけ、片手を仙骨に当て、反対の手を背中のもう少し上部に当てます。背骨に直接圧が加わるのを防ぐため、上部に当てた手は少しくぼませてください。それから上部に当てた手を固定させておき、仙骨に当てた手で慎重に筋肉を伸ばします。腰の緊張をとる効果があります。丁寧に数回繰り返しましょう。

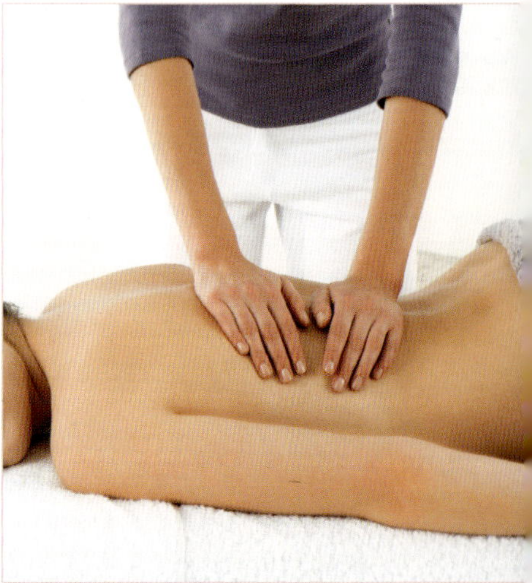

6 手のひらによるプレッシャー　今度は両手を背中の中央部の背骨の向こう側に並べて当てます。それから片手を肩のほうに、反対の手を腰のほうに引いて筋肉を伸ばします。膀胱経に沿う大きな筋肉をほぐす動作です。数回繰り返してください。

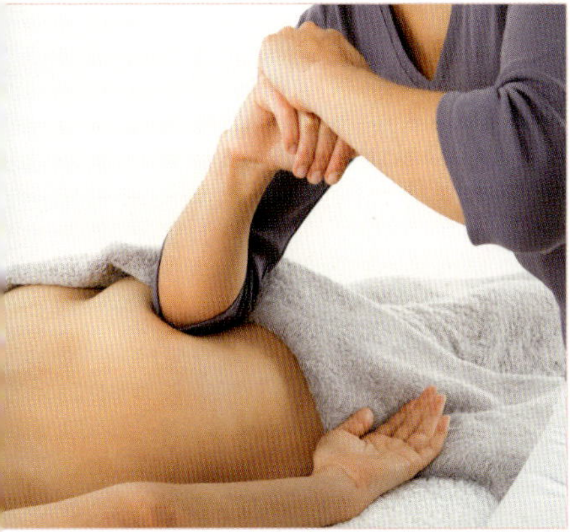

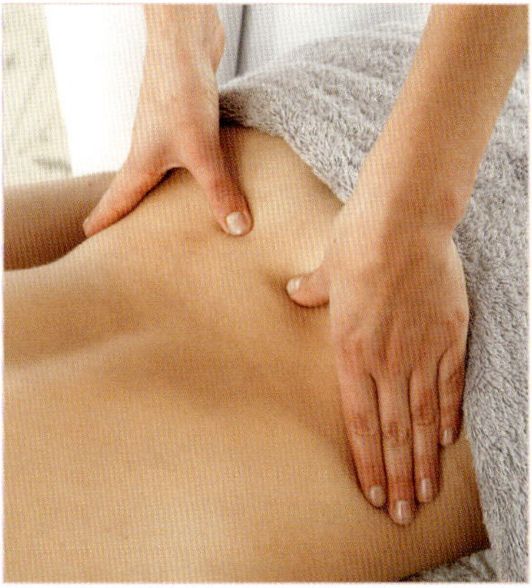

7 肘によるプレッシャー　腰の側方に移動し、「環跳《かんちょう》」（臀部の上から約3分の1、中央から外側に向かって約3分の2のところにあるくぼみ）を見つけ、そこに肘を曲げて当て、ゆっくりと体の内側に向かって押し、1度離してもう1度押します。この経穴はとても敏感なことがありますが、ここを刺激することで腰を効果的にリラックスさせることができます。押している間、パートナーには穏やかに呼吸して力を抜いていてもらいましょう。反対の側方に移動し、ステップ6からの動作を繰り返してください。

8 親指によるプレッシャー　両手を腰に戻します。両手の親指を背骨の両側に当て、「上髎《じょうりょう》」「次髎《じりょう》」「中髎《ちゅうりょう》」「下髎《げりょう》」（背骨の両側で、仙骨上に縦列するくぼみ）を順々に、左右同時に押していきます。各経穴を静かに1度ずつ押しましょう。

注　意

妊娠中は「上髎」「次髎」「中髎」「下髎」を刺激してはいけません。

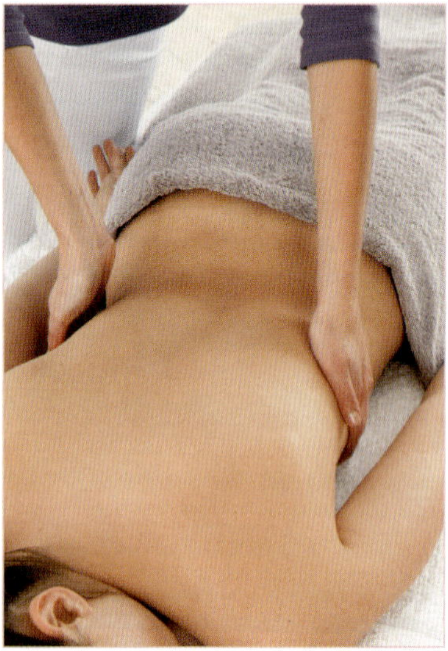

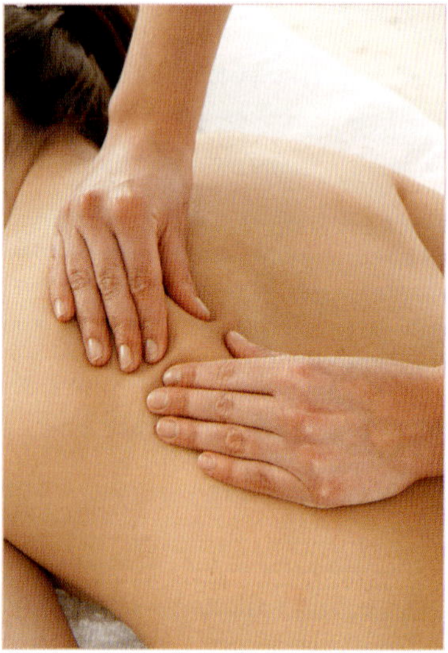

9 ロッキング　両手を体の左右の側面に当て、片手で優しく体を押し、反対の手で押し戻します。この動作を腋の下から始め、手の位置を少しずつ下にずらしながら繰り返し、腰に達したら今度は引き返しながら繰り返します。腋の下に戻ったら、最後にもう1度腰まで繰り返してください。背中全体をリラックスさせる効果があります。

10 スクイージング　パートナーの側方に着き、背骨のすぐ向こうの筋肉を両手の親指と四指で挟み、両方向から均等に絞ったり、手前に寄せるように絞ったりします。この動作を上背部から腰まで繰り返しましょう。指が肉に食い込むほど力を入れないでください。背骨の反対側の筋肉も同様に絞ります。

11 親指によるプレッシャー 両親指の腹を使い、背骨と左右の肩甲骨の間の筋肉を上から順々に押していきます。とくに第5胸椎*と肩甲骨の間は、押したまま円を描いてしっかりと揉みほぐします。ここは「心《しん》兪《ゆ》」という経穴です。最後にもう1度この経穴に戻り、親指でゆっくりと押してください。

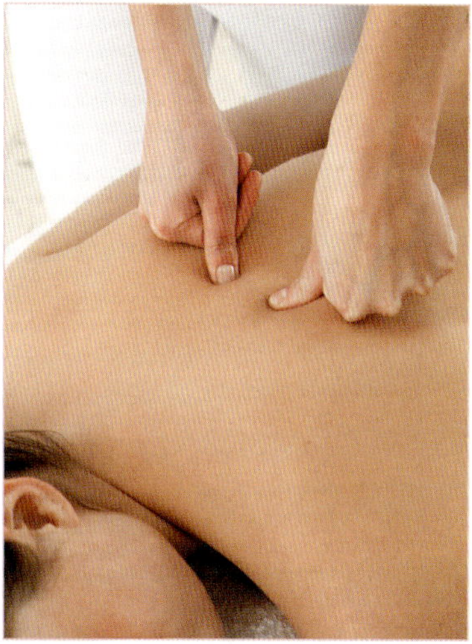

12 ストローキング〔さする〕 背中の施術の仕上げです。両手のひらをそれぞれ体の左右の側面に当て、腋の下から腰まで強めにさすり下ろします。これを3回繰り返してください。陽のエネルギーを引き下ろす動作です。

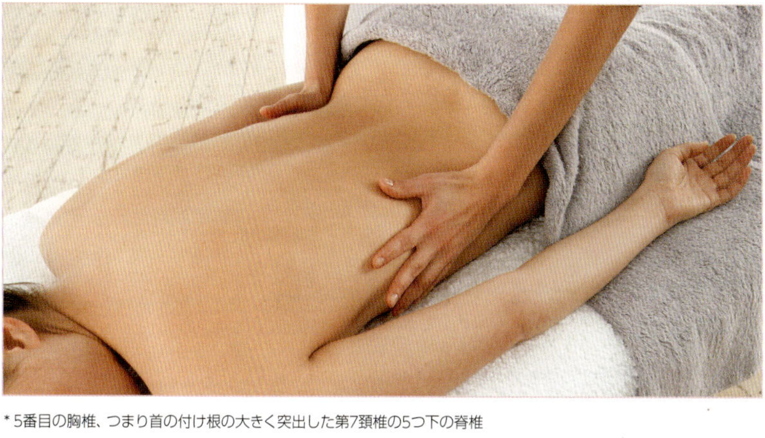

* 5番目の胸椎、つまり首の付け根の大きく突出した第7頚椎の5つ下の脊椎

脚の後面と足の裏

引き続き、経絡に沿うマッサージと
経穴への刺激を組み合わせた手順を行ないます。
片方の脚の手順をすべて終わらせてから反対の脚に取りかかってください。
左右の脚を同じ圧とペースで施術しましょう。

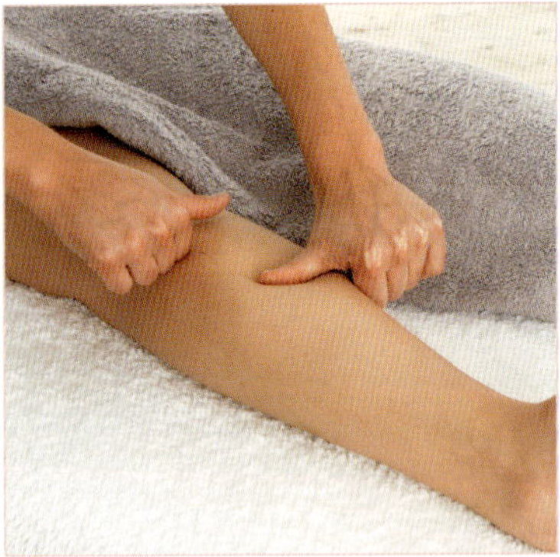

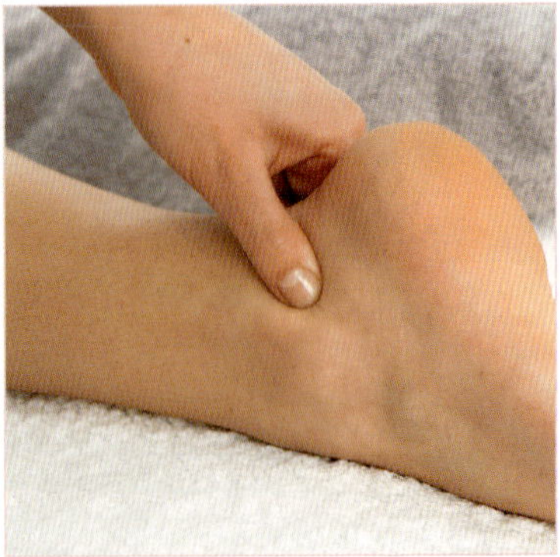

1 親指によるローリング　両手にオイルを塗って脚全体にエフルラージュを行なってから、膀胱経（太ももの中心を通って外くるぶしの後ろ側に続く）に沿って両親指を交互に押し当てては滑らせていきます。ひざの裏には圧を加えないでください。これを数回繰り返します。

2 親指によるプレッシャー　「崑崙《こんろん》」（外くるぶしのすぐ後ろのくぼみ）を親指で絞るように押し、数秒保ってから離します。

注　意

妊娠中は「崑崙」を刺激しては
いけません。

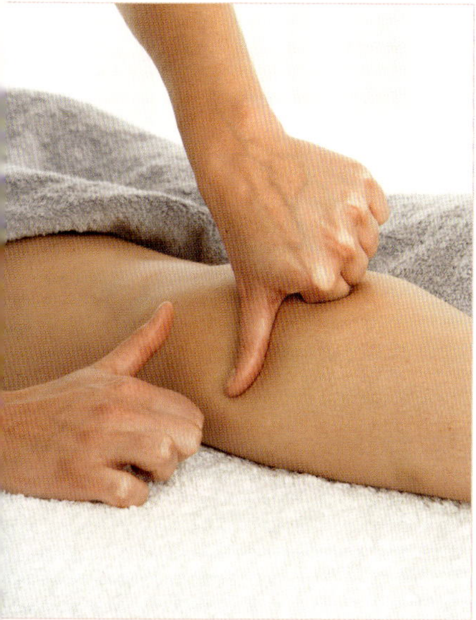

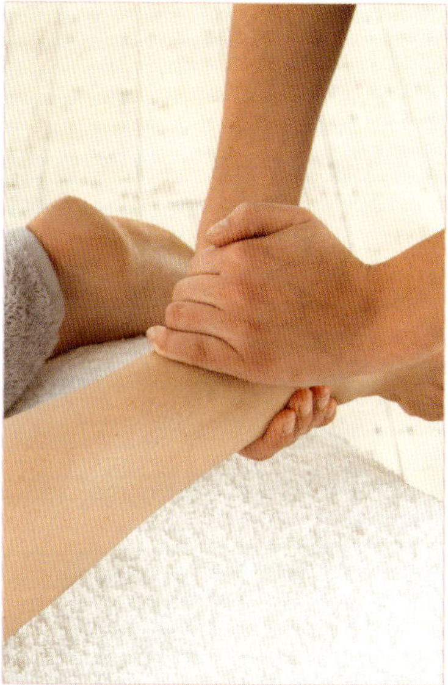

3 親指によるローリング　外ももに移動し、もう1度、両親指を交互に押し当てては滑らせて脚を下へ向かいます。今度もひざの裏を押さないように気をつけ、きびきびとした動作で膀胱経を外くるぶしの後ろまで辿ってください。脚に沿ってエネルギーを押していく意識で行ないましょう。これを数回繰り返します。

4 プリング　下から足首を、上からかかとを支え、脚を少し持ち上げて、手前に静かに引きます。下ろすときに脚を軽く揺らしてエネルギーの流れを刺激してください。

5 親指によるサークリング　両手でそれぞれ左右の足を持ち、親指を「湧泉《ゆうせん》」（足の裏の上部のふくらみのすぐ下で、足幅の中央）に当て、そこを円を描くように揉みながら、少しずつ圧を強めていきます。押すだけでなく円を描くのは圧を周りにも広げるためです。左右の親指を同時に動かすようにしてください。エネルギーを活性化する効果があります

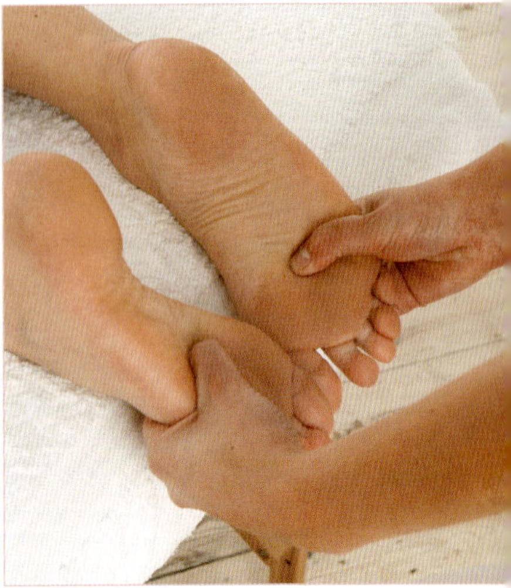

注　意

妊娠中は「湧泉」と「至陰」を刺激してはいけません。

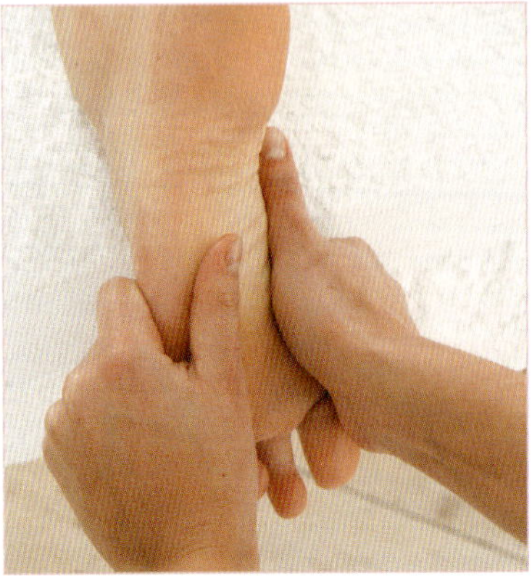

6 スクイージング　足を両手で両側から持ち、人差し指と親指で絞ります。片手で手前に引きながら反対の手で向こうに押すようにして絞ると、足の緊張を効果的にとることができます。両手を前後させてこの動作を繰り返しながら、筋肉が緩んだと感じるまでつま先とかかとの間を行ったり来たりしてください。

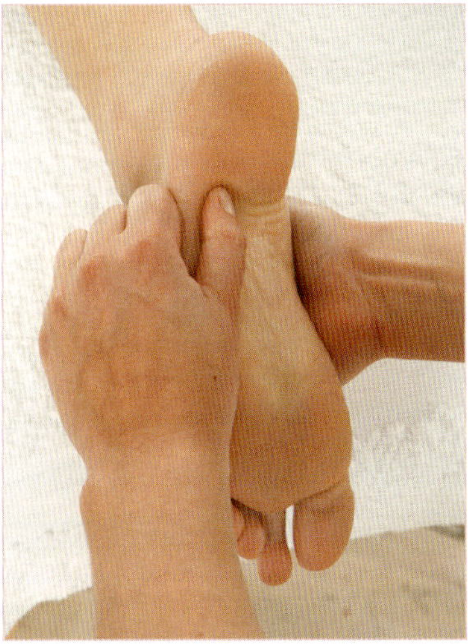

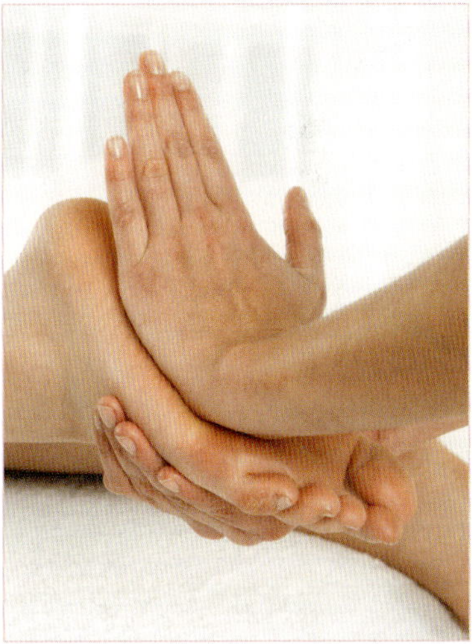

7 スクイージング　片手で足を支え、反対の手の親指と人差し指で、足の裏の外周（かかとから小指までの肉づきのいい部分）を挟み、強めに絞っていきます。これを数回繰り返したら、最後に「至陰《しいん》」（足の小指の爪の生え際の外側）を絞り、ぐいっと引っ張って離してください。

8 ラビング　足を片手で持ち、反対の手で足の裏をこすります。前に刺激した「湧泉」（ステップ5を参照）の周りはとくに念入りにこすってください。かなり元気よくこすってかまいません。それから足を下に置き、指を1本ずつ引っ張って“気”を逃します。ここまでの脚の手順を反対の脚にも同様に行なってください。

脚の前面と足の甲

経絡の向きに沿うマッサージと経穴への刺激を続けます。
脚の前面も片方の手順をすべて終わらせてから、
反対の脚に取りかかってください。
左右の脚を同じ圧とペースで施術しましょう。

1 親指によるローリング　手にオイルを塗り、脚の内側に両親指を交互に押し当てては滑らせる動作を足首の少し上から始め、上に向かいます。きびきびとした動作で適度に強い圧をかけていきますが、ひざの内側は慎重に行ない、ひざを過ぎたら動作を止めてください。これを数回繰り返します。脚の内側の経穴はとても敏感なことがあるので、刺激が強すぎないかパートナーに確認しながら行ないましょう。

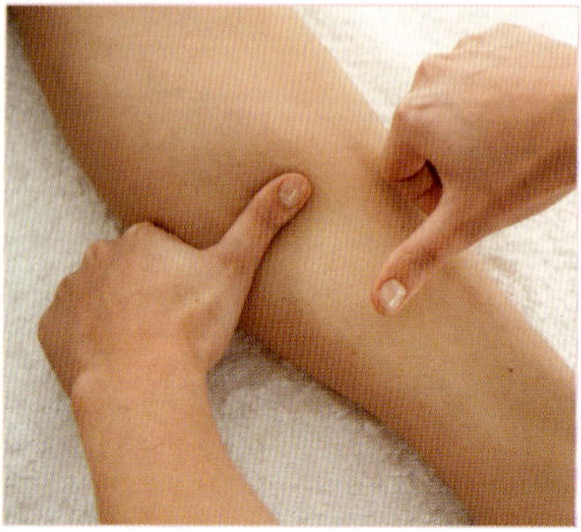

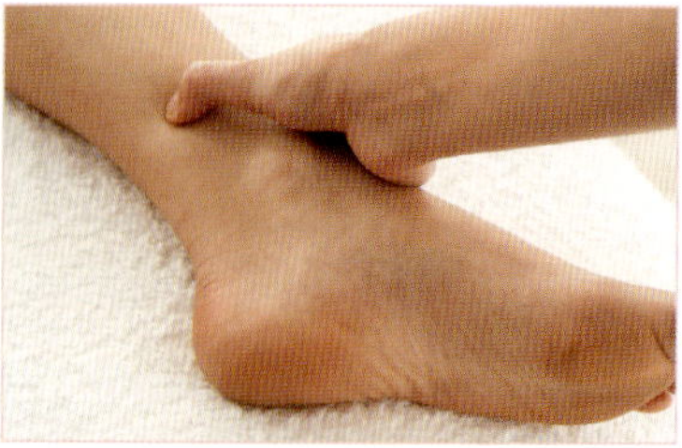

2 親指によるプレッシャー　足首に戻り、「三陰交《さんいんこう》」（内くるぶしから指幅約3本分上がったところの骨の後ろ）を見つけ、そこを親指で押します。ここはとくに女性はとても敏感なことがあるので慎重に押してください。軽く押して痛むようなら、円を描いて“気”を散らしてください。

注　意

妊娠中は「三陰交」を刺激してはいけません。

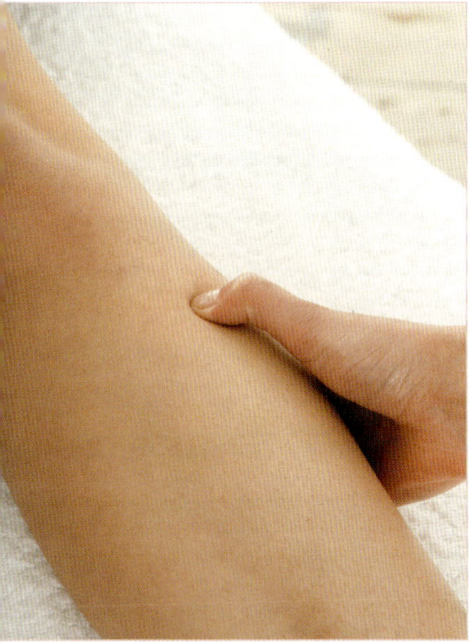

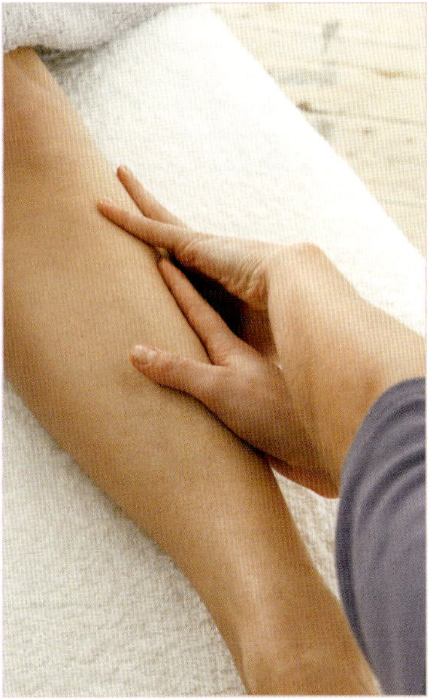

3 親指によるプレッシャー　手を今度は足の外側に移し、「足三《あしさん》里《り》」（すねの骨の外側のふちに沿ったひざの下から指幅約3本のところにあるくぼみ）を見つけ、そこを親指で軽く押し、少しずつ力を強め、数秒保ってから力を抜きます。消化器系の働きを改善する効果があります。

4 ストローキング〔さする〕　脚の施術の仕上げとして、太ももの外側を上から下までさすって、“気”を足に送ります。両手の手のひらと指先を使い、きびきびとした動作でくるぶしまでさすってください。これを数回繰り返します。

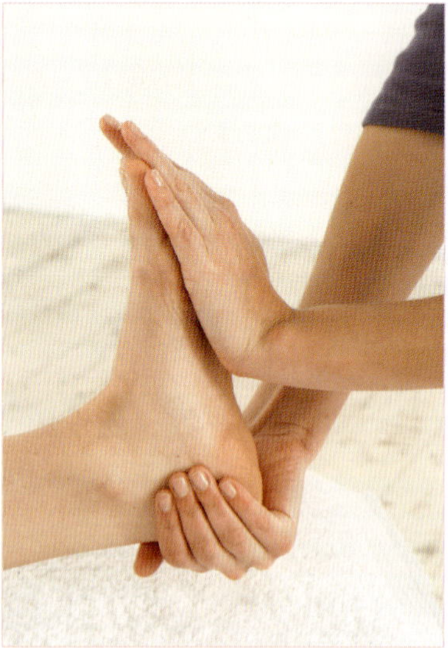

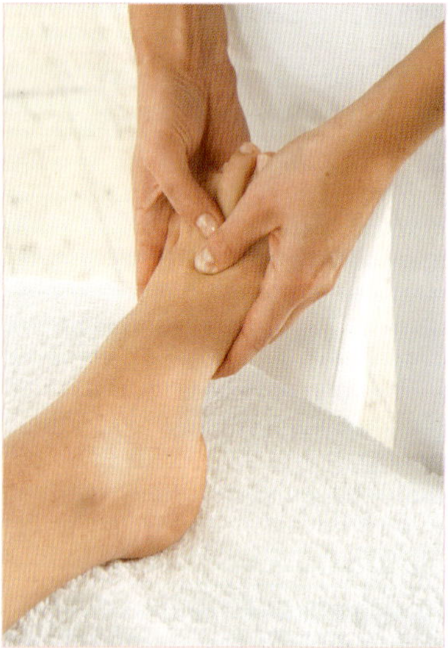

5 関節のローテーション　片手で下からかかとを支え、反対の手を足の裏に当てます。まず足首を両方向に数回ずつ回し、それから足の裏の上部を無理のない範囲でしっかりと押します。足首を柔軟にする効果があります。

6 親指によるローリング　足を下から支え、「太衝《たいしょう》」(足の親指と人差し指の骨の付け根の間のくぼみ)を見つけ、そこに両親指を交互に押し当てては足首方向に短く滑らせます。体をリラックスさせると同時に元気にする効果があります。

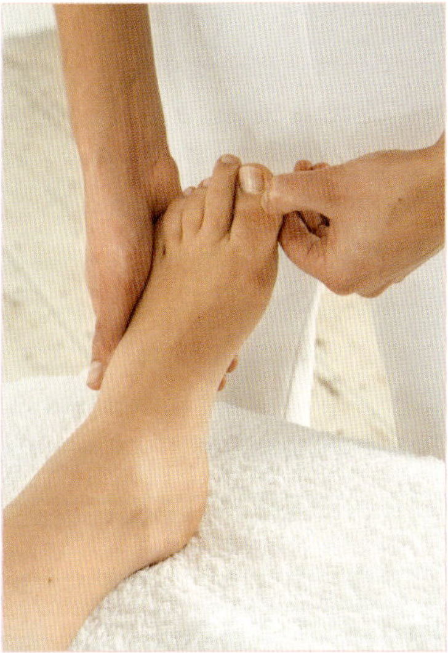

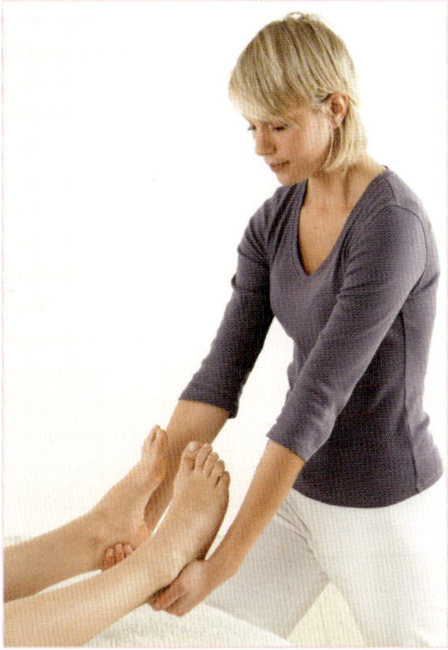

7 親指によるプレッシャー　足を片手で支え、反対の手で「隠白《いんぱく》」（足の親指の爪の生え際の外側）を見つけ、そこを押して、力を抜きます。エネルギーを強化する効果があります。ここまでの脚の手順を反対の脚にも同様に行なってください。

8 ロッキング　パートナーの足方に立ち、両手をそれぞれ左右の足首の下に入れます。脚を少し持ち上げ、優しく揺らしながら手前に引いてください。肩の力を抜いて行ないましょう。パートナーの姿勢を整え、エネルギーの流れを改善する効果があります。脚を下ろしたら、少しだけ休憩してから次の手順を始めてください。

腕と手

腕全体を楽に施術できる位置に着いてください。
腕の施術は、腕の前面と後面の経絡の向きを意識して行ないます。
手と指の施術は、過剰な“気”を散らすうえでとても大切です。

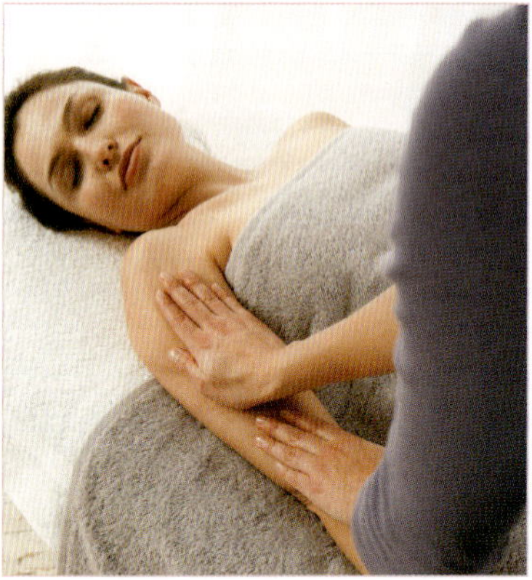

1 エフルラージュ　両手にオイルを塗り、腕の内側を上から下に向かってさすっていきます。これは肺経に沿う施術です。数回さすったら、今度は腕の外側を下から上へ向かいます。下へ向かうときの圧を少し強めにして数回繰り返してください。

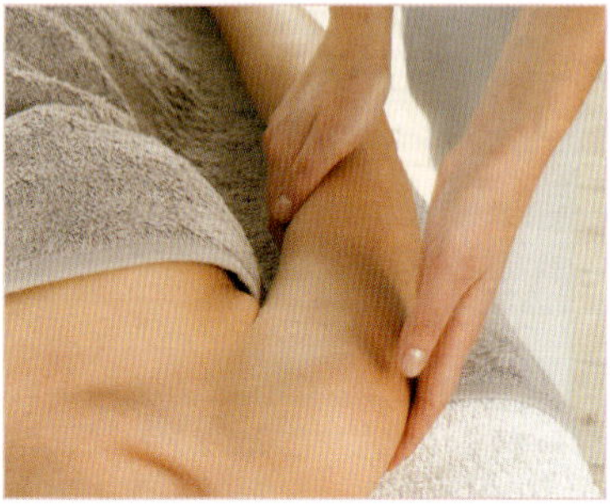

2 ロッキング　腕の上部を両手でくるむように持ち、揺らしながら手首に向かいます。どちらの手もつねに腕に接触させたまま行なってください。腕の筋肉と肩の関節の緊張をとる効果があります。数回繰り返したら最後に腕全体を下に向かってしっかりと絞ります。

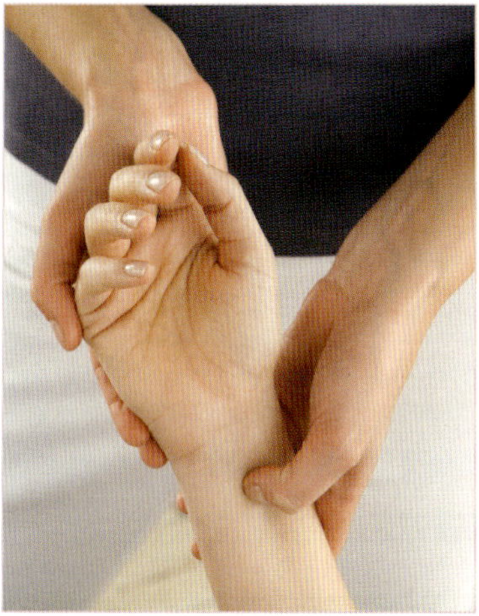

3 親指によるプレッシャー　片手でパートナーの手を持ち、反対の手の親指の先を「内関《ないかん》」（前腕の内側中央の腱の間で、手の付け根から指幅約2本半のところ）に当て、そこをゆっくりと押し、数秒保ってから力を抜きます。

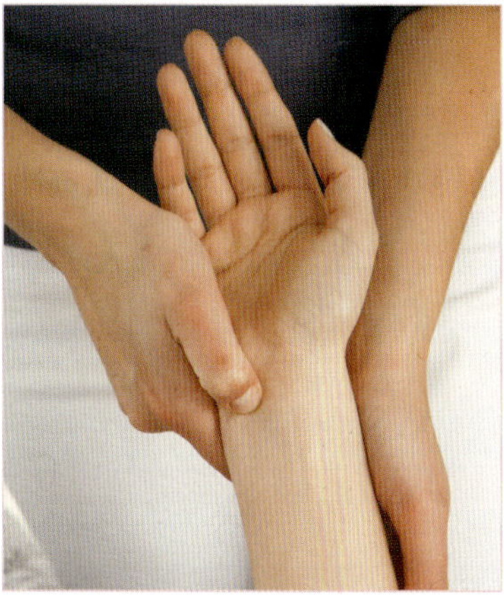

4 親指によるプレッシャー　「神門《しんもん》」（手首の小指側の端にある骨のすぐ脇のくぼみ）を見つけ、そこの骨の際を親指を立ててゆっくりと丁寧に押し、ゆっくりと力を緩めます。

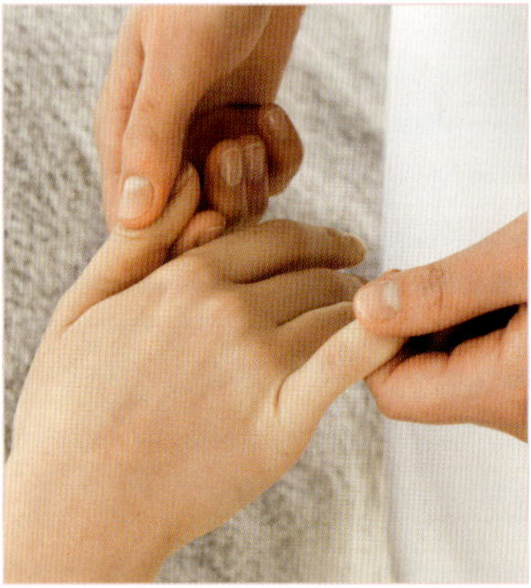

5 ロッキング　親指と小指を持ち、前腕を少し持ち上げて軽く左右に揺らします。手首と指の関節の緊張をとる効果があります。終わったら腕を1度下に置き、パートナーに少しリラックスしてもらってから、もう1度行ないます。2度目は1度目より手の緊張がほぐれているのを感じるはずです。

6 親指によるプレッシャー　片手でパートナーの手を持ち、反対の手で「合谷《ごうこく》」（手の甲側で、親指と人差し指の骨の付け根の間）を見つけ、そこを親指の先で押します。この経穴はとても敏感なことがあるので、ゆっくりと圧を強めるようにしてください。消化器系の働きを改善し、頭痛を和らげる効果があります。

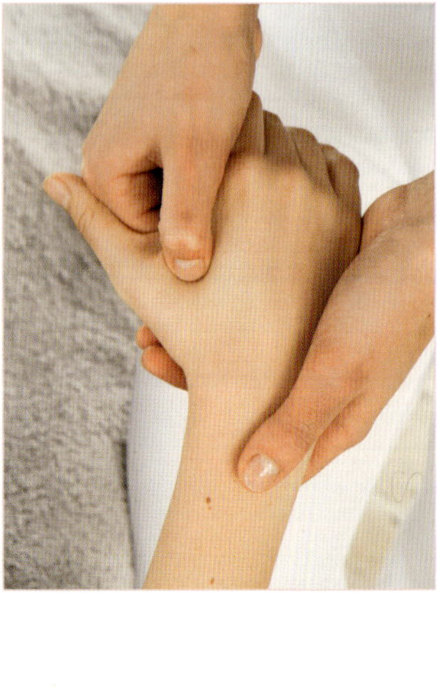

注　意

妊娠中は「合谷」を刺激してはいけません。

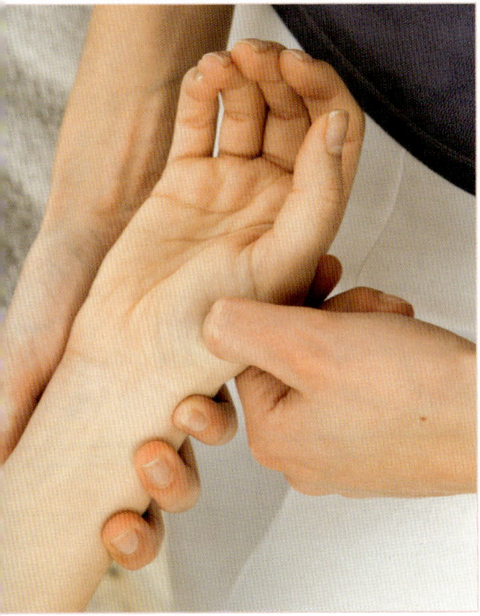

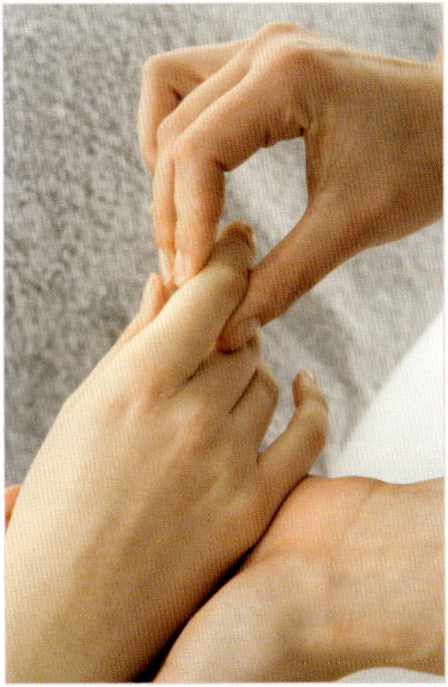

7 親指によるプレッシャー　手を裏返し、「魚際《ぎょさい》」（手の甲と手のひらの境界線上で、親指の付け根と手の付け根との中間あたり）を見つけ、そこを親指の先で骨に向かって斜めに押します。ある程度強く押してかまいません。押した状態を数秒保ってから力を緩めます。

8 スクイージング　片手でパートナーの手を持ち、反対の手の親指と人差し指と中指を使って、パートナーの各指を付け根から先端まで絞ったり捻ったりしていきます。指の関節の緊張をとり、手の経絡と経穴を刺激して、体から“気”を逃す効果があります。ここまでの手順を反対の腕と手にも行なってください。

胸　部

胸部は感情のこもりやすい部位ですから、
とくに丁寧に施術してください。
パートナーが女性の場合は必要に応じてタオルをかけましょう。
また原則として、デリケートな部位は圧を軽くします。

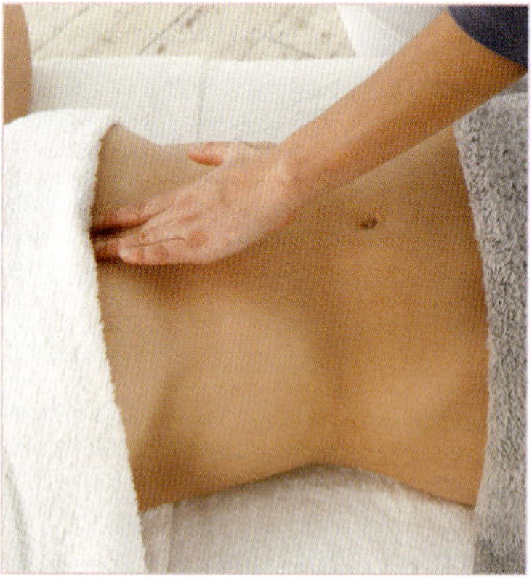

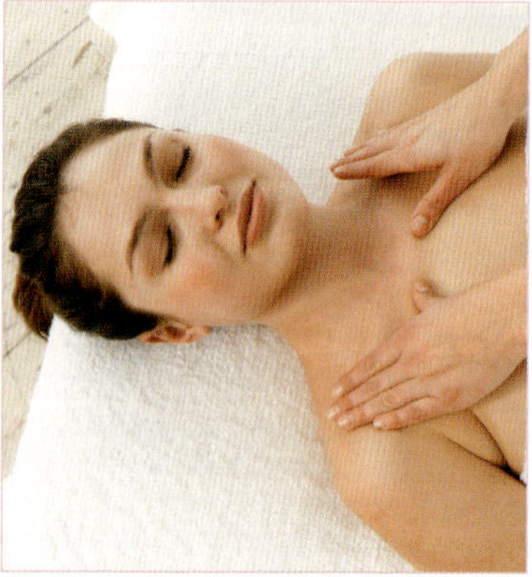

1　親指以外の指によるプレッシャー　両親指を交互に押し当てて滑らせるローリングで胸の中心を下から辿り、「膻中《だんちゅう》」（胸骨上で、左右の乳頭を結ぶ線の中点）の位置を確認します。そこに片手の中指を当てて静かに押し、数秒保って力を緩めてください。心を落ち着かせ、体全体の調子を整える効果があります。

2　親指によるローリング　両親指によるローリングで胸の中心を辿る動作を再開し、鎖骨の手前で両親指を分け、それぞれで左右の「雲門《うんもん》」（鎖骨の下から指幅1本分、胸の中心線から指幅6本分のところ）までローリングを行ないます。この動作を両親指を左右に分けるところから数回繰り返してください。

3 親指によるプレッシャー　両親指によるローリングで今度はお腹の中心を上へ辿り、胸郭の手前で両親指を分け、「歩廊《ほろう》」（胸の中心線から左右に指幅2本のところで、乳房のすぐ下）の位置を確認します。そこに左右の親指を当てて円を描き、離してください。

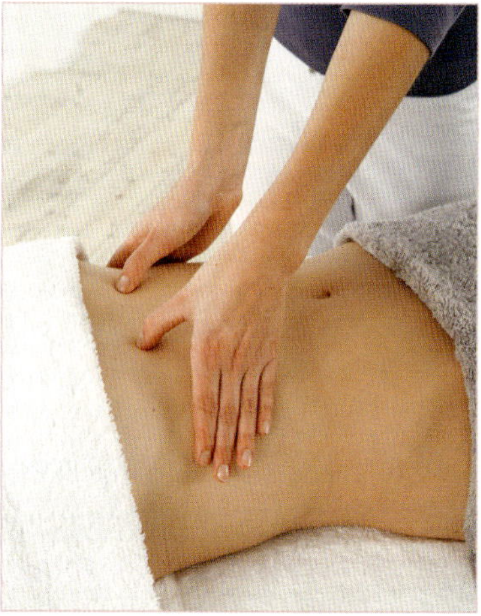

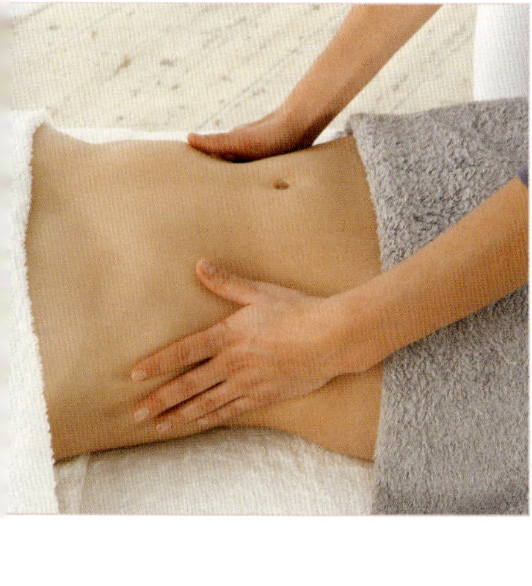

4 ストローキング〔さする〕　両手を左右に滑らせて胸郭の側面に当て、指を広げて腰までやや強めにさすり下ろします。これを数回繰り返し、足方向に“気”を送ります。

腹　部

腹部の施術には沈静効果、心を落ち着かせる効果があります。
施術を始める前にまず施術者自身がリラックスしてください。
パートナーの月経時にはとくに注意が必要なので、ステップ4を行なうだけでもかまいません。また、妊娠中に行なってよいのはステップ4だけです。

1 エフルラージュ　両手にオイルを塗り、お腹を時計回りに優しくさすります。この動作にはオイルを伸ばすだけでなく、お腹をリラックスさせる意味があります。手の形をお腹の形に合わせて柔軟に変えながら行ないましょう。パートナーが下痢をしているときは反時計回りにしてください。

2 サークリング　手のひら全体を引き続きゆっくりと大きく動かしておへそを中心に円を描きながら、さらにリラックスさせるために、手をその場でも小さく動かして、小さな円をたくさん描きます。この手技は“摩《ま》法《ほう》”と呼ばれ、大腸の働きを活発にする効果があります。

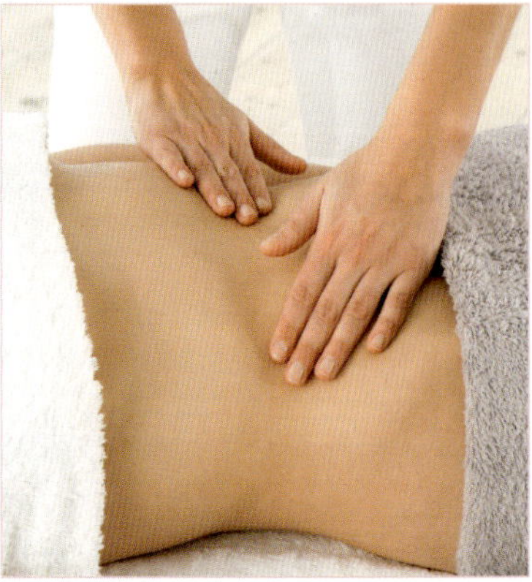

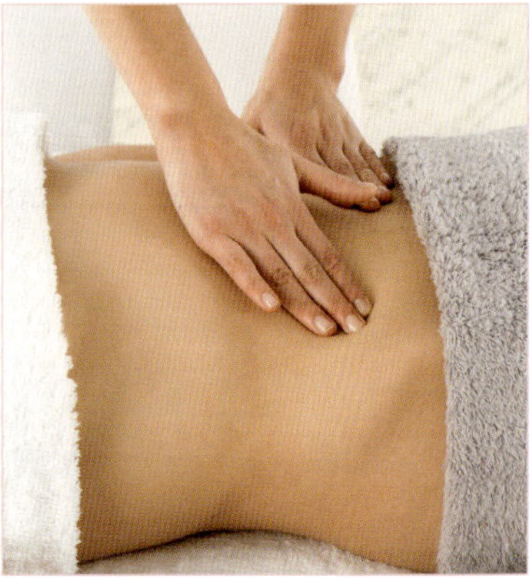

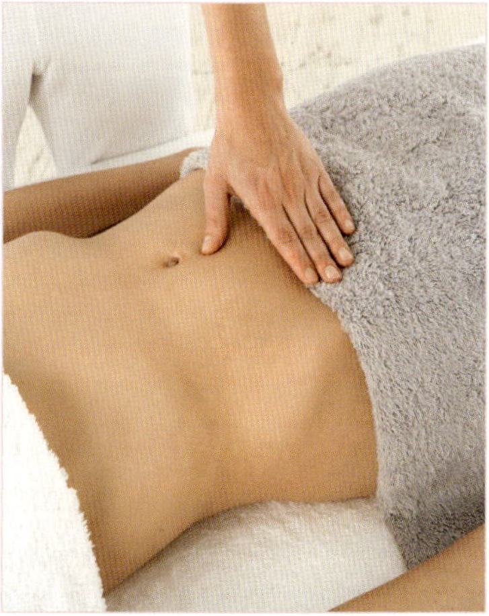

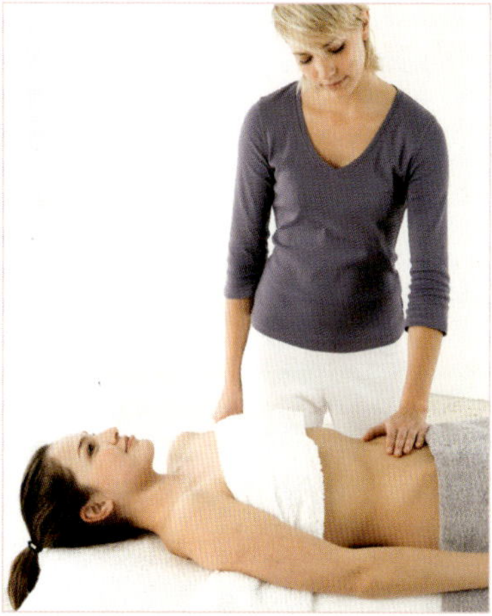

3 親指によるプレッシャー　「気海《きかい》」（体の中心線上で、おへその下から指幅約2本のところ）を見つけ、そこを親指で静かに押します。圧の強さがちょうどいいかパートナーに確認しながら押してください。押した状態を数秒保ったら、ゆっくりと離します。パートナーが女性の場合にはとくに慎重に行なってください。

注　意

妊娠中は「気海」を刺激してはいけません。

4 レスティング〔静止させる〕　片手を「丹田《たんでん》」の上で静止させます。丹田とは、おへその下約5㎝のところから体の奥に体の厚みの3分の1ほど入ったところのことで、中国の伝統によれば、エネルギーの集まるポイントです。手のひらに意識を集中し、ゆったりと呼吸しながら、手のひらがパートナーの呼吸とともに上下するのを見守ってください。手のぬくもりが安心感を与え、パートナーの意識をこの重要なポイントに向けます。

首と頭皮

首と頭皮の施術はパートナーに首の力を完全に抜いてもらって行なうことが大切ですが、どうしても少し力が入ってしまうという人が少なくありません。穏やかで優しく安定した動作を心がけ、パートナーをリラックスさせてあげてください。

1 **ロッキング**　パートナーの頭方に移動し、頭蓋骨の下のラインに両手を当て、頭を少し持ち上げます。それから首の力を抜いてもらうために、ゆっくりと横に揺らしてください。パートナーがなかなかリラックスできないようなら、いったん静かに頭を下ろし、少し待ってから、もう一度やってみましょう。ただしパートナーが痛みや不快を感じるようなら中止してください。

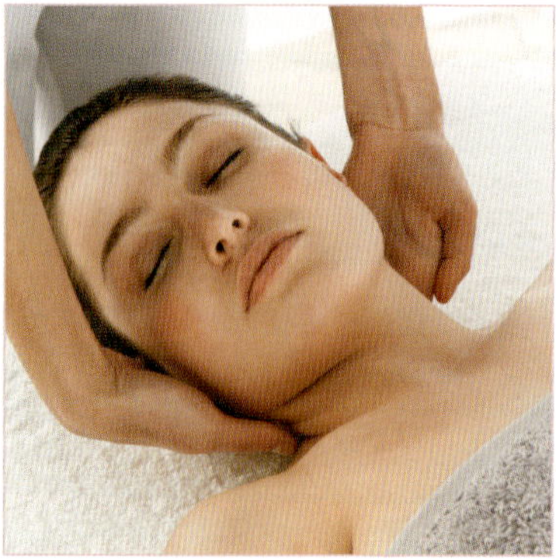

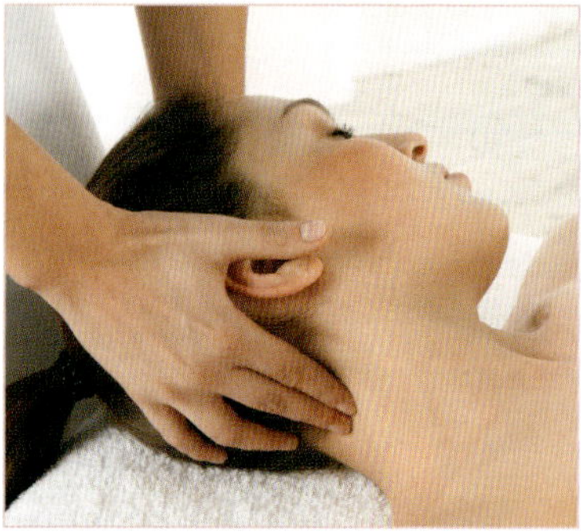

2 **親指以外の指によるプレッシャー**
頭を手で包むように持ち、慎重に首を横に向けます。安心感を与えるなめらかな動作で行なってください。それから「天柱《てんちゅう》」（頭蓋骨のすぐ下で、頚椎から指幅約2本分外側のくぼみ）の位置を確認し、そこを人差し指と中指の腹で1度だけ押して力を緩めます。

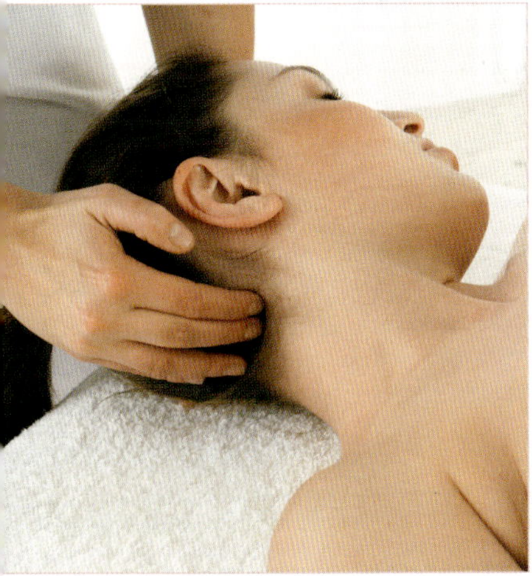

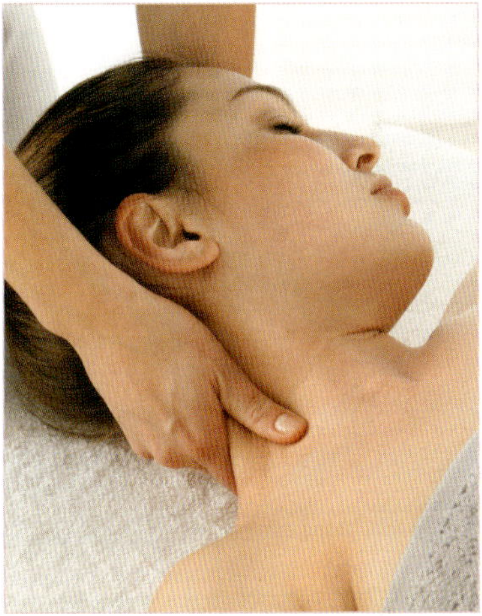

3 親指以外の指によるプレッシャー
首をさらに大きく横に向け、「風《ふう》池《ち》」(天柱からさらに指幅約2本分外側のくぼみ)を確認し、そこを人差し指と中指の腹でゆっくりと押します。頭と首の緊張をとる効果があります。

4 スクイージング　片手で頭を支えた状態のまま、反対の手の付け根と四指で肩の筋肉を挟み、首に沿って頭蓋骨の下まで絞ってきます。肩の部分はある程度強く絞ってかまいません。ここまでの首の手順を反対側にも同様に行なってください。

5 スクイージング　耳を人差し指と親指で絞ります。耳の付け根の一番上を人差し指と親指で挟み、そこから耳のふちに沿って耳たぶまで3回絞ってください。それから指を耳の内側にずらし、内側の周をさらに3回絞ります。軽く心地よい刺激を心がけてください。

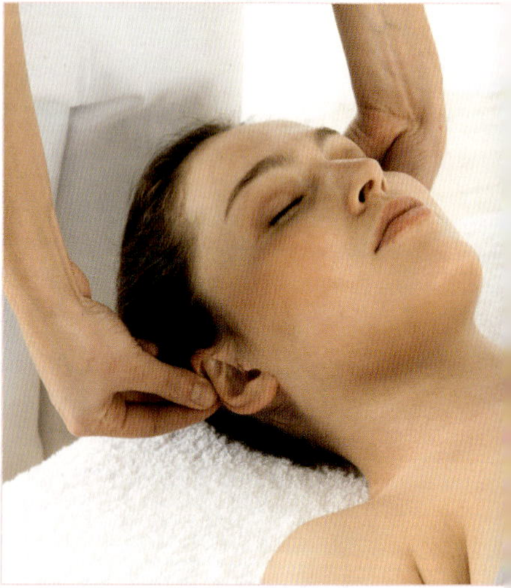

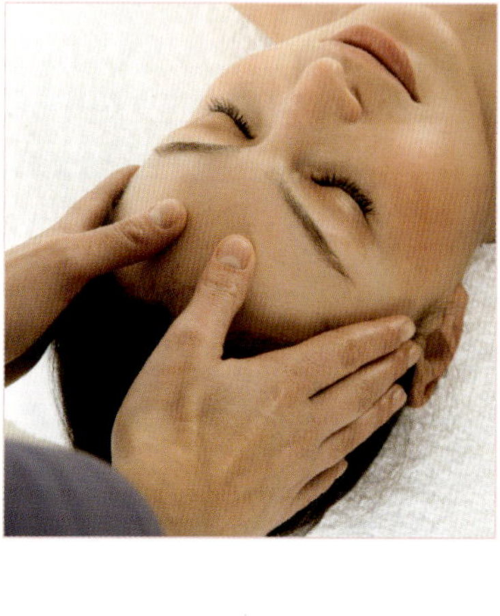

6 親指によるプレッシャー　親指の腹を使い、まゆ頭と髪の生え際を結ぶラインを軽快なリズムで左右同時に押していきます。髪の生え際を過ぎてもそのまま真っ直ぐ押し続け、後頭部の手前まで押してください。ほかの指が顔に触れないよう気をつけて行ないましょう。これを数回繰り返します。

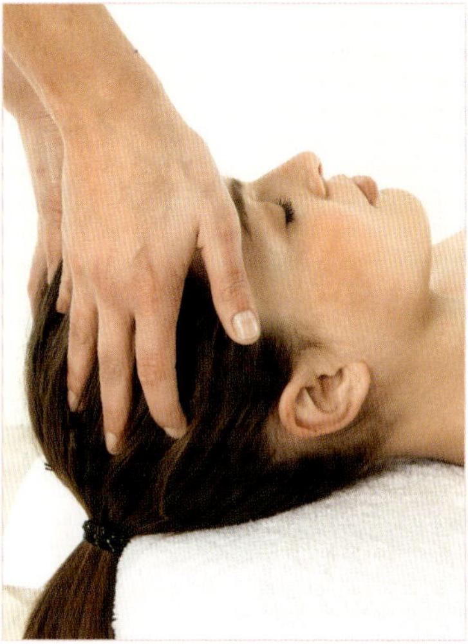

7 親指以外の指によるプレッシャー

両手のひらを下に向け、四指の腹で、髪をかき分けながら頭皮をさすります。さするラインを変えて数回繰り返し、楽に届く範囲全体をさすってください。

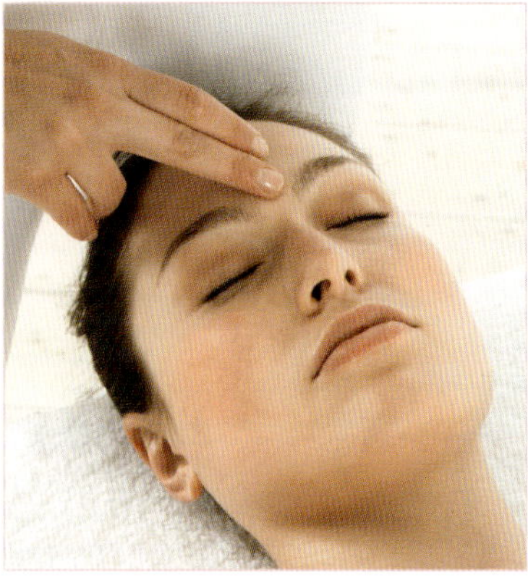

8 親指以外の指によるプレッシャー

額に戻り、「印堂《いんどう》」（左右のまゆの間）に中指を当て、そこを軽く押します。心を穏やかにする効果があります。ゆっくりと丁寧に押し、押したまま数秒間保つ間、施術者自身も穏やかに呼吸してください。

顔

顔の施術を最後にすると、マッサージを穏やかに終えることができます。
経絡と経穴を刺激するのが目的なので、圧はある程度しっかりと加えてかまいません。
パートナーが男性の場合はとくに強めにします。マッサージを終えたとき、
パートナーはもちろん、施術者自身も始める前より元気になったと感じるはずです。

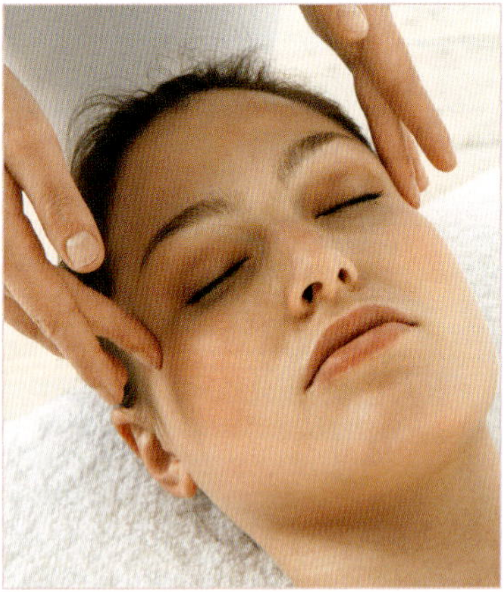

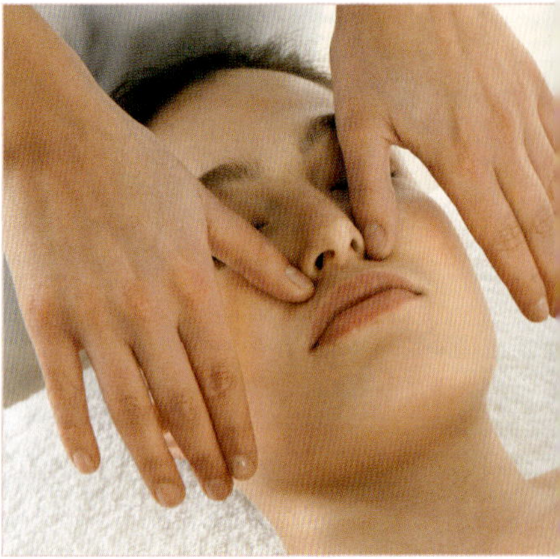

1 親指以外の指によるプレッシャー 「瞳《どう》子《し》髎《りょう》」(目尻から指幅約1本分外側にある骨のくぼみ)の位置を確認し、そこを中指の先でゆっくりと押していきます。左右両方の経穴にエネルギーを感じたら､そこで数秒間指を止め、それから離します。

2 親指によるプレッシャー 「迎香《げいこう》」(小鼻の脇のくぼみ)に親指を当てます。この経穴は見つけやすいはずです。そこを親指の側面で、鼻の方向に少し斜めに押し、数秒保ってから離してください。鼻の通りがよくなります。

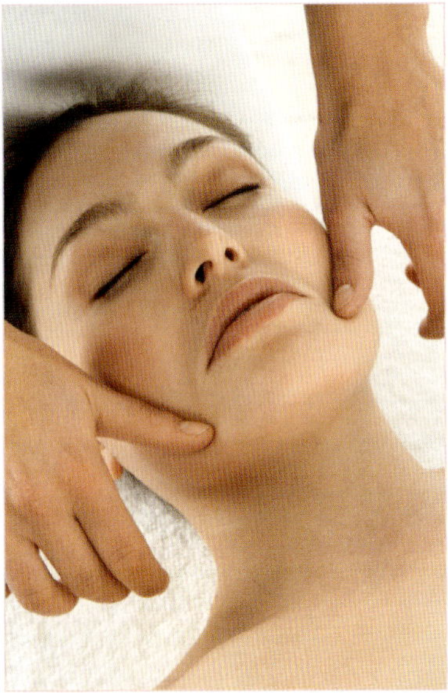

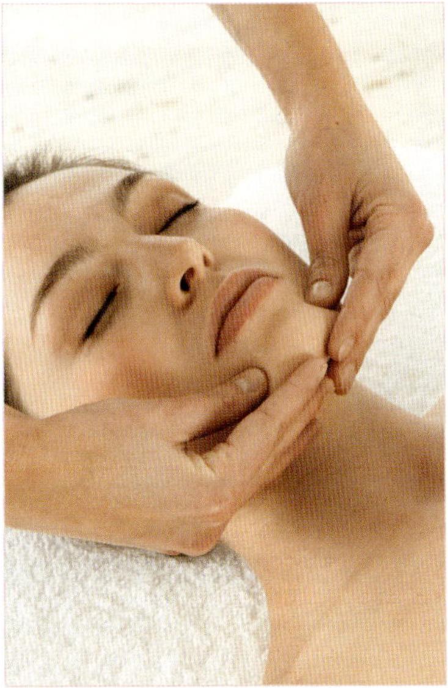

3 親指によるローリング　指にオイルを少しつけ、小鼻の脇からあごまで親指を少しずつ滑らせていきます。左右の親指を同じペースで動かし、皮膚が少し動く程度に力を入れてください。これを数回繰り返します。

4 親指によるローリング　親指を口角に当て、そこからあごのラインまで少しずつ滑らせていきます。左右の親指を同時に動かすようにしてください。数回繰り返したら、両手のひらであご全体を包み込んで終わりにします。

中国式マッサージによる応急法

忙しいときに短時間で凝りをとるためのミニ中国式マッサージです。全身のマッサージをフルステップで行なうときと同様に集中して行なってください。刺激する経穴を厳選し、リラックス効果と強壮効果の両方を得られるようにしました。

1 背中（サークリング） 指にオイルを少しつけ、上背部に外側へ向かうエフルラージュを行なってから、「大椎《だいつい》」（首の付け根にある大きく突出した骨、第7頚椎の下のくぼみ）を見つけ、その両脇の筋肉を、円を描くように揉みほぐします。首の緊張を肩のほうへ散らす意識で行なってください。終わったら今度は背中を下へ向かうエフルラージュを行ないます。

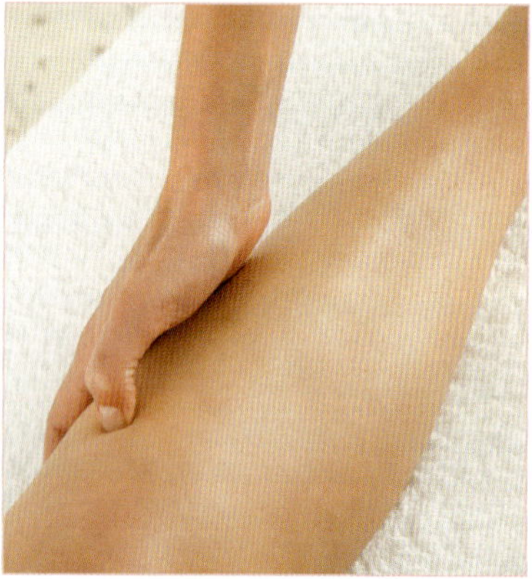

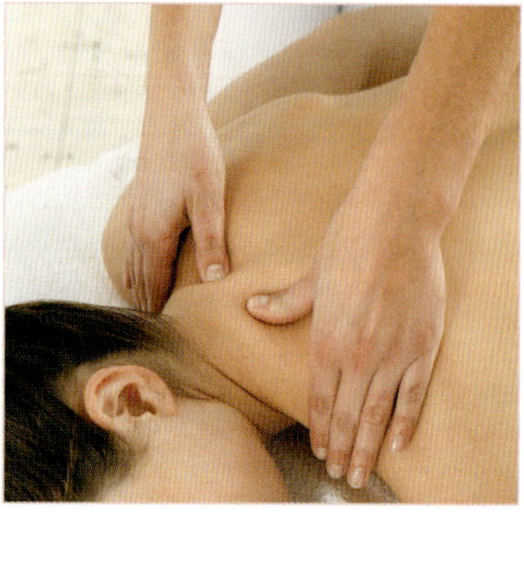

2 脚（親指によるプレッシャー） パートナーにあお向けになってもらい、すねの骨を下から辿って「足三里《あしさんり》」（すねの骨の外側のふちに沿ったひざの下指幅約3本のところにあるくぼみ）を見つけ、そこを親指の腹でまず軽く押して円を描きながら揉みほぐし、それから強めに押し、数秒保ってから力を緩めます。

3 足（親指によるローリング）　足を下から支え、「太衝《たいしょう》」（足の親指と人差し指の骨の付け根の間のくぼみ）を見つけ、そこに両親指を交互に押し当てては短く滑らせ、足首のほうへ“気”を散らします。安定した軽い動きを心がけてください。何度も繰り返し行ないます。終わったらステップ2からの動作を反対の脚にも行ってください。

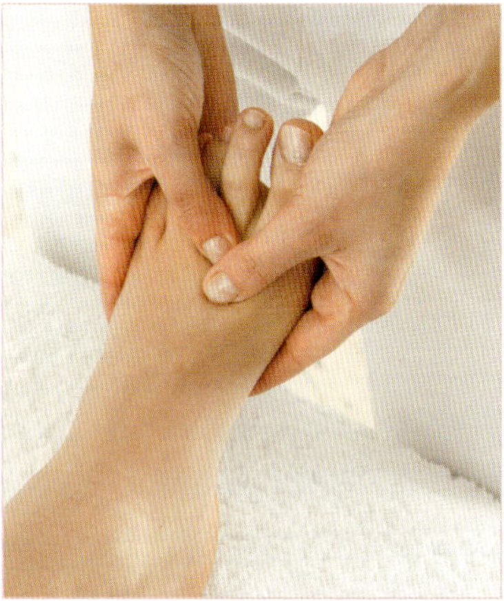

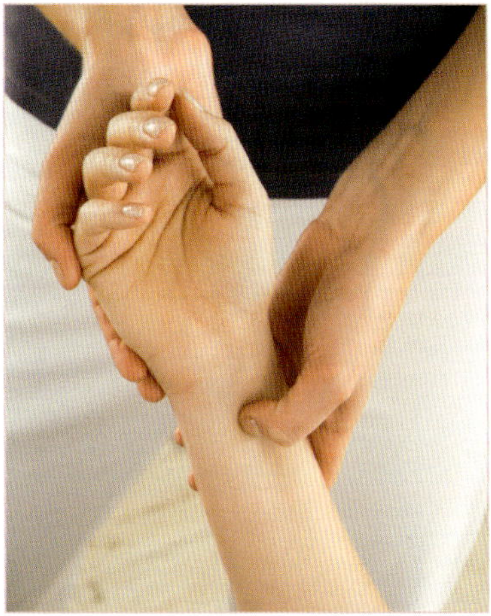

4 腕（親指によるプレッシャー）　手首を下から支え、「内関《ないかん》」（前腕の内側中央の腱の間で、手の付け根から指幅2本半のところ）を見つけ、そこを親指の先で最初は軽く、徐々に力を強めて押していきます。押した状態を数秒保ってから放し、反対の手首にも同様に行ないます。

セルフマッサージ

セルフマッサージでは、他人の体では経験を積まなければ見つけるのが難しい経穴を比較的簡単に見つけることができます。経穴はほかの部分よりも少し敏感であることが多く、正しい位置を押したときはエネルギーが動くのを感じます。経験を重ねることで、しだいにこの感覚が当たり前のものになってくるでしょう。

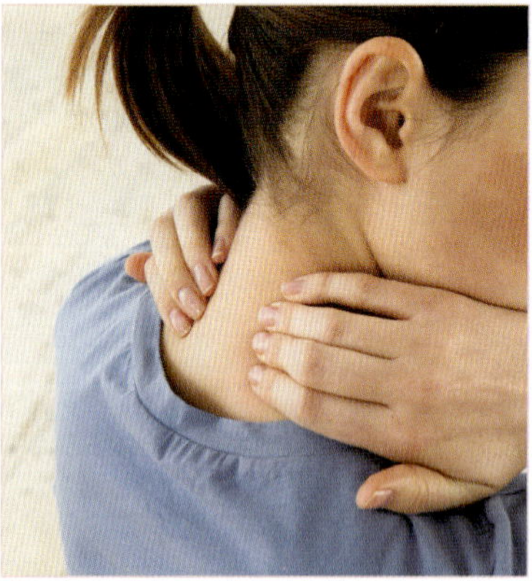

1 首(四指によるサークリング)　首と肩は凝りやすい部位ですが、この方法を用いると効果的にほぐすことができます。両手を首の後ろに回し、「大椎《だいつい》」(首の付け根にある大きく突出した骨、第7頚椎の下のくぼみ)の左右の筋肉に四指の先で円を描きます。気持ちがいいと感じる程度に力を入れて行なってください。最後に四指を肩方向に滑らせ、溜まっていた“気”を散らします。

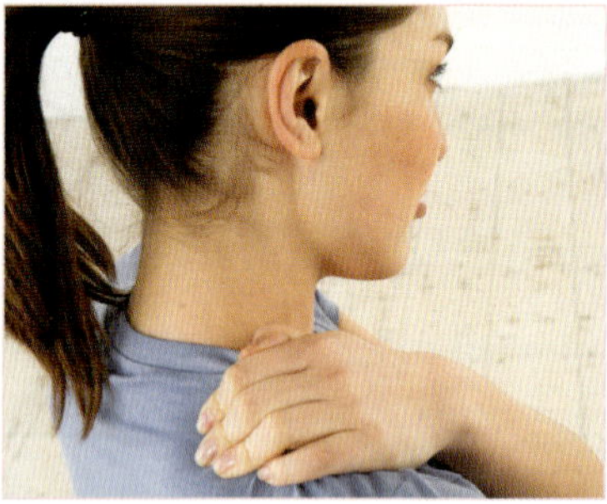

2 肩(スクイージング)　片手を反対側の肩に当て、四指と手の付け根を使い、肩先から首に向かって絞っていきます。それから「肩井《けんせい》」(肩先と大椎を結ぶ線の中間あたりのくぼみ)を見つけ、そこをまず四指の先で円を描くように揉み、それから強めに押します。反対の肩にも同様に行なってください。

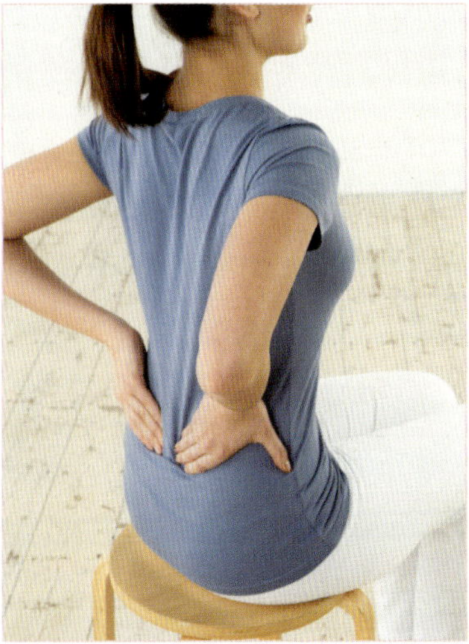

4 腰（親指以外の指によるプレッシャー）　四指の先が背骨の両脇にくるように両手を腰に当て、四指で仙骨とその周りの筋肉を押します。膀胱経を刺激して腰の緊張をとる効果があります。

注　意

妊娠中は、「大椎」「肩井」「環跳」を刺激してはいけません。

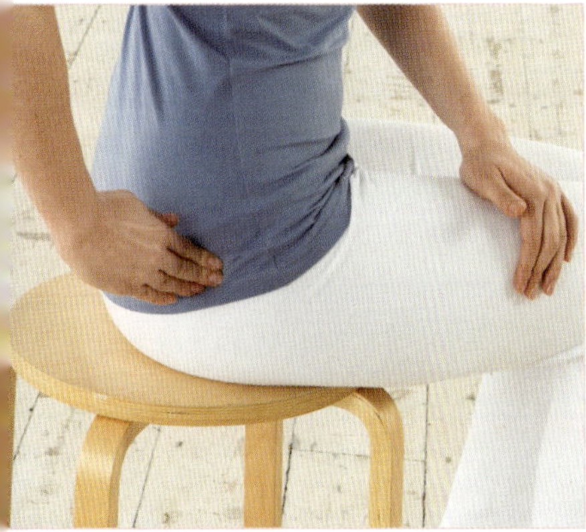

4 臀部（親指以外の指によるプレッシャー）　「環跳《かんちょう》」（臀部の上から約3分の1、中央から外側に向かって約3分の2のところにあるくぼみ）を見つけ、そこを四指の先で押し、円を描くように揉みます。他人に行なうときほど力を入れることはできませんが、腰を楽にする効果は充分にあります。

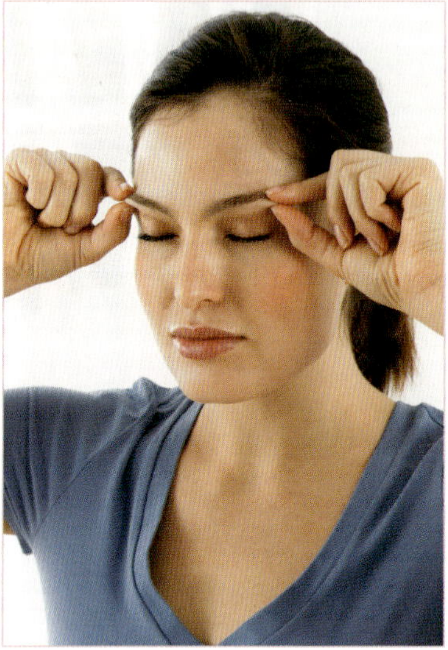

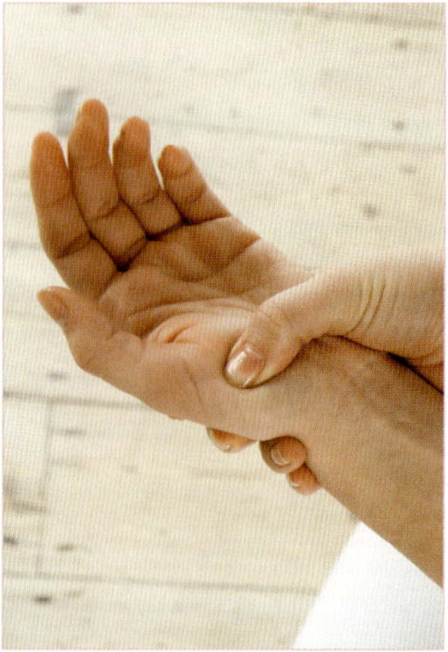

5 まゆ（スクイージング）　親指と人差し指でまゆ頭からまゆ尻までを順々につまんでは離していき、最後に「瞳子髎《どうしりょう》」（目尻から指幅約1本分外側にある骨のくぼみ）を押して軽く円を描きます。目の疲れをとる効果があります。

6 手（親指によるプレッシャー）　手を反対の手で持ち、「魚際《ぎょさい》」（手の甲と手のひらの境界線上で、親指の付け根と手の付け根との中間あたり）を見つけ、親指の先でまず軽く押したり円を描いたりしてから、骨を押し、数秒保って力を抜きます。手を替えて同様に行なってください。

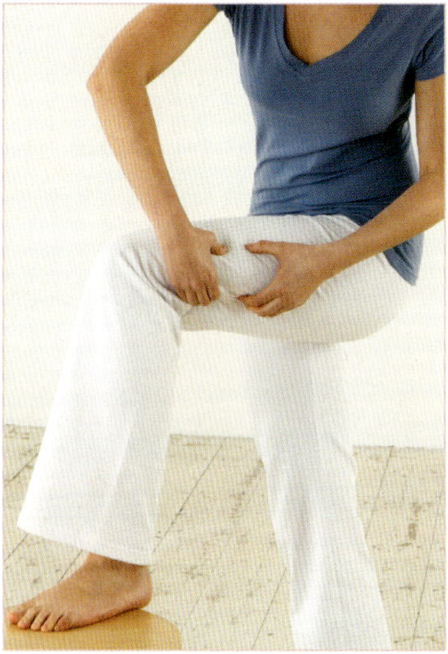

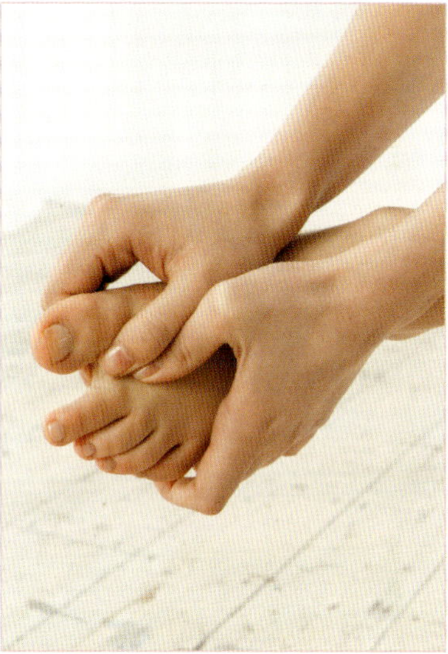

7 脚（スクイージング） 脚の外側を、付け根から足首まで両手の親指と四指でつかんで絞っていきます。きびきびと元気よく行なってください。ただしひざには力を加えないようにします。数回繰り返してエネルギーを足元の大地に送ります。これを両脚に行なってください。

8 足（親指によるプレッシャー） 足を両手で持ち、「太衝《たいしょう》」（足の親指と人差し指の骨の付け根の間のくぼみ）を見つけ、足と反対側の手の親指の先で押します。直接押すと痛む場合は、あまり力を加えずに円を描いて圧を分散させてから、もう1度押してみましょう。反対の足にも同様に行ないます。

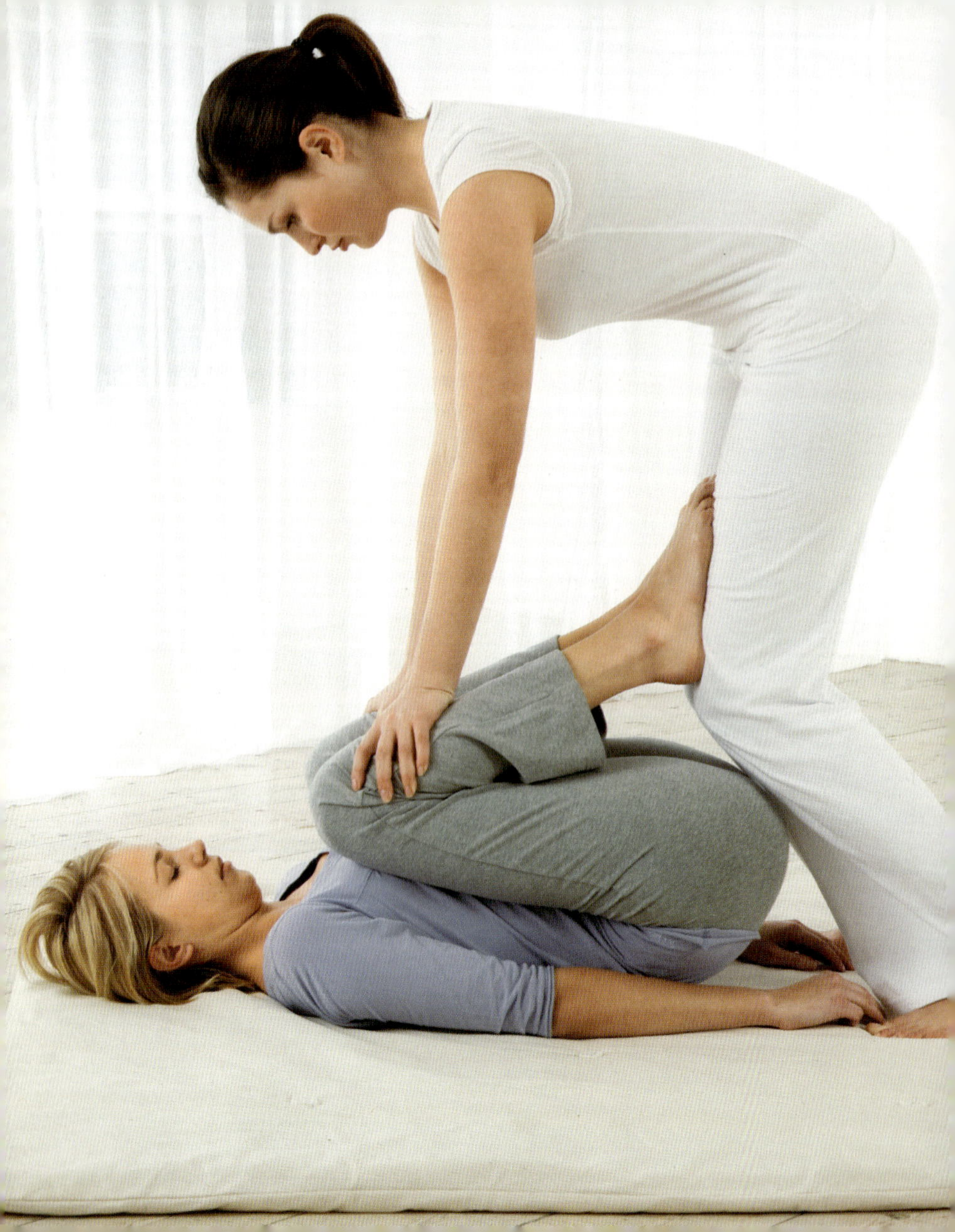

指圧

指圧は中国からの流れを汲む日本の治療法です。この章で紹介する指圧の手順は、体をリラックスさせ、エネルギー（気）の流れを促して健康全般の増進を図るものです。指圧では、型通りの方法に忠実に従うことよりも、自分の感覚に耳を傾けて動くことが大切です。体を押すときも引くときも、つねに経絡のバランスを整えることを意識してください。配慮の行き届いたバランスのよい施術を、穏やかな心で、そしてパートナーと一体となったつもりで行ないましょう。指圧には、緊張のある部位を直接刺激する方法と、そこと関連のある離れた部位に働きかける方法とがあります。

基盤にある思想

**指圧は中国の思想や医学から発展したため推拿とよく似ており、
経絡図に少し違いはありますが、
指圧も基本的な狙いは経絡の“気”の流れを整えることです。**

経　絡

人体には特定の臓器と関連のある経絡《けいらく》が左右対称に12対と、体の中心を通り特定の臓器に支配されない経絡が2経あります。この2経は督脈《とくみゃく》と任脈《にんみゃく》と呼ばれ、それぞれが体の背面と前面を通っています。陽のエネルギーは督脈を下降し、陰のエネルギーは任脈を上昇しています。

経絡間のエネルギーのバランス、そして個人と環境との関係は重要です。中国の伝統思想によれば、万物は水、火、木、金、土の5元素からなり、人の健康はこの5元素のバランスに左右されます。また、陰と陽の相互作用も健康の鍵となります。陰(暗い、女性的、冷たいなどの性質を持つ)と陽(明るい、男性的、暑いなどの性質を持つ)は吸収し合ったり、互いから互いに変化します。

指圧はもともと鍼を使わずにできる家庭療法という位置づけでした。指圧の狙いは気の流れを促し、体内のさまざまな要素のバランスを整えることです。バランスが崩れると病気にかかりやすくなるというだけでなく、病気とはそもそもバランスの崩れが顕在化したものであるというのが指圧の考え方なのです。

経絡（体の前面）

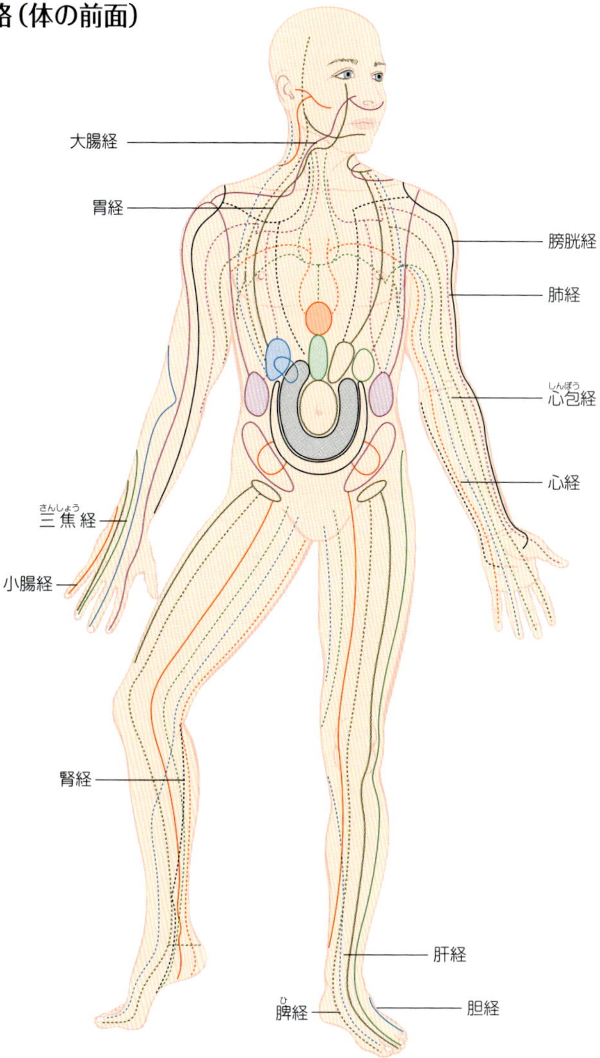
大腸経
胃経
膀胱経
肺経
心包《しんぽう》経
心経
三焦《さんしょう》経
小腸経
腎経
肝経
脾《ひ》経
胆経

ツ　ボ

経絡上の重要なポイントのことを指圧ではツボと呼んでいます。
ツボは全身の365ヵ所にあり、気の交換所の役割をしています。
ツボはたいていほかの部分と比べて敏感だったり、
実際に少しくぼんでいたりします。

筋肉や皮膚の変化でバランスの崩れがわかることがあります。経絡内のバランスの崩れは、ツボに圧を加えることで修正することができます。

気の過不足は経絡上のどこにでも起こる可能性があります。気の過剰な状態は“実《じつ》”と呼ばれ、周辺がたいてい緊張して硬く、押すと刺すような痛みがあります。この状態は一般に急性です。一方、気が不足した状態は“虚《きょ》”と呼ばれ、周辺が柔らかくへこんでおり、押すと鈍い痛みがあったり、むしろ気持ちがよかったりします。この状態は一般に慢性です。

プロの指圧師はどんな症状を治療するときも根本の原因を考慮しますが、根本の原因は必ずしも1つではありません。体の症状は先天的な体質や感情的要素などの体内環境とエネルギーを枯渇させる体外環境とが結びついた結果と考えられるのです。

指圧では、体のある部分を刺激することによって、同じ経絡上の離れた部分のエネルギーに影響を与えることもできます。また、経絡に沿う施術により、その経絡全体のエネルギーに影響を与えることもできます。プロの指圧師は事前に腹診《ふくしん》（腹部の触診）などの診察を行なって手順を決定します。気の過不足を感じとる能力は、練習と実践を重ね、指圧の方法を深く知ることによって身につきます。

ツボ（体の前面）

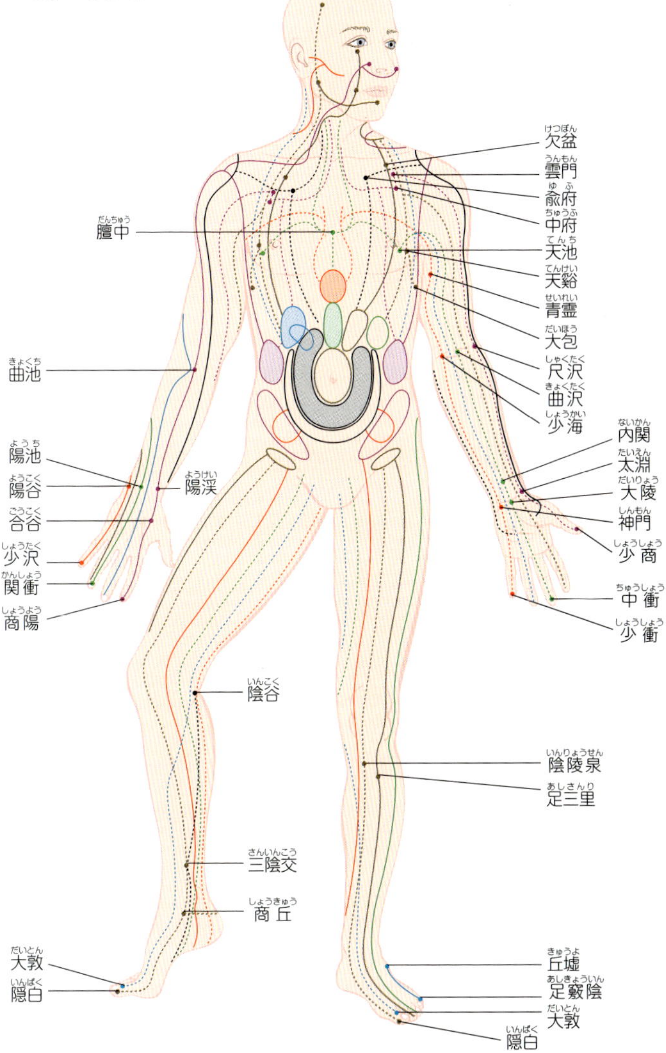
欠盆《けつぼん》
雲門《うんもん》
兪府《ゆふ》
中府《ちゅうふ》
天池《てんち》
天谿《てんけい》
青霊《せいれい》
大包《だいほう》
尺沢《しゃくたく》
曲沢《きょくたく》
少海《しょうかい》
膻中《だんちゅう》
曲池《きょくち》
内関《ないかん》
太淵《たいえん》
大陵《だいりょう》
神門《しんもん》
少商《しょうしょう》
中衝《ちゅうしょう》
少衝《しょうしょう》
陽池《ようち》
陽渓《ようけい》
陽谷《ようこく》
合谷《ごうこく》
少沢《しょうたく》
関衝《かんしょう》
商陽《しょうよう》
陰谷《いんこく》
陰陵泉《いんりょうせん》
足三里《あしさんり》
三陰交《さんいんこう》
商丘《しょうきゅう》
大敦《だいとん》
隠白《いんぱく》
丘墟《きゅうきょ》
足竅陰《あしきょういん》
大敦《だいとん》
隠白《いんぱく》

ツボ（体の背面）

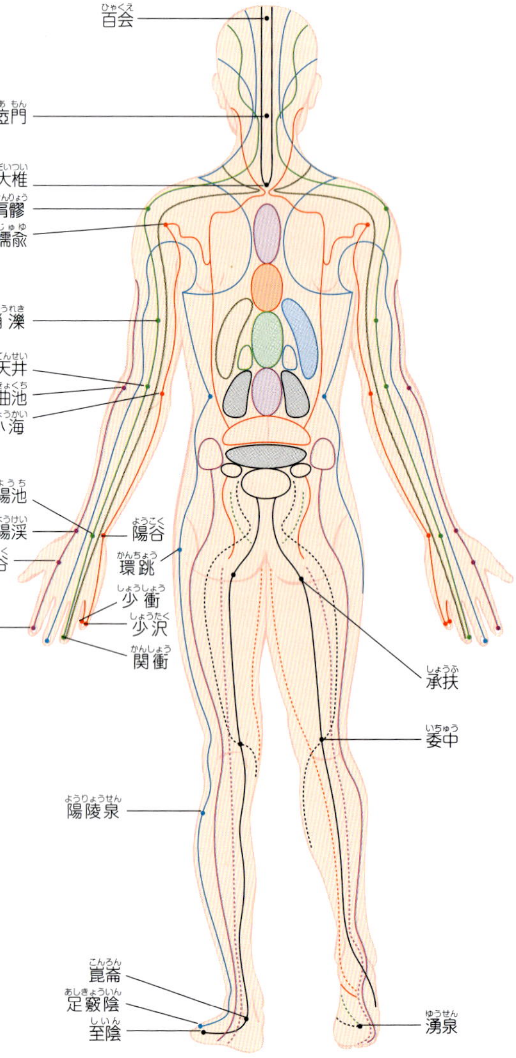
百会《ひゃくえ》
瘂門《あもん》
大椎《だいつい》
肩髎《けんりょう》
臑兪《じゅゆ》
消濼《しょうれき》
天井《てんせい》
曲池《きょくち》
小海《しょうかい》
陽池《ようち》
陽渓《ようけい》
合谷《ごうこく》
商陽《しょうよう》
陽谷《ようこく》
環跳《かんちょう》
少衝《しょうしょう》
少沢《しょうたく》
関衝《かんしょう》
承扶《しょうふ》
委中《いちゅう》
陽陵泉《ようりょうせん》
崑崙《こんろん》
足竅陰《あしきょういん》
至陰《しいん》
湧泉《ゆうせん》

ツボ（頭部）

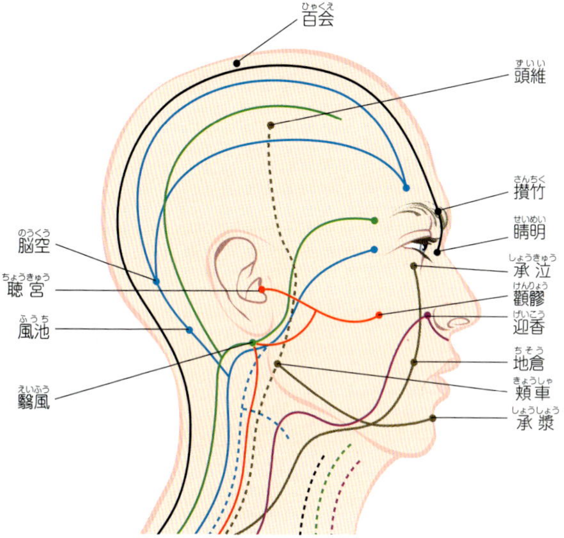
百会《ひゃくえ》
頭維《ずいい》
攢竹《さんちく》
睛明《せいめい》
承泣《しょうきゅう》
顴髎《けんりょう》
迎香《げいこう》
地倉《ちそう》
頬車《きょうしゃ》
承漿《しょうしょう》
脳空《のうくう》
聴宮《ちょうきゅう》
風池《ふうち》
翳風《えいふう》

ツボ（足）

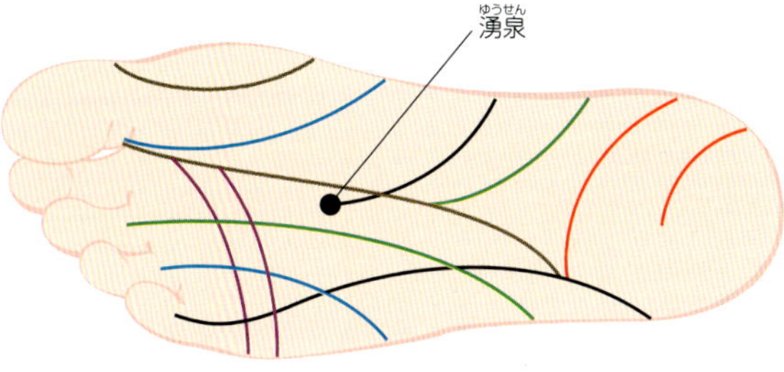
湧泉《ゆうせん》

実践にあたって

指圧はクリームやオイルを使わず、
受ける人に着衣のまま床に寝てもらって行なうのが伝統的な方法です。
しかし現在では日本でもマッサージベッドがよく使われています。
施術する人は手のひらや肘、前腕、ひざ、足などに体重をかけることによって、
受ける人の体に圧を加えます。

バランスのとれた姿勢で、お腹の力を使い、ゆっくりと安定した圧を加えてください。また、動作を行なわないほうの手もつねに補助的にパートナーの体に当てておきましょう。経絡に効果的に働きかけるためにパートナーに姿勢をいろいろに変えてもらうことがありますが、そのさいには自分とパートナーの体の柔軟性を考慮し、無理のないように行なってください。

自分もパートナーもゆったりとした着心地のよい服を着て行ないましょう。最も動作しやすい位置に着いて行なうことも大切です。また、自分の体重を利用してよい指圧を施すために、自分自身の体調を整えておきましょう。そして1つひとつの動作に意識を込め、パートナーのフィードバックを受けながら行なってください。

初めのうちは、パートナーのバランスを修正しようとするよりも、パートナー

実践の要点

手技:おもに親指・親指以外の指・手のひら・肘・足によるプレッシャー。それに加え、ロッキング、ラビング、ストレッチも適宜使用

動作:精神を集中し、バランスのとれた姿勢で、ゆっくりと安心感を与えるように動く。自分の体重を利用する

道具:床に敷くマット。頭やひざや足首を支えるクッションかタオル

フィードバック:施術前に健康上の問題を聞いておき、施術中は圧の強さがちょうどいいかこまめに尋ねる

所要時間:全身の指圧は約45分間

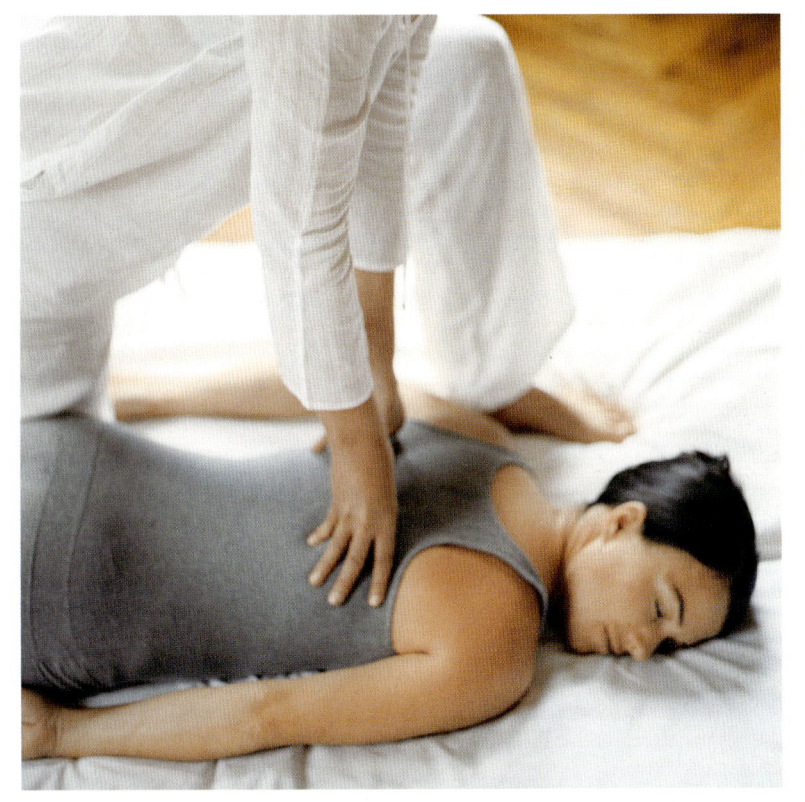

**指圧は本来床で行なわれる。
指圧師は自分の体重を利用して圧を加える。**

のエネルギーを感じとることに集中してください。気の過不足を見つける方法や症状を癒すための方法は時間をかけて身についていきます。また、経験を重ねるうちに、目の前の症状の奥にあるものを見つけ、より広い視野で考えることができるようになります。指圧では、人の健康は1人ひとりみな違っているものと考えます。ですから型にはまった施術でなく、個人に合わせた施術を行なうのが正しいやり方なのです。

背　中

背中の施術を始める前に、
まずは自分自身の心と体を落ち着かせましょう。
安定した心と体で余裕を持って取り組むことがとても大切です。
背中の施術は体重の使い方を極める絶好のチャンスです。

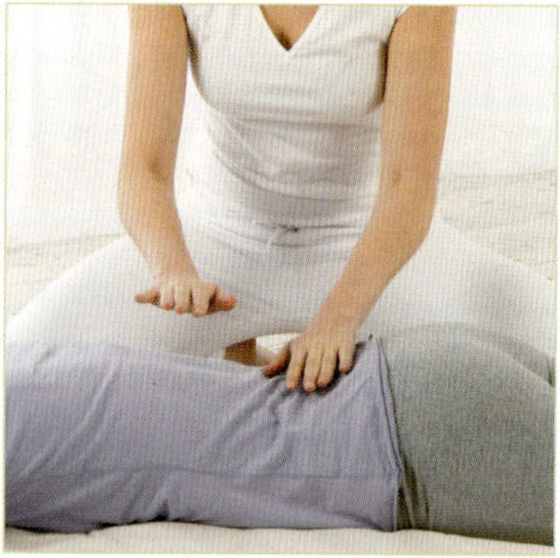

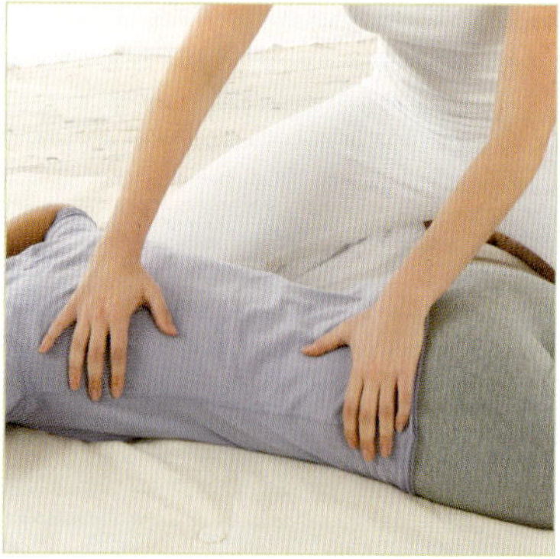

1 手のひらによるプレッシャー　パートナーの側方にひざまずき、息を吸って前かがみになり、両手のひらを背骨の向こう側に当てます。それから両手のひらを交互に上下させて腰から肩まで“歩かせ”ます。背骨に圧をかけないよう気をつけてください。手のひらに体重をかけて行ないますが、バランスのとれた姿勢を保つようにしましょう。数回繰り返してパートナーをリラックスさせ、まずは自信を獲得してださい。

2 ロッキング　背骨の向こう側の筋肉に両手を当て、手の付け根を使って体を向こう側へ揺らします。この動作で腰と肩の間を行ったり来たりしてください。膀胱経を刺激して背中全体をリラックスさせる効果があります。

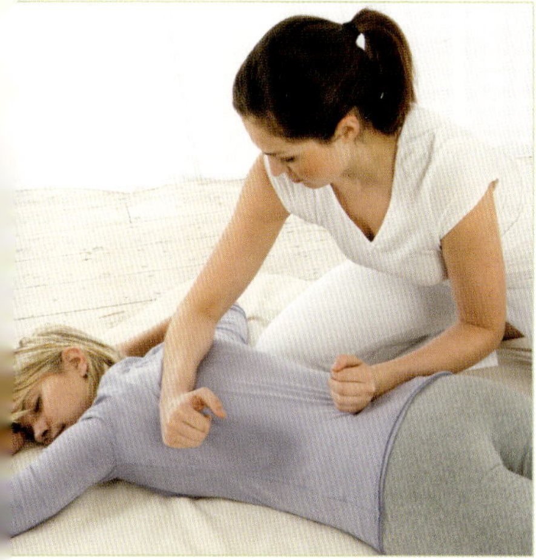

3 前腕によるストレッチ　両手を軽く握り、両前腕をくっつけて背中の中央に斜めに置きます。それからゆっくりと一方の前腕を肩に向かって、反対の前腕を腰に向かって動かしながら、筋肉を押し伸ばしていきます。筋肉の伸びをパートナーに感じてもらえるように、前腕全体を体に密着させて行ないましょう。自分の位置を変えずに、反対の斜めのストレッチも行なってください。

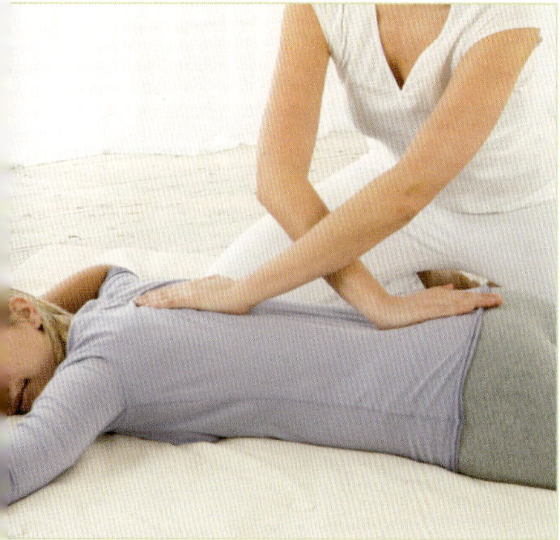

4 手のひらによるストレッチ　腰の側方にひざまずいて腕を交差させ、片手を仙骨の上に、反対の手を上背部に当てます。それから左右の手を滑らせず、互いから遠ざかる方向に動かすことにより、腰を伸ばしてください。抵抗を感じる位置を確認したら力を緩め、もう1度行ないます。2度目は動かす距離を少し伸ばしてください。

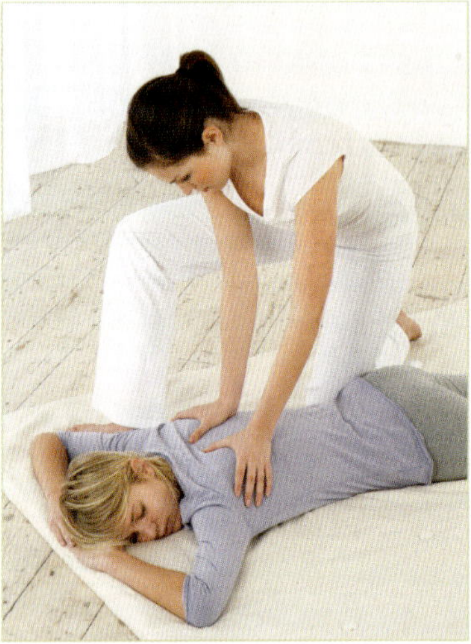

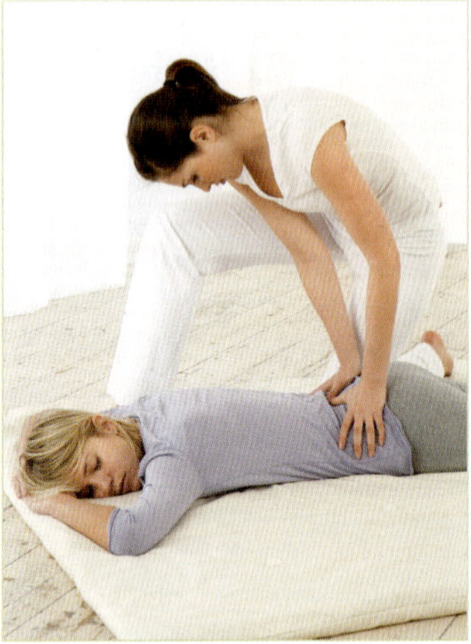

5 手のひらによるプレッシャー バランスのとれた姿勢でパートナーの上背部の真上に構え、お腹に力を入れて、両手のひらを背骨の左右に当てます。このとき手の付け根が背骨を挟んで向かい合い、四指が外側を向くようにしてください。それから体重をかけ、体の内側に心地のよい圧を加えます。この動作を、少しずつ位置をずらしながら腰まで繰り返してください。

6 手のひらによるプレッシャー パートナーの腰の真上に構え、両手のひらを背骨の左右に当てます。今度も手の付け根が背骨を挟んで向かい合い、四指が外側を向くようにしてください。それから体重をかけて慎重に圧を加えます。圧が強すぎないかパートナーに確認しながら行なってください。最後はゆっくりと力を緩めて手を離します。

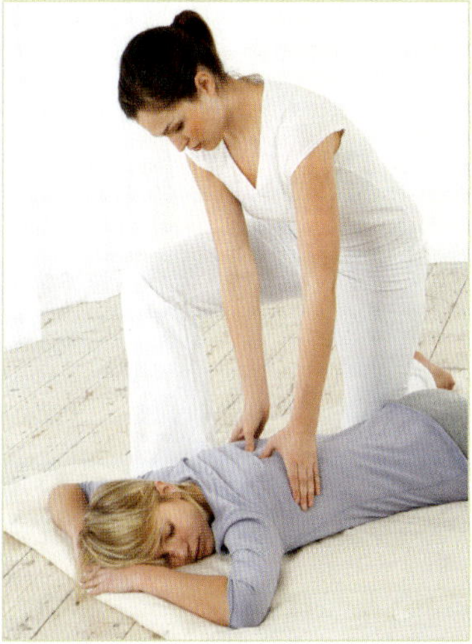

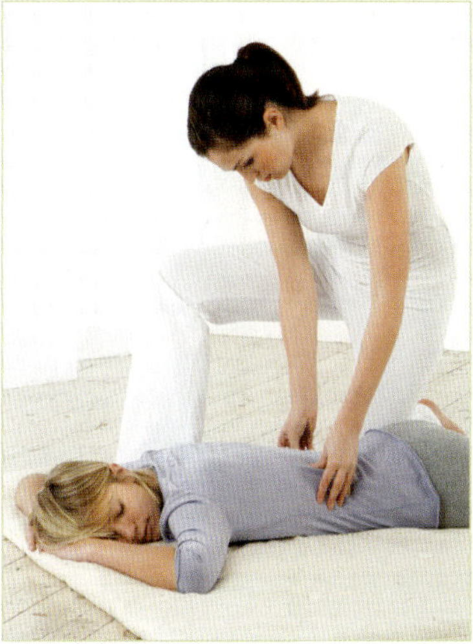

7 親指によるプレッシャー　上背部に戻り、両親指を背骨の左右の筋肉に当て、四指は支えに使います。それから両親指で背骨の脇を腰まで順々に押していきます。脊椎の間のくぼみの脇を押すのが目安です。これは膀胱経に沿う動作です。体重を利用してゆっくりと力を加えるようにしてください。

8 親指によるプレッシャー　両手の親指で、背骨から指幅3本ほど離れたところの腰の筋肉を、上から順に左右各3ヵ所押していきます。これは外側の膀胱経を刺激する動作です。押して、少し保ち、ゆっくりと離すようにしてください。

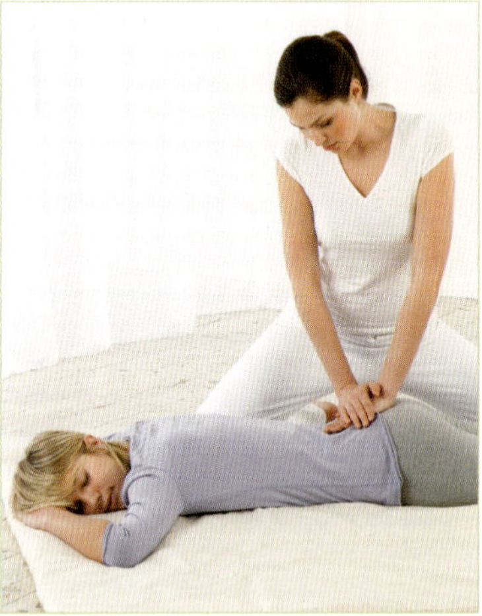

9 サークリング　パートナーの腰の側方に着き、仙骨の上に両手を重ねて当てます。それからその場で反時計回りに円を描いてください。腰をリラックスさせると同時に腎臓を温める効果があります。ゆっくりと丁寧に繰り返してください。手のひらを柔軟に腰の形に沿わせて行なうようにしましょう。

10 ラビング　片手はそのまま体に当てておき、反対の手の四指の腹で、内側の膀胱経に沿うラインを元気よくこすります。まず背骨の片側を肩から腰までこすり、続いて反対側をこするようにしてください。最後はこすっていた手を腰に当て、そのまま少し静止させます。

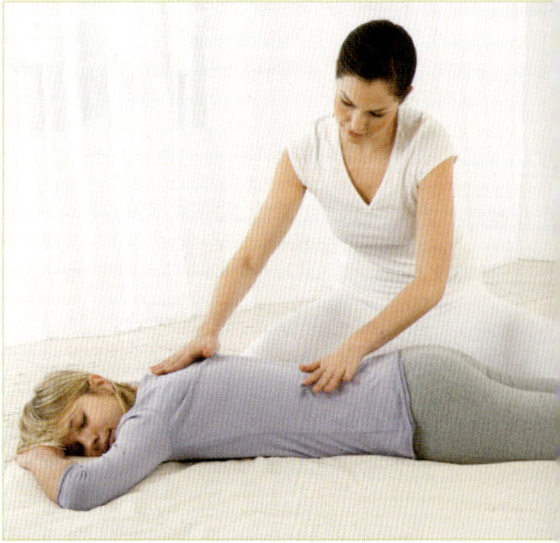

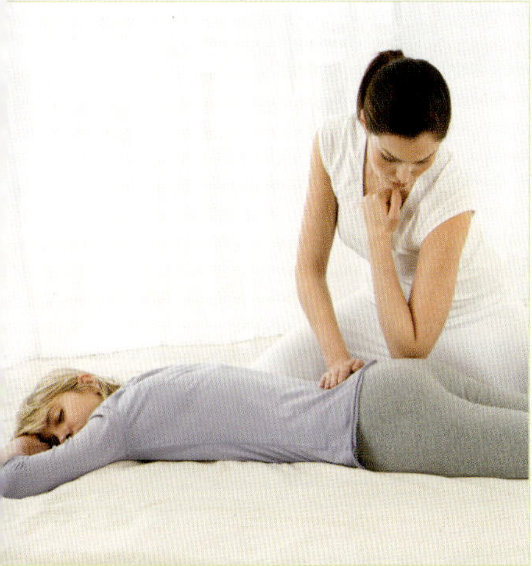

11 肘によるプレッシャー　片手を補助的に腰に当てておき、反対の肘を曲げて臀部の筋肉に当て、手首の力を抜いて体重をかけます。この方法で片側の臀部のほぼ中央を上から下まで順に押していきましょう。これも膀胱経を刺激する動作です。

12 肘によるプレッシャー　「環跳《かんちょう》」(臀部の上から約3分の1、中央から外側に向かって約3分の2のところにあるくぼみ)の位置を確認します。そこに肘を当てて円を描くように揉みます。反対の手は補助的に体に当てておきましょう。緊張しやすい部位ですが、肉の厚い部位でもあるので、ある程度力を強くしてかまいません。肘を滑らせずにしっかりと固定して行なってください。身を乗り出して、これらの臀部の手順を自分から遠い側にも行なってください。

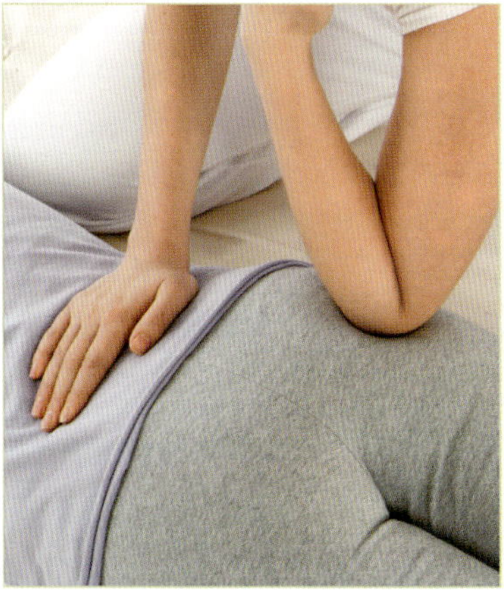

脚の後面と足の裏

脚の施術では、自分自身がよい姿勢を保つことと、
パートナーの脚を適切な位置に置いて経絡を刺激することがとても大切です。
関節への圧は慎重に加えてください。
また、左右の脚に同じ強さの圧を加えるようにしましょう。

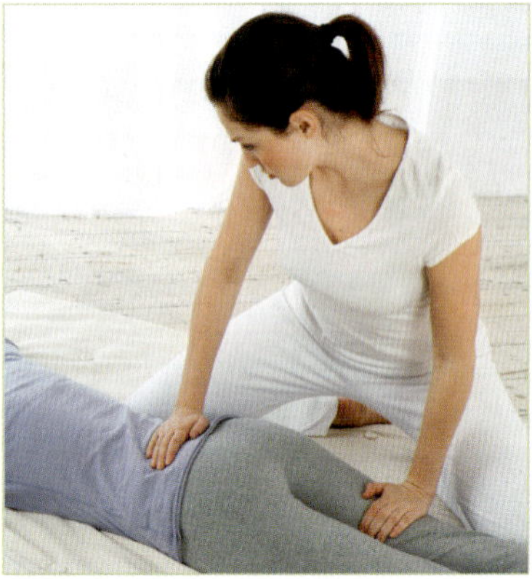

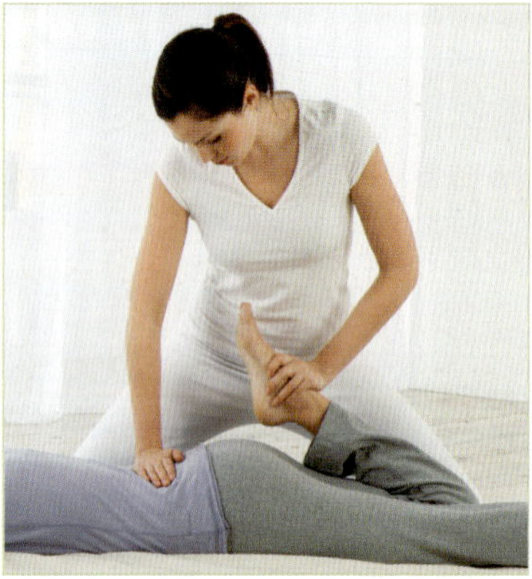

1 手のひらによるプレッシャー　パートナーの脚の付け根の側方に着き、片手を補助的に体に当て、反対の手のひらを脚の後面の膀胱経に沿って、脚の付け根から足首の手前まで“歩かせ”てください。“1歩”ずつ、手のひらを当て、押し、少し保ち、ゆっくりと離します。ひざの裏を通るときは力を弱めてください。

2 ストレッチ　片手を補助的に仙骨に当て、反対の手を足首の下に入れてひざを折り、かかとを臀部につけることを目指します。ただし体の柔らかさを考慮して慎重に行ない、無理にはつけないでください。1度離して少しリラックスさせてから、もう1度やってみましょう。

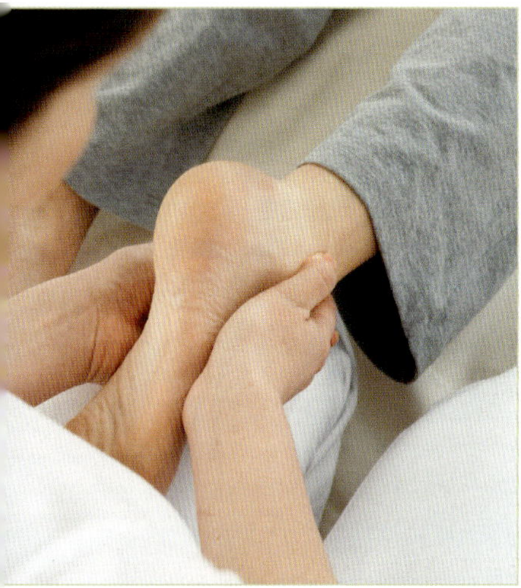

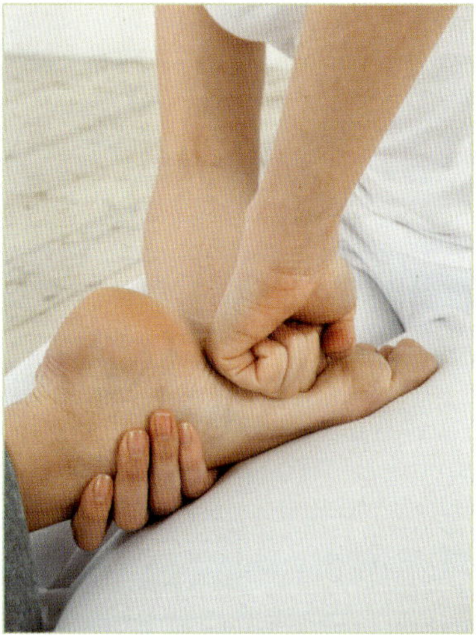

3 親指によるサークリング　パートナーの足方に移動して両手で片足を持ち、内と外のくるぶしの周りを、左右の親指の腹で小さならせんを描きながら数周します。できるだけくるぶしの近くを動くようにしてください。滞った“気”を散らし、血行を促す効果があります。

4 ニーディング　片手で足の甲を下から支え、反対の手を軽く握って足の裏に当て、「湧泉《ゆうせん》」（足の裏の上部のふくらみのすぐ下で、足幅の中央）の周りを指の付け根の関節で揉みほぐします。手をリラックスさせて力を入れすぎないようにしてください。足の裏全体に行なってもかまいませんが、甲に圧を加えないよう気をつけてください。

注　意

妊娠中は「湧泉」を刺激してはいけません。

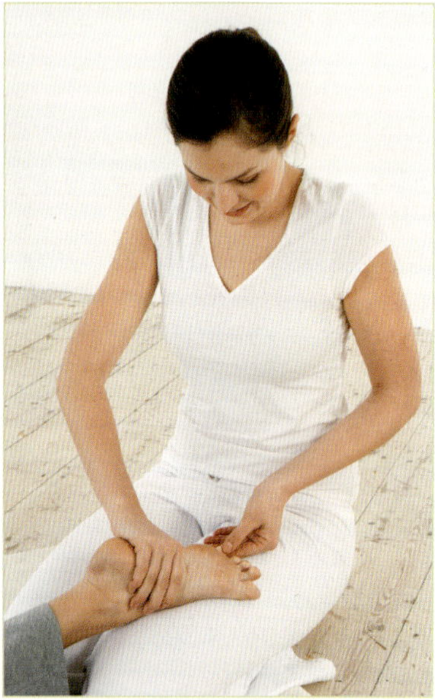

5 プリング　親指と人差し指と中指を使い、足の指を1本ずつ順番に引っ張ります。付け根から先端に向かって指を辿りながら、絞ったり引っ張ったり押したりしてください。この動作を指の先端のさらに少し先まで続けるつもりで行ないましょう。5本の指すべてに行なったら、足を下に置き、ここまでの脚の手順を反対の脚にも行なってください。

6 プリング　パートナーの足方にひざまずき、両手で左右それぞれの足首をつかんで少し持ち上げ、手前に引っ張ります。ただしパートナーの体重が自分よりかなり重い場合は、無理をしないよう気をつけてください。この動作を2度行なって、関節に溜まっているエネルギーを解放します。

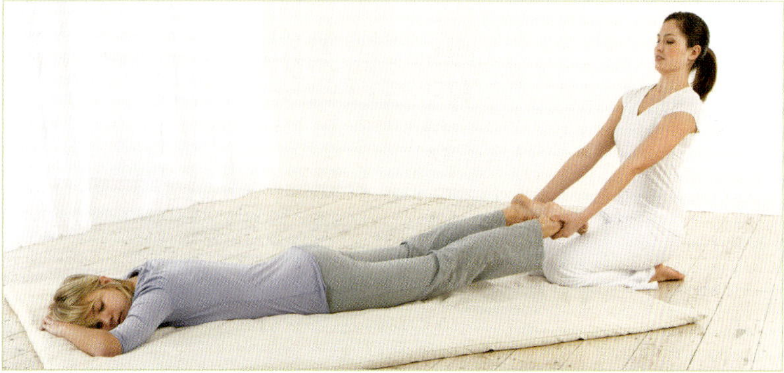

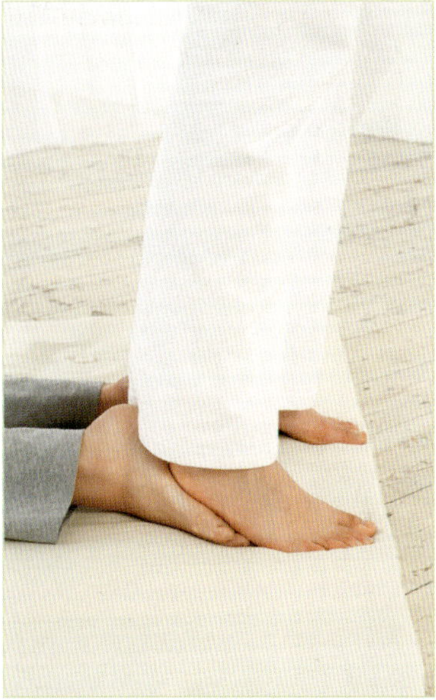

7 足によるプレッシャー　自分のかかとをパートナーの足の裏の上部のふくらみに乗せ、つま先を床につけます。それからその場で静かに足踏みをして圧を加えてください。気持ちのいい圧が加わるように、体重のかけ方を調整しながら行ないましょう。足の甲に圧がかからないよう気をつけてください。

8 手のひらによるプレッシャー　胆経を刺激しやすくするために、パートナーに横を向いてもらい、上の脚を曲げて前に出してもらいます。前に出したひざの下にクッションを敷くといいでしょう。片手を補助的に体に当て、反対の手のひらを脚の外側に沿って足首まで“歩かせ”てください。“1歩”ずつ、手のひら全体を当て、押し、少し保ち、離します。ひざには力を加えないようにしてください。終わったら反対の脚にも同様に行ないます。

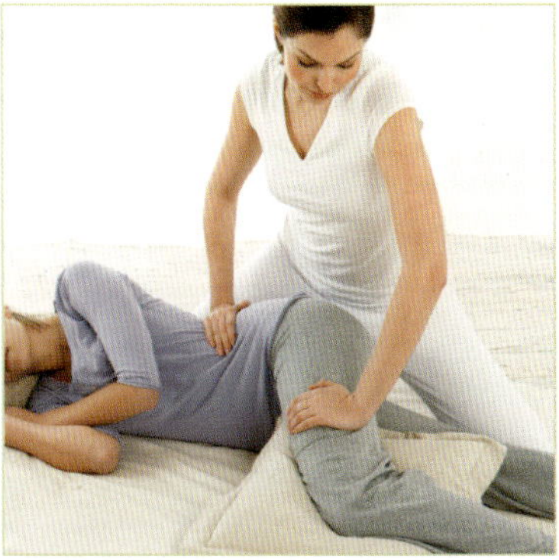

腹　部

腹部の指圧は単独で行なわれることもあり、
プロの指圧師にとっては重要な診察手段にもなります。
腹部の指圧が目指すものはリラクセーションです。敏感な部位なので
慎重に行なってください。とくに月経時はステップ1を行なうだけでも
かまいません。また、妊娠中は腹部の指圧をしてはいけません。

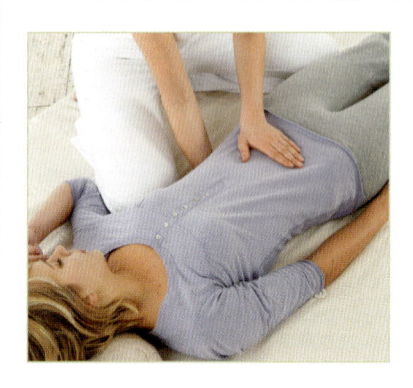

1　レスティング〔静止させる〕　片手を背中の下に入れて支えとし、反対の手のひらをおへそのすぐ下に当てます。そのまましばらく静止して、手のひらがパートナーの呼吸とともに上下するのを見守ってください。施術者自身も穏やかに呼吸し、リラックスして何も考えないようにしましょう。

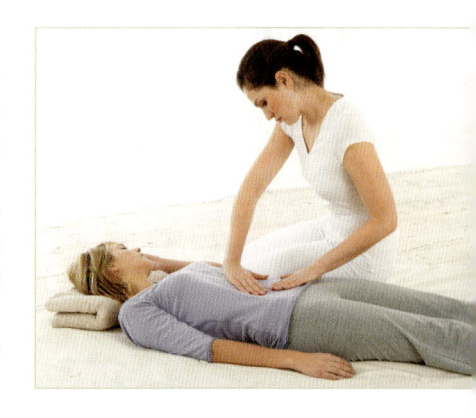

2　手のひらによるプレッシャー　片手を補助的にお腹に当て、反対の手でおへそを中心に時計回りに円を描きながら、ゆっくりと圧を加えていきます。パートナーを安心させる穏やかな動きを心がけながら、どこかに緊張がないかにも注意してください。内臓の働きを活発にすると同時に、リラクセーションと幸福感をもたらす効果があります。

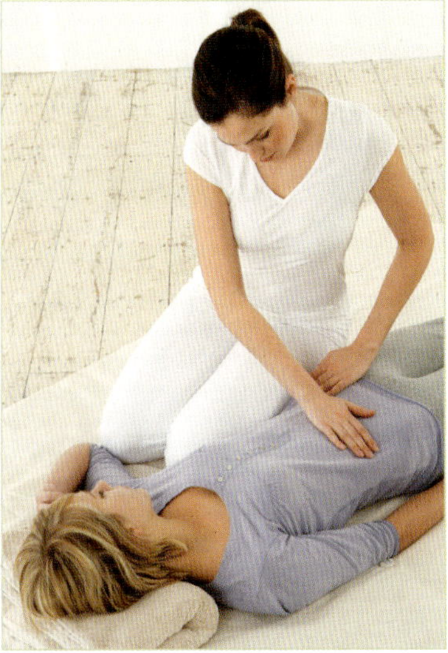

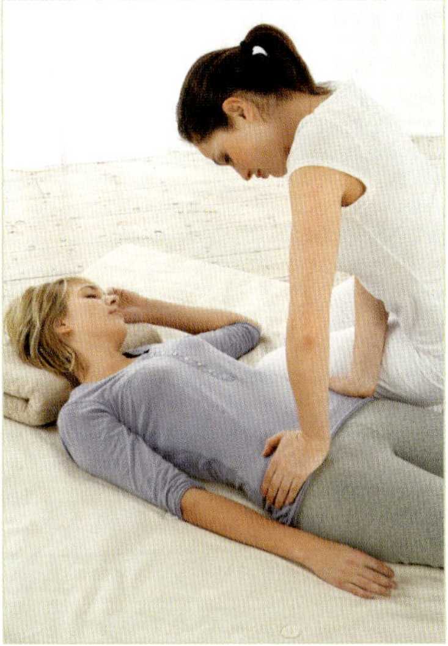

3 手のひらによるプレッシャー　今度は両手を使って円を描くことにより、パートナーをさらにリラックスさせます。今度もおへそを中心に時計回りです。どこかに緊張がないか引き続き注意して行ないましょう。連続した動きで安心感を与えるために、両手を同時にお腹から離さないようにしてください。

4 手の付け根によるプレッシャー　両手をパートナーの左右の腰に、手の付け根を体の内側に、四指の先を床に向けるようにして当てます。それからゆっくりと、きわめて優しく手のひらに体重をかけ、少し保ってから力を緩めます。お腹の力で動くようにしてください。骨盤周りをリラックスさせる効果があります。ただし強く押しすぎないよう充分に注意してください。

胸　部

胸部の指圧も圧を調整しやすくするためにバランスのとれた姿勢で行ないましょう。乳房に直接圧を加えないよう気をつけてください。胸部の施術のあとは、パートナーの体の周りを時計回りに進みながら施術を続け、再び胸部に戻ってきます。

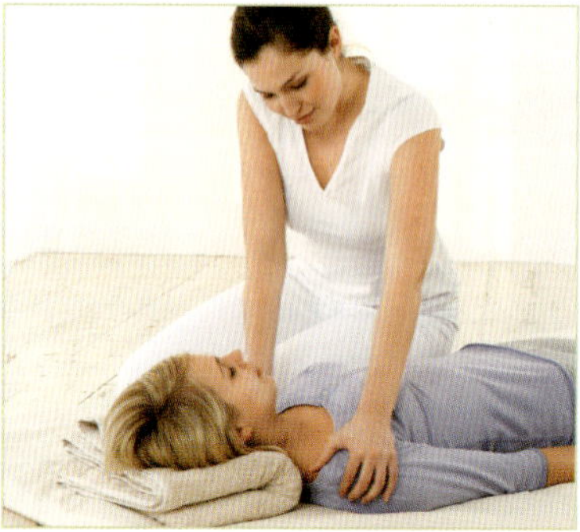

1　手のひらによるプレッシャー　パートナーの胸部の上に身を乗り出して施術しますが、くれぐれもバランスを崩さないよう気をつけてください。両手の付け根をそれぞれ肩のすぐ下の胸郭に当て、四指を外側に向けます。それから自分の体を前に倒しながら両手のひらに均等に体重をかけていき、続いてゆっくりと体を後ろへ戻しながら圧を弱めていきます。

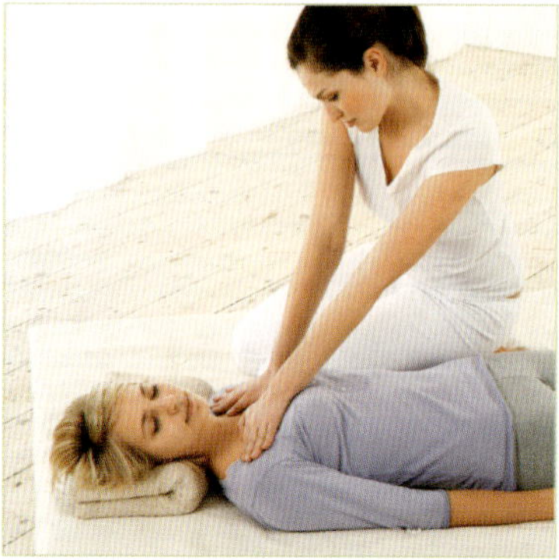

2　手のひらによるプレッシャー　今度は両手のひらを胸の上部に当てます。このとき左右の手の付け根が胸骨の両側で向かい合い、四指が外側を向くようにしてください。それからゆっくりと自分の体を前に倒しながら両手に体重をかけ、しばらく止めてから、ゆっくりと体を戻します。これは「雲門《うんもん》」を刺激する動作です。

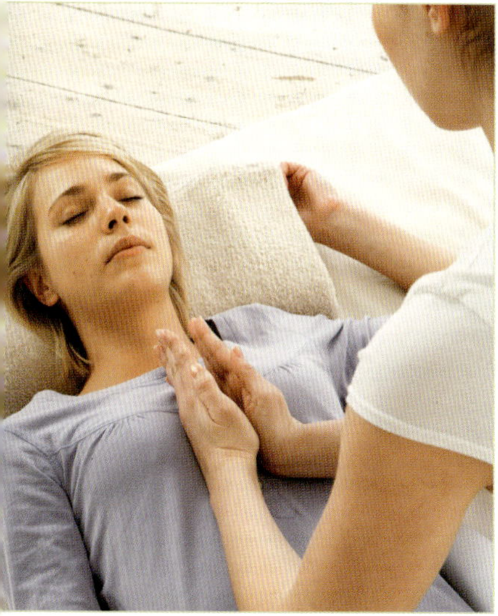

3 親指以外の指によるプレッシャー
両手を向かい合わせて鎖骨のすぐ下の胸骨の両側に当てます。それから両手を横隔膜に向かって下に引きながら肋骨に圧を加えていきます。圧を加えすぎたり乳房に圧を加えたりする心配のない単純な方法です。

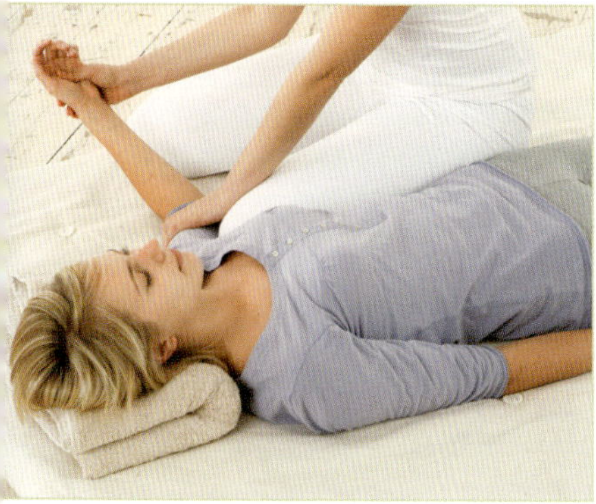

4 関節のローテーション　パートナーの腕を横に広げ、片手で肘を押さえ、反対の手でパートナーの手をつかんで前腕を持ち上げます。それからゆっくりと前腕を両方向に回してください。関節をリラックスさせ、経絡の気の流れを促す効果があります。

腕と手

自分の体に近いほうの腕から始めてください。
片方の施術を指先まで終えたら、
パートナーの体の周りを回りながら施術を続け、
反対の腕まで回ってきたときに、その腕の施術を行ないます。

1 手のひらによるプレッシャー　パートナーの側方に着き、パートナーの腕を、手のひらを上に向けて、体と直角の位置に持ってきます。それから片手をパートナーの肩に当て、反対の手のひらでパートナーの腕の内側を、肩の近くから手首まで順々に押していきます。自分の姿勢のバランスを確認してから手のひらを当て、体重をかけ、ゆっくりと均一に離すようにしてください。

2 親指によるプレッシャー　「内関《ないかん》」（前腕の内側中央の腱の間で、手の付け根から指幅2本半のところ）の位置を確認し、片手をパートナーの腕に当てたまま、反対の手の親指の腹でゆっくりとそこを押し、ゆっくりと離します。「内関」はストレスの解放に効くツボです。これを数回繰り返してください。

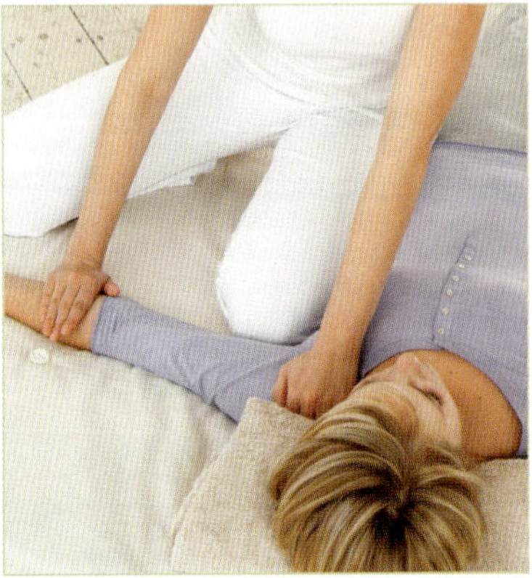

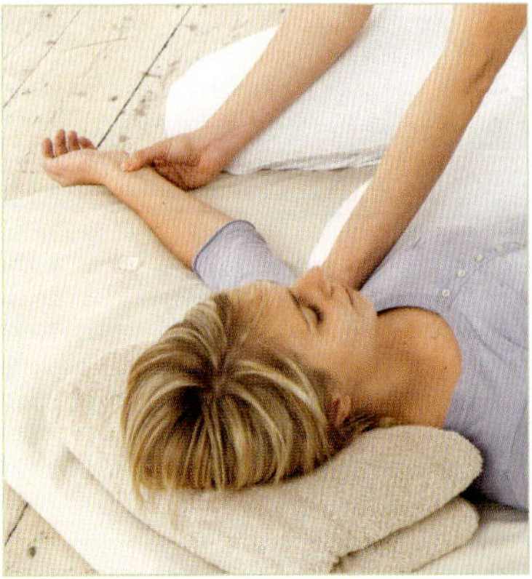

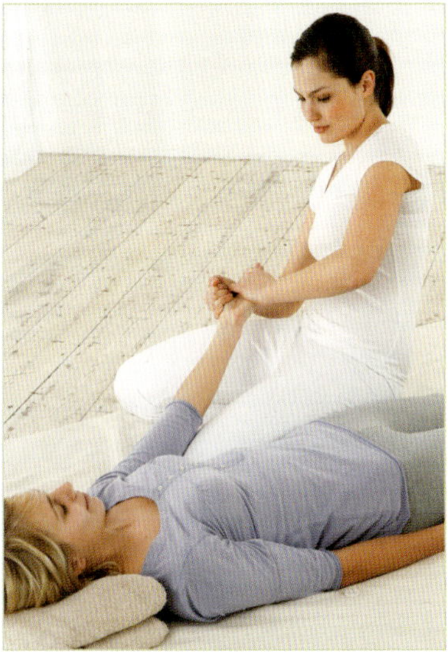

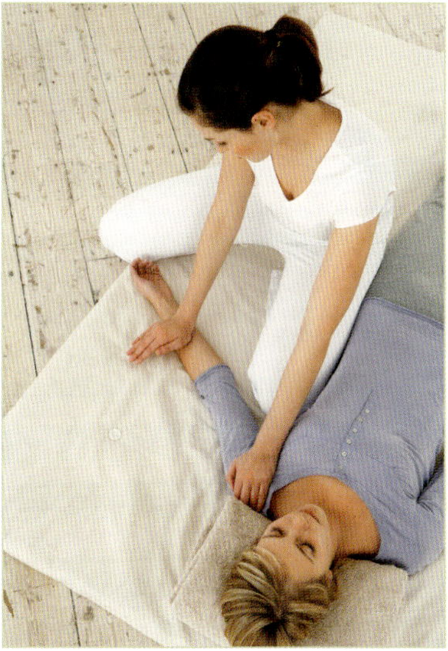

3 プリング　パートナーの手をしっかりとつかんで腕を持ち上げ、手前に引っ張ります。自分の姿勢をしっかりと安定させて体重を使い、お腹から動く意識で行なってください。これは関節に溜まったエネルギーを解放するストレッチです。

4 手の付け根によるプレッシャー　片手で肩を押さえ、反対の手の付け根で腕の内側を、肩の近くから手まで一定の間隔で押していきます。これは肺経に沿う動作です。手の付け根を当て、押し、しばらく保ち、離すようにしてください。親指の上まで押したら、最後に親指の先を絞るようにして離します。

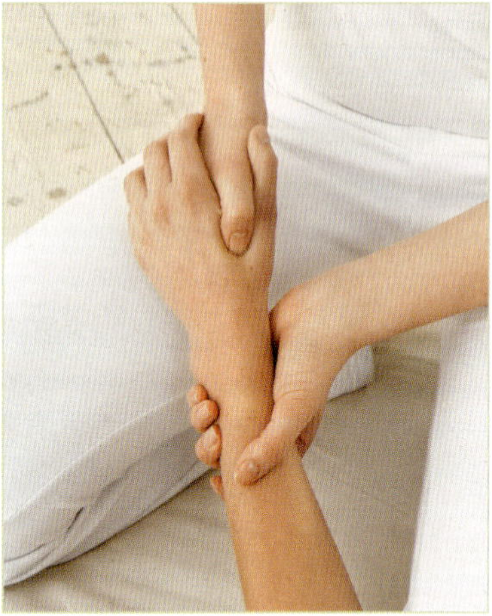

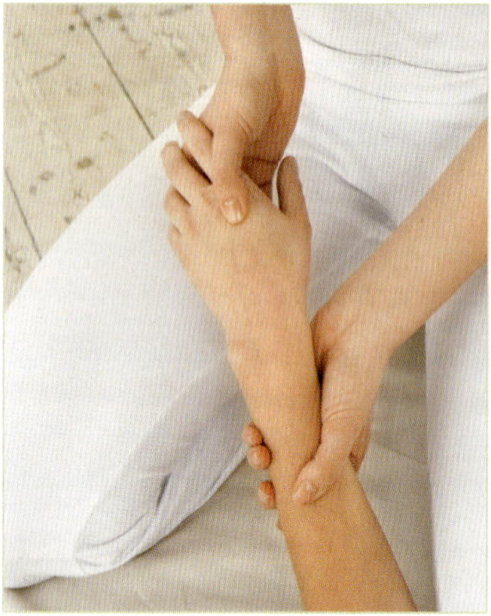

5 親指によるプレッシャー　「合谷《ごうこく》」（手の甲側で、親指と人差し指の骨の付け根の間）の位置を確認し、その周りにまず親指で円を描き、それからそこを直接親指の先と人差し指で挟んで押し、少し保ってから離します。刺激が強いようなら、親指の腹でその場で円を描くだけでかまいません。

6 スクイージング　パートナーの手を親指と人差し指の間から自分の親指と中指で挟み、指の骨の間を手首に近い側から指の股に向かって絞っていきます。絞りながら指を細かく震わせると効果が高まります。これをすべての指の間で繰り返してください。

注　意

妊娠中は「合谷」を刺激してはいけません。

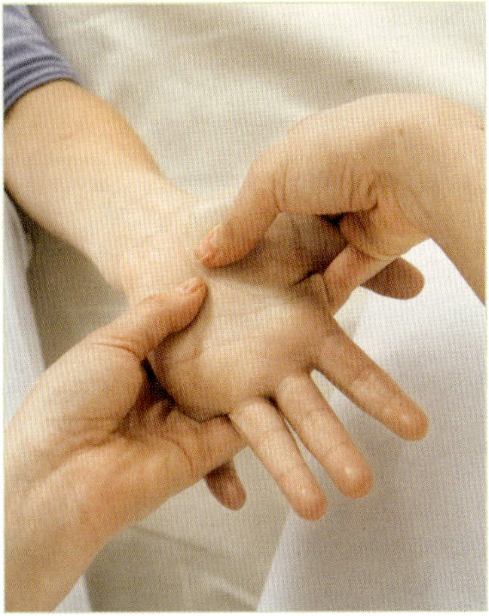

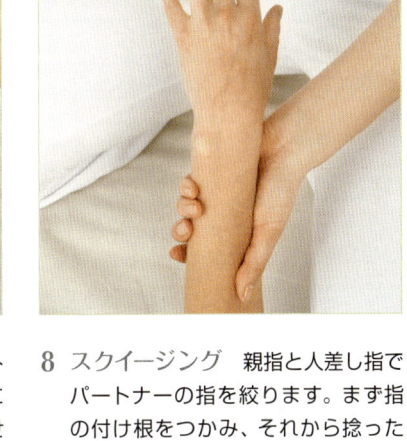

7 親指によるプレッシャー　パートナーの手を裏返して手のひらを上に向け、自分の両手の小指をからませるようにして下から支え、手をしっかりと開かせます。それから両親指で強めに、手のひら全体を順々に押していきます。

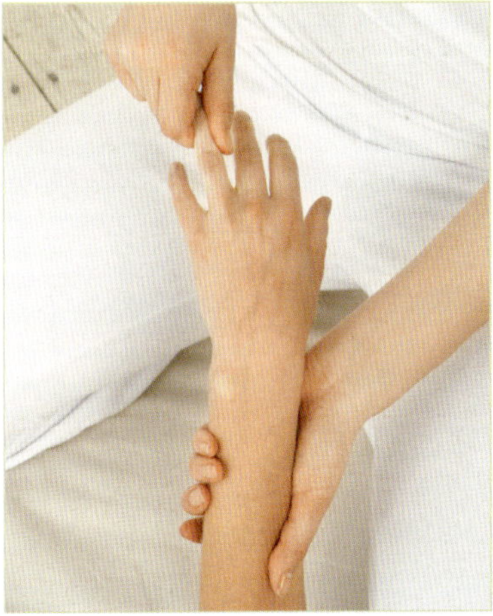

8 スクイージング　親指と人差し指でパートナーの指を絞ります。まず指の付け根をつかみ、それから捻ったり強く押したりしながら指の側面を辿り、指先まできたら、爪を押しながら絞り、軽く引っ張りながら離します。これをすべての指に行なってください。“気”を刺激し、散らす効果があります。

脚の前面と足の甲

経絡に沿う施術を続けます。パートナーの脚を動かすときは、体の柔らかさを考慮して無理のないように行なってください。また左右の脚に同じ強さの圧を加えるようにし、関節に加える圧はごく軽くしましょう。

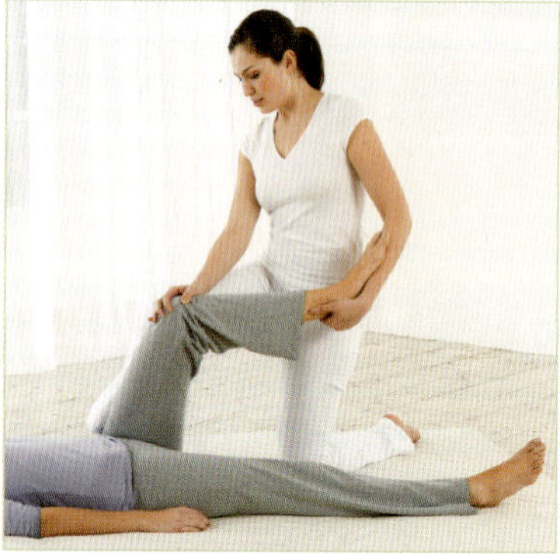

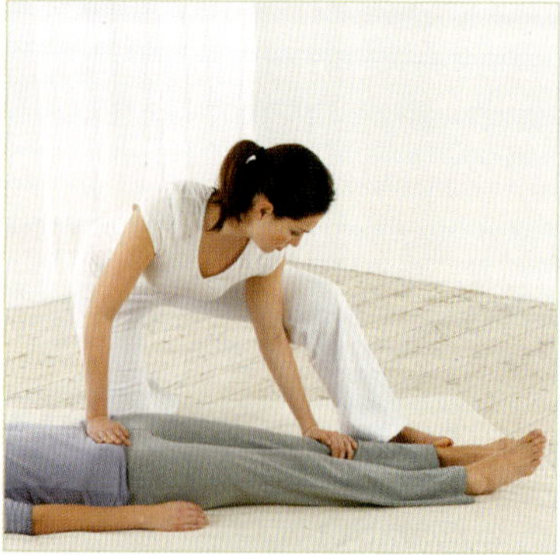

1 関節のローテーション　パートナーの脚の側方に移動し、片手で足首を、反対の手でひざを持って、慎重に脚を持ち上げます。それから自分の体重を使って股関節を静かに回してください。パートナーの脚を自分の片ひざに乗せると回しやすくなります。両方向に数回ずつ回して股関節を緩めたら、脚を慎重に床に下ろしてください。

2 手のひらによるプレッシャー　パートナーの太ももの側方に着き、片手をお腹に当て、反対の手を太ももの側面に沿って“歩かせ”てください。“1歩”ずつ、手のひらを当て、押し、少し保って離します。これにより胃経が刺激されます。ひざのところでは力を弱め、足首まで続けてください。これを数回繰り返します。

3 親指によるプレッシャー 「足三里《あしさんり》」(すねの骨の外側のふちに沿ったひざの下から指幅約3本のところにあるくぼみ)を見つけ、そこを親指の腹でゆっくりと押します。ここは人によってとても敏感なので、刺激が強すぎないかパートナーに聞いて力加減を調節しましょう。「足三里」は消化器系に効くツボです。

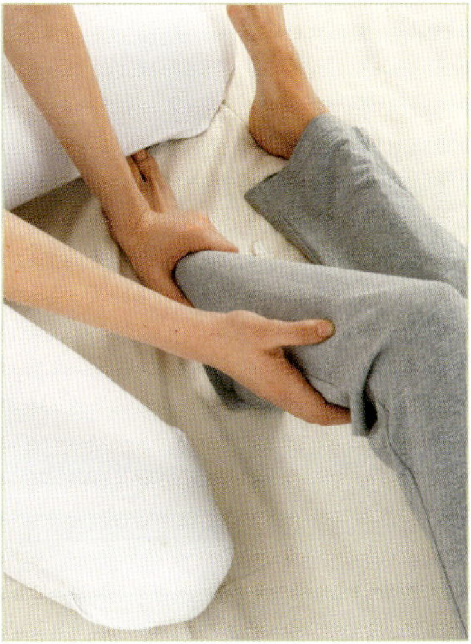

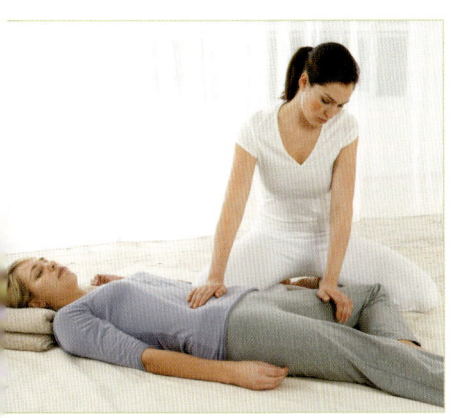

4 手のひらによるプレッシャー 両手をそれぞれひざと足の下に入れて持ち、ひざを曲げて体の外側に置きます。それから片手をお腹に当て、反対の手のひらを脚の内側に沿って“歩かせ”てください。これは肝経を刺激する動作です。パートナーの体の柔らかさを考慮し、必要であればひざの下にクッションを当てて行なってください。ひざのところでは力を弱めましょう。これを数回繰り返します。

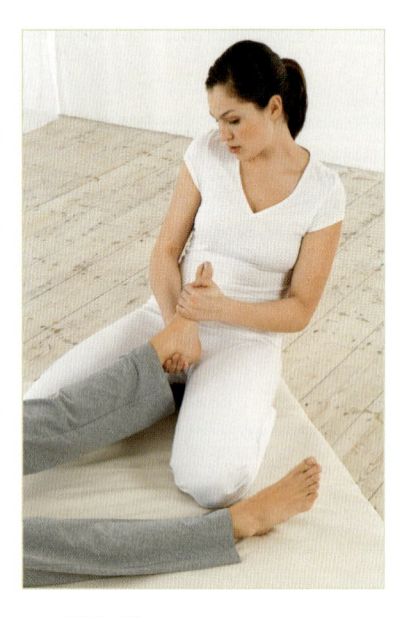

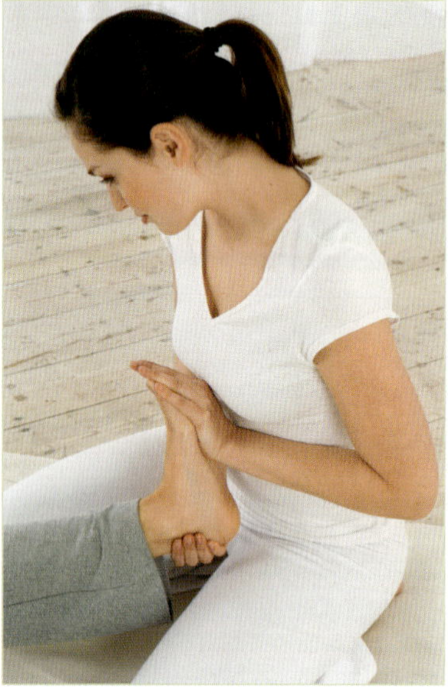

5 プリング　自分の姿勢を安定させ、片手を下から足首に、反対の手を上から足の甲に当て、脚を少し持ち上げて、手前に引っ張ります。それから力を緩め、もう1度引っ張ってください。足首に溜まっている“気”を流す効果があります。

6 手のひらによるプレッシャー　片手で足首を下から支え、反対の手のひらで足の裏の上部を押します。どれくらい押すことができるかは柔らかさによりますが、数回繰り返すうちに、少しずつひざの裏が伸び、最初よりたくさん押すことができるようになります。

7 プッシング〔押しやる〕 足を肩幅に開いて立ち、バランスのとれた姿勢でひざを少し曲げ、パートナーの両脚を持って、足の裏を自分の太ももに当てます。それから自分の体を前に倒してパートナーの脚を押してください。自分の体重を利用するのがコツです。パートナーの体をリラックスさせてバランスを整える効果があります。

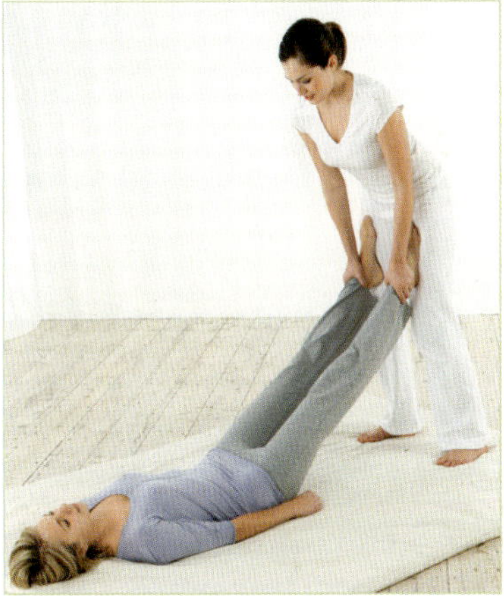

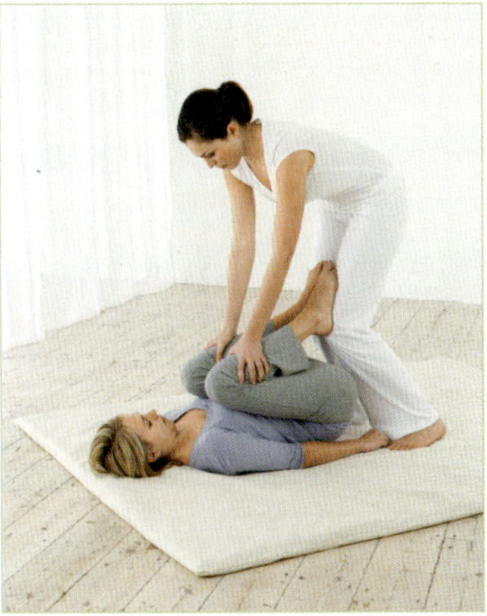

8 関節のローテーション 引き続き体を前に倒し、パートナーのひざの裏に手を入れてひざを曲げ、脚を胸に近づけます。このときも自分の体重を利用してください。それから両脚を同時に回します。数回ずつ両方向に回してください。腰の緊張をとる効果があります。脚を静かに下ろしたら、ここまでの脚の手順を反対の脚にも行なってください。

首と頭皮

首と頭皮の施術を始める前に、
まだ行なっていないほうの腕の施術を終わらせてください。
首のマッサージは体がリラックスしてからのほうが気持ちよく感じるものです。
パートナーの信頼を勝ちとり、完全に力を抜いてもらうために、
自信あるタッチで行ないましょう。

1 プリング　p.224-227の腕の手順を終えたら、パートナーの頭方に着き、前かがみになってパートナーの左右の手首をつかみます。それから自分の体重を後ろに移動させることにより、パートナーの腕と体幹をストレッチさせます。パートナーに不快がないか尋ねて力加減を調節し、引いた状態をしばらく保ったら、ゆっくりと力を緩め、腕を床に下ろします。

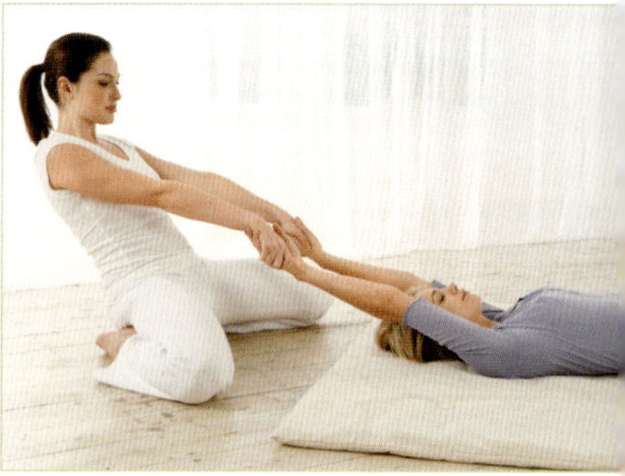

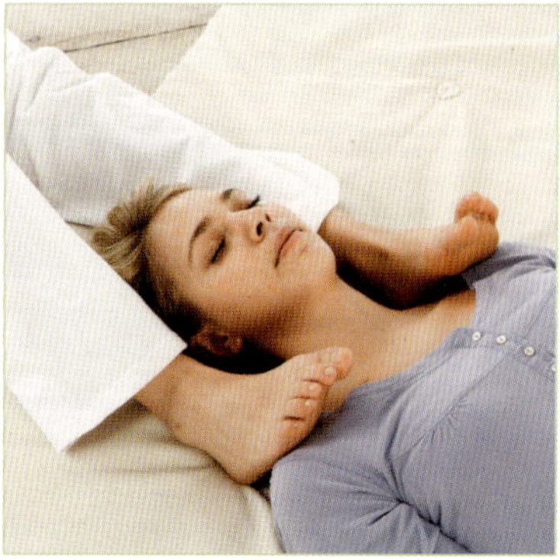

2 足によるプレッシャー　パートナーの頭方に脚を投げ出して座り、ひざを少し曲げて、パートナーの左右の肩にかかとを当てます。それから両手を後ろに突いて体を安定させ、軽く足踏みして肩を交互に押します。パートナーの肩と背骨の緊張をほぐす効果があります。体全体が揺れるように、パートナーに力を抜いてもらって行ないましょう。

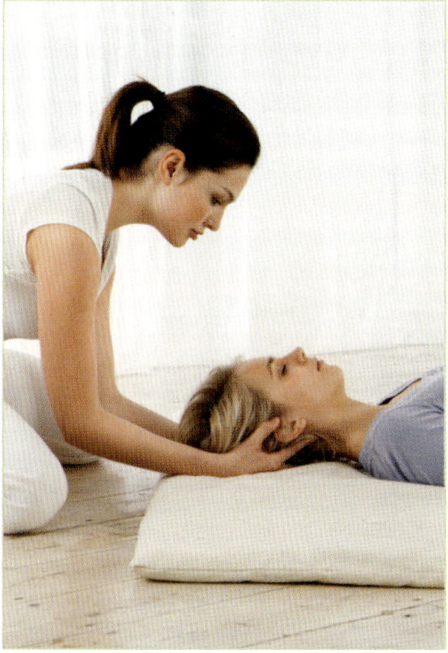

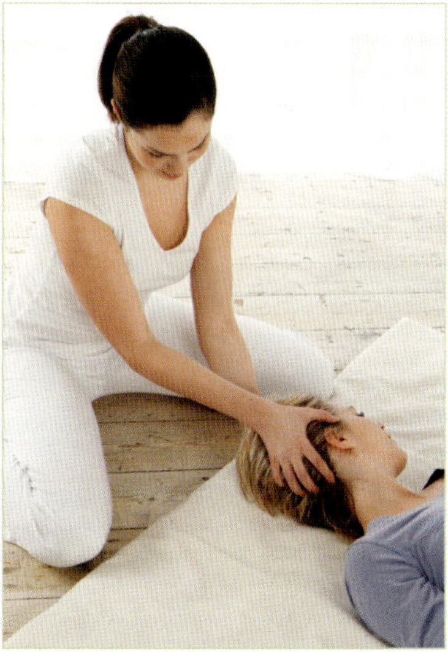

3 プリング　両手を頭の下に差し入れて頭蓋骨の下のラインに触れ、頭を少し持ち上げて、体重を後ろにずらしながら、手前に引きます。それから両手をしっかりと頭蓋骨に当てた状態で、静かに頭を下ろします。

4 ロッキング　両手を頭蓋骨の下のラインに当てて頭を持ち、首を優しく横に向け、続いて反対の横に向けます。これを繰り返してください。首の筋肉をほぐす効果があります。最初はゆっくりと動かしますが、パートナーがリラックスしてきたら、優しく揺らすようにしてください。パートナーに完全に力を抜いてもらって行ないましょう。

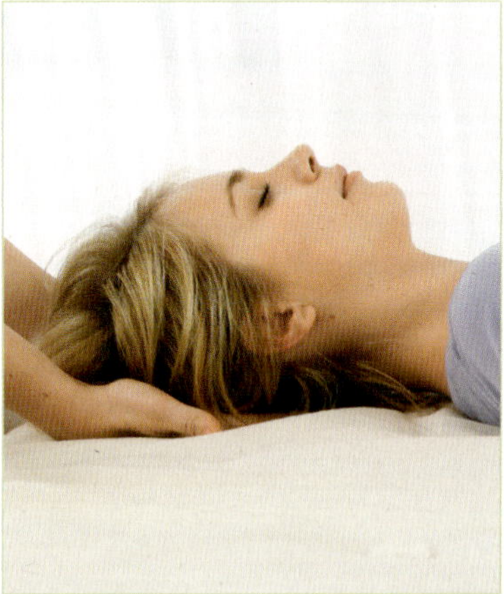

5 親指以外の指によるプレッシャー　頭の下に手を差し入れ、中指の先で背骨を下から辿り、「瘂《あ》門《もん》」（首の中央で、頭蓋骨の下のくぼみ）の位置を確認します。そこを中指の腹で優しく押し、少し保ってから離してください。心を穏やかにする効果があります。

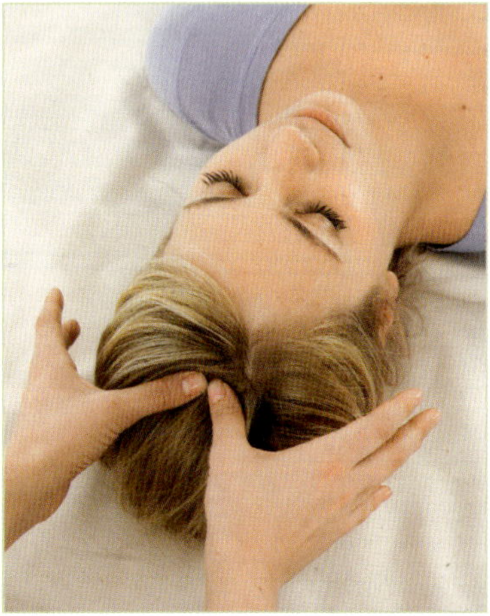

6 親指によるプレッシャー　両手で頭を包み、両親指を揃えて額の生え際の中央に当てます。それから両親指で頭の中心線上を後ろに向かって順々に押していきます。両親指を当てて押し、少し保ち、離す動作を、均一の圧でリズミカルに繰り返しましょう。

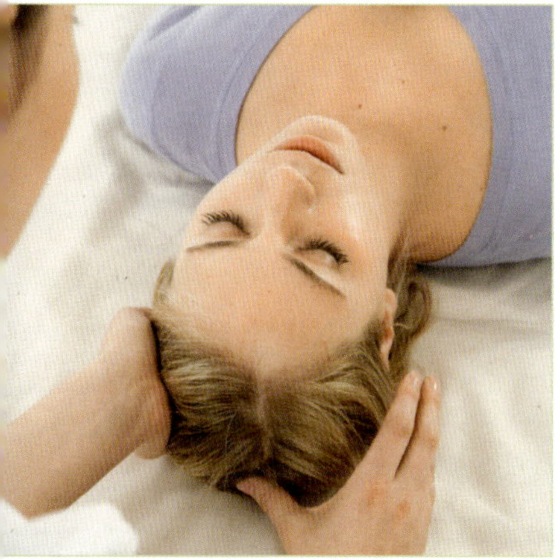

7 親指によるプレッシャー　頭の中心線上を順々に押していき、頭のてっぺん、つまり左右の耳の中心から真っ直ぐ上がったところにくると、浅いくぼみがあります。これが「百会《ひゃくえ》」です。ここを片手の親指の腹でゆっくりと押し、その場で小さく円を描いてください。気分を高揚させ、全身の緊張をとる効果があります。

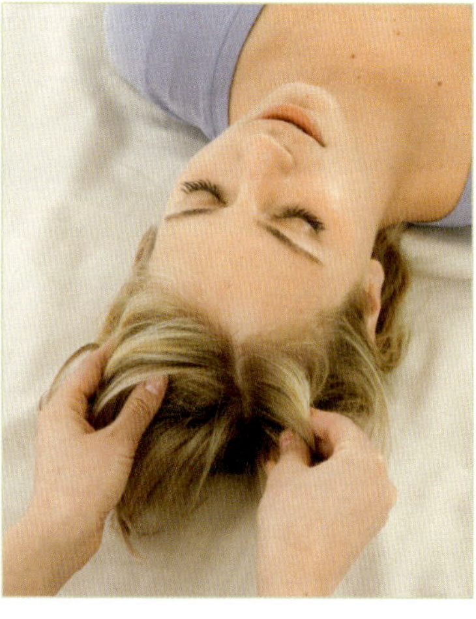

8 パーカッション　頭皮を刺激するため、両手の五指を頭皮に押し当てては素早く離す動作を繰り返します。指を頭皮の上で弾ませるような感じで軽快に行なってください。最後は髪を軽く引っ張って終わりにします。

顔

顔の施術は、気持ちをよくするためにもツボを効果的に刺激するためにも正確に行なう必要があります。顔の施術を最後にすると、パートナーをリラックスさせるだけでなく、パートナーにエネルギーを与えて気分を高揚させる効果があります。最後のレスティングで体のバランスもしっかり整います。

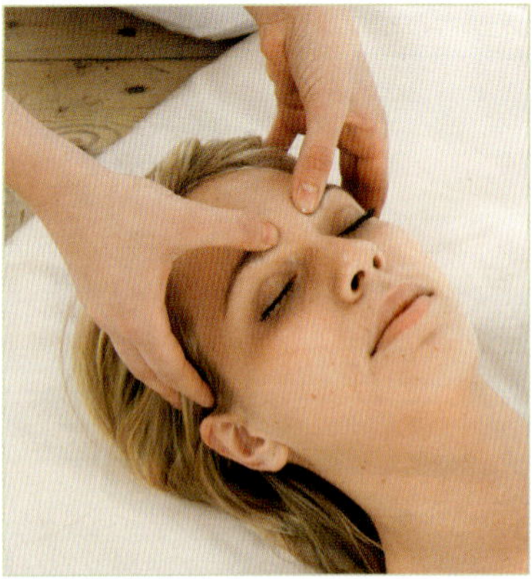

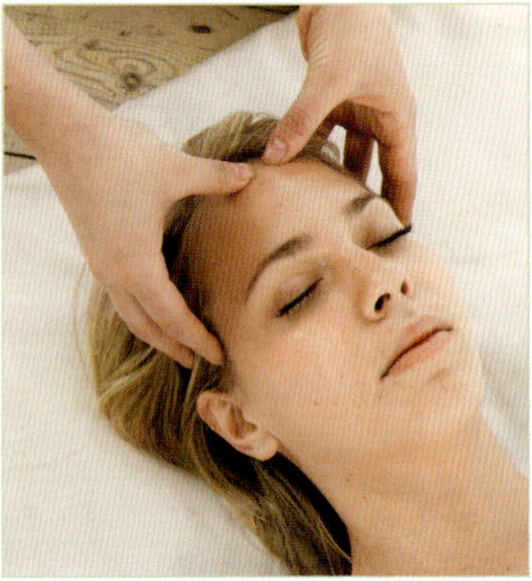

1 親指によるプレッシャー　両手の親指を左右のまゆ頭に当て、「攅竹《さんちく》」(まゆ頭の近くの骨がわずかにくぼんだところ)を見つけます。そこを親指の先の側面を使って正確に押し、少し保ってから離してください。このツボはとても敏感なことがあるので慎重に行ないましょう。

2 親指によるプレッシャー　両親指の腹を使い、左右のまゆ頭から生え際まで真っ直ぐに上がるライン上を押していきます。ゆっくりと安定した安心感のある動きを心がけてください。これにより膀胱経が刺激されます。数回繰り返してください。

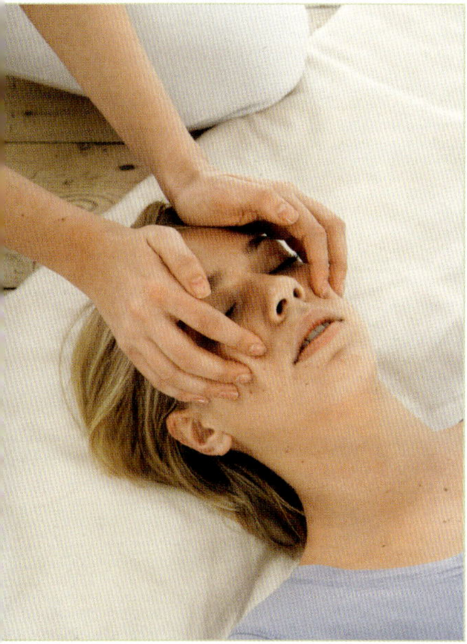

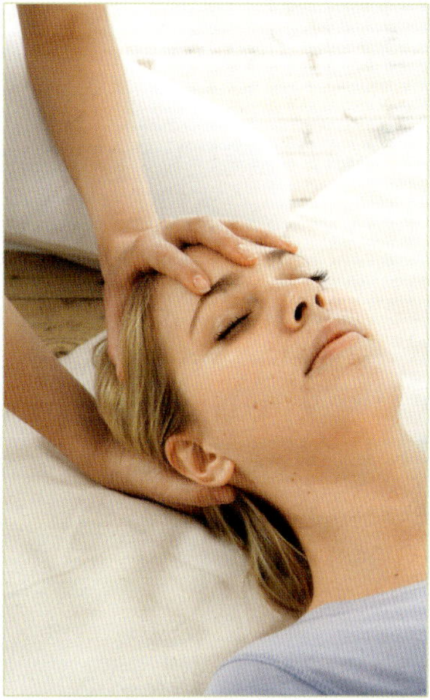

3 親指以外の指によるプレッシャー　両手の四指の先を使い、左右のほお骨の下を内側から外側に向かって順々に押していきます。できるだけほお骨の近くを、ほお骨の下に向かって少し斜めに押してください。軽めの圧を保ちましょう。

4 レスティング　片手を頭蓋骨の下に差し入れ、反対の手を額に当て、頭をわずかに手前に引いて位置を正します。それからただ静止してください。その間、何も考えず、穏やかに呼吸します。これはパートナーに施術の終了を告げる静かな時間です。

指圧による応急法

とくに重要なステップだけを集めた指圧の短縮バージョンです。
最大の効果を上げるため、
フルステップで行なうときと同様に集中して行なってください。
施術者が移動を最小限にする点もフルステップの指圧と同様です。

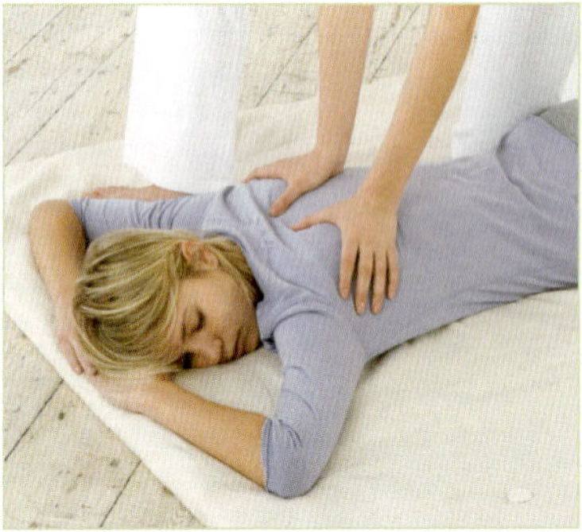

1 背中(手のひらによるプレッシャー)

両手の付け根をそれぞれ背骨と左右の肩甲骨の間の筋肉に当て、四指の先を外側に向けます。それから両手に体重をかけて筋肉を押してください。これは膀胱経を刺激する動作です。手の位置を一定のペースで下にずらしながら繰り返し、腰まで押していきましょう。

2 臀部(肘によるプレッシャー)

「環跳《かんちょう》」(臀部の上から約3分の1、中央から外側に向かって約3分の2のところにあるくぼみ)の位置を確認し、そこに肘を曲げて当て、強めに押します。続いてその周りや外側の股関節周りも押してください。臀部の反対側も同様に押します。自信があれば、両肘を使って両側を同時に押してみましょう。

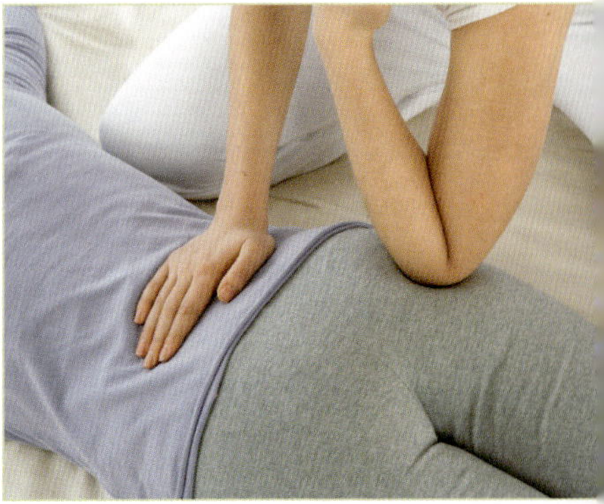

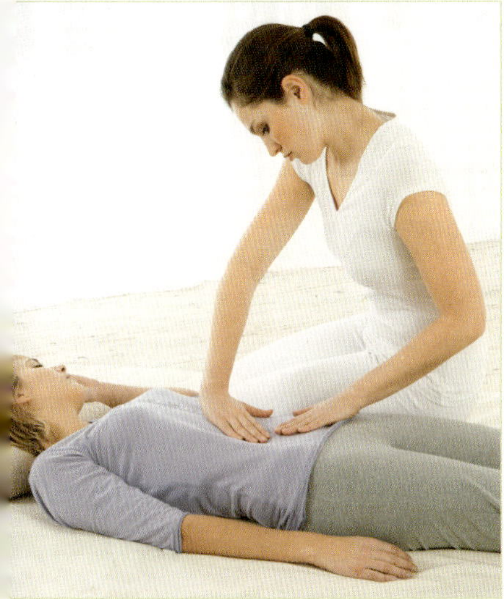

3 腹部(手のひらによるプレッシャー) 片手を補助的に体に当て、反対の手でおへその周りを時計回りに押していきます。手のひらをお腹に密着させ、どこかに緊張がないか確認しながら行なってください。これを優しく均一のペースで行なうことで、パートナーの緊張を和らげ、呼吸を深くすることができます。

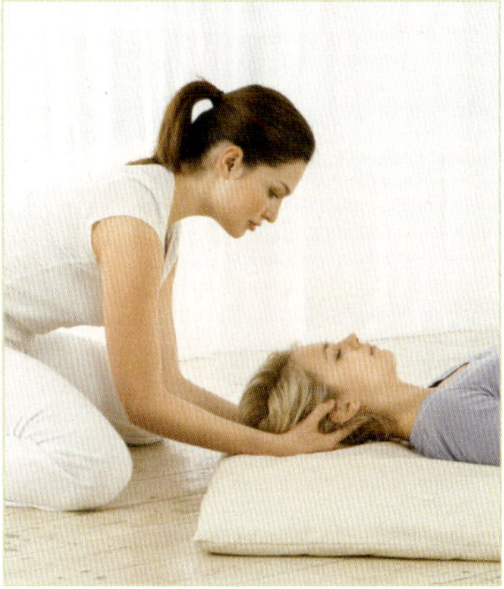

4 首(プリング) パートナーの頭方に座り、両手を頭の下に入れて頭蓋骨の下のラインに触れます。それからパートナーが力を抜いていることを確認し、体重を後ろにずらしながら頭を静かに引きます。力を緩めたら、頭をしっかりと持ち直してから下に置いてください。

セルフマッサージ

パートナーの体に用いたテクニックを自分の体に用います。
床に座って行なうのが基本ですが、
椅子を使ったほうが楽であれば、それでもかまいません。
自分自身の体と心にしっかり意識を向けて行なってください。

1 肩(パメリング)　片手でこぶしを軽く握り、反対の肩の筋肉を叩きながら、首と肩の間を行ったり来たりします。骨でなく筋肉を叩くようにしてください。これにより膀胱経と胆経が刺激されます。反対の肩も同様に叩いてください。

2 首(親指以外の指によるプレッシャー)　片手を首の後ろに回して「瘂《あ》門《もん》」(首の中央で、頭蓋骨の下のくぼみ)を見つけ、そこを人差し指と中指の二指で頭蓋骨方向に斜めに押し、少し保ちます。正しい位置を押していれば、エネルギーが動く感じでわかるかもしれません。そのときは確実に体に効いています。ここは体をリラックスさせるツボです。

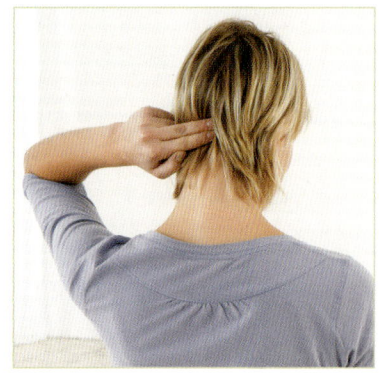

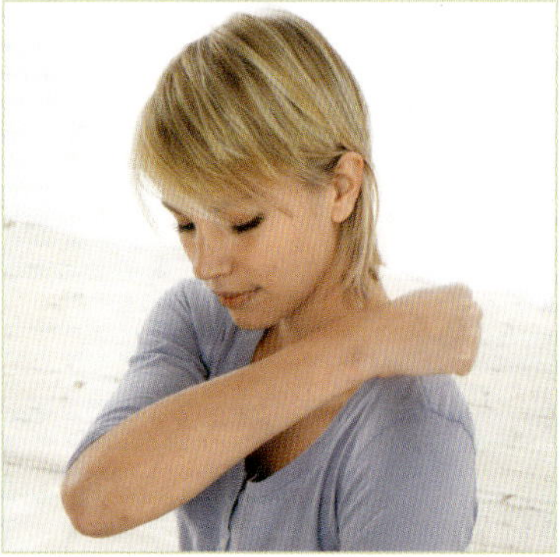

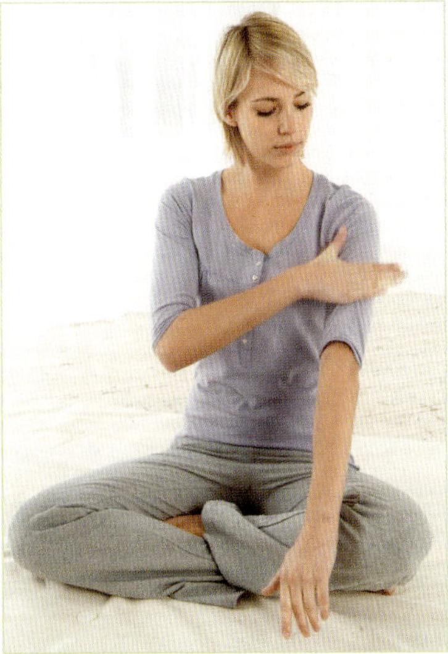

3 腕（ラビング）　手のひらを使い、反対の腕の外側を手首から肩まで元気よくこすります。これを少しずつ手の位置をずらして数本のライン上で繰り返してください。続いて腕を捻って内側を前に向け、今度は内側をこすりながら下へ向かいます。血行を促し、冷たくなった手を温める効果があります。反対の腕も同様にこすってください。

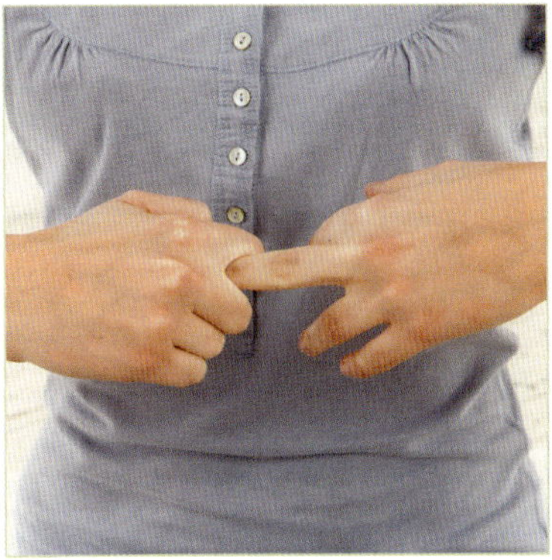

4 指（プリング）　人差し指と中指を曲げ、反対の手の指の付け根をしっかりと挟みます。それから、引っ張ったり絞ったりしながら、指先まで移動してください。これを5本の指すべてに行ないます。これにより手から“気”を逃します。左右の手を替えて繰り返してください。

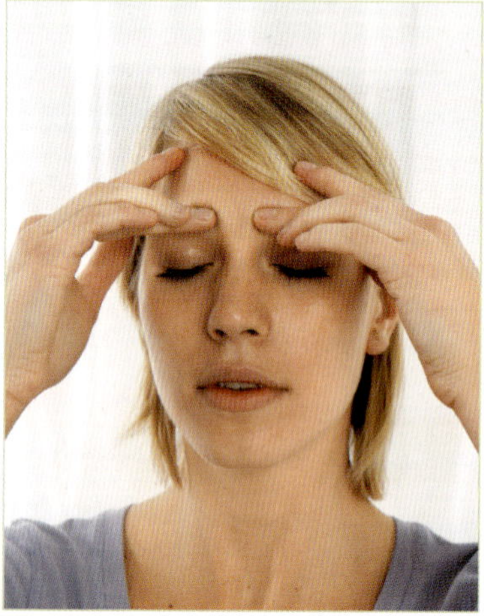

5 まゆ（親指以外の指によるプレッシャー）　両手の中指をそれぞれ左右のまゆ頭に当て、骨がわずかにくぼんだところを見つけ、指先で押します。そこは「攅竹《さんちく》」というツボで、ほかの部分に比べて少し敏感かもしれません。鼻づまりによる頭痛によく効きます。押したまま少し保ってから離してください。

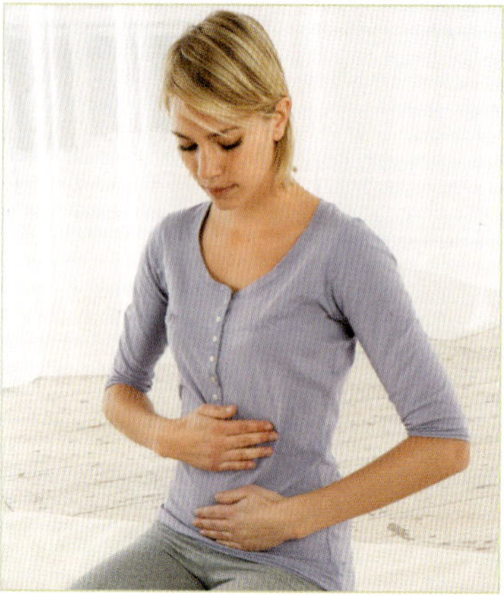

6 腹部（手のひらによるプレッシャー）
穏やかに呼吸して心を落ち着かせ、両手のひらをお腹に当てます。それからおへそを中心に時計回りにゆっくりと円を描きます。途中でときどき手を止め、手のひら全体でお腹を押してください。腸を刺激する効果があります。ゆっくりと数回繰り返しましょう。

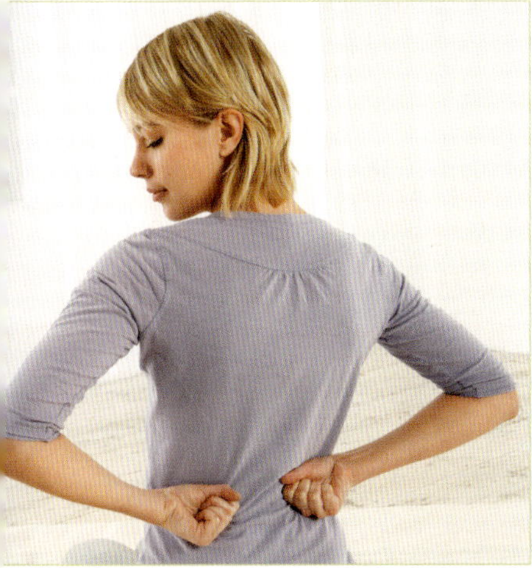

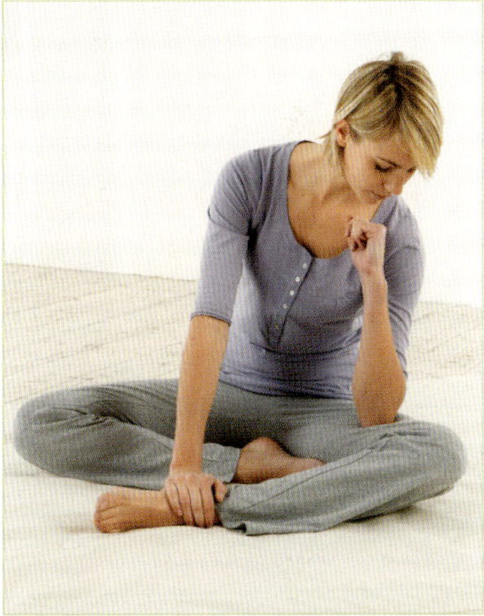

7 背中(指の関節によるプレッシャー) 両手を軽く握って背中に回し、背骨の両側の、腎臓の高さのところに当てます。それからそこの筋肉を指の付け根の関節で円を描くように揉みほぐします。背骨に向かうときに力を入れるようにしてください。腎臓を刺激し、腰の緊張を和らげる効果があります。

8 脚(肘によるプレッシャー) 床にあぐらをかき、肘を曲げて内ももを一定の間隔で均一に押していきます。これは肝経と脾経を刺激する動作です。あぐらをかくのはこれらの経絡を押しやすくするためですが、椅子に座って行なってもかまいません。両脚に同様に行なってください。

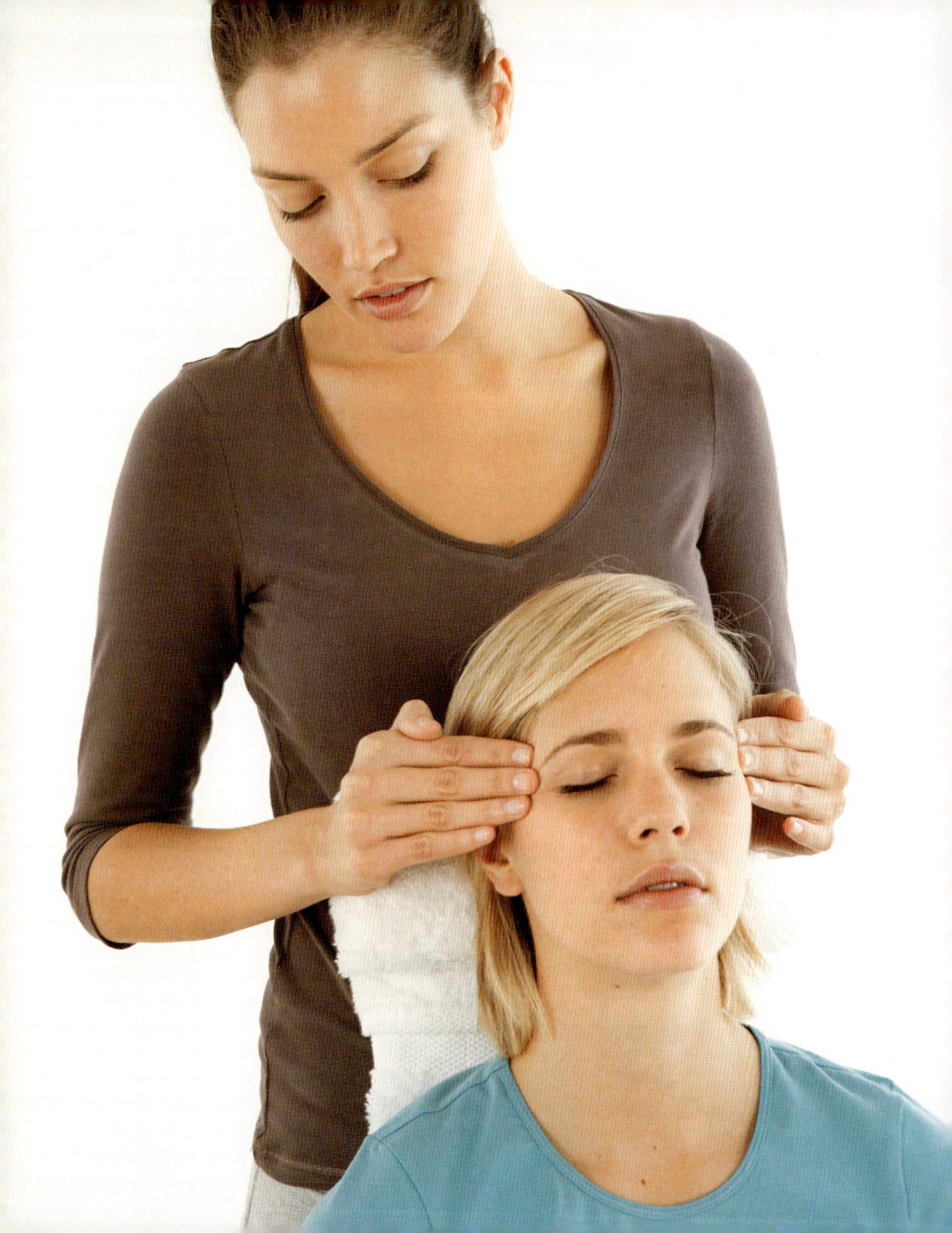

インド式ヘッドマッサージ

インド式ヘッドマッサージは上半身を活性化する施術です。刺激の強いテクニックを多用しますが、首や頭を扱うので慎重に行なわなければなりません。素早いパーカッションを繰り返し用いて筋肉をリラックスさせ、頭皮を刺激して締めくくります。髪に栄養を与える効果のあるオイルを用いることもあります。インド式ヘッドマッサージでは、施術者がバランスのとれた姿勢を保ち、つねに背筋を伸ばしていることが大切です。施術する人と受ける人の間でのエネルギーの交換もこのマッサージスタイルに欠かせない要素です。

基盤にある思想

インド式ヘッドマッサージの母体であるアーユルヴェーダは“生命科学”を意味するサンスクリット語であり、哲学と医学を含む古代インドの複雑な体系です。アーユルヴェーダによれば、心と体は密接に結びついており、人の健康にはバランスと中庸が不可欠なのです。

アーユルヴェーダによれば、万物は空、風、地、火、水の5つの元素からなります。したがって人間もこの5元素の組み合わせでできているのです。

ドーシャ

さらに万物はヴァータ、ピッタ、カパという3つのドーシャ(エネルギー)を持つと考えられています。大多数の人は3つのドーシャのうちのいずれかが優勢なので、アーユルヴェーダによる治療はそのことを考慮して行われます。ヴァータは風のエネルギーで、これが優勢な人には、細身、落ち着きがない、心配性、創造力が豊か、皮膚が乾燥しやすいなどの特徴があります。ピッタは火と水のエネルギーで、これが優勢な人には、活動的、決断力がある、食欲が旺盛、髪が細い、皮膚がなめらか、汗をかきやすいなどの特徴があります。そしてカパは水と地のエネルギーで、これが優勢な人には、太りやすい、動作が遅い、よく眠る、髪が太い、皮膚が脂っぽいなどの特徴があります。

チャクラ

アーユルヴェーダによれば、人の体にはプラーナと呼ばれる生命エネルギーが流れています。チャクラとは脊柱に沿って存在する7つの主要なエネルギーセンターのことで、プラーナはここを通ります。チャクラはエネルギーが生まれる場所でもあり、チャクラで生まれたエネルギーは体内のもっと小さなエネルギーセンターに送られます。7つのチャクラはそれぞれ会陰部、仙骨部、太陽神経叢《そう》(みぞおちの近く)、心臓部、首、眉間、頭頂部に存在します。チャクラのエネルギーの流れが滞ると心身の不調が起こります。アーユルヴェーダのマッサージはエネルギーの流れを促して健康の増進を図るものです。

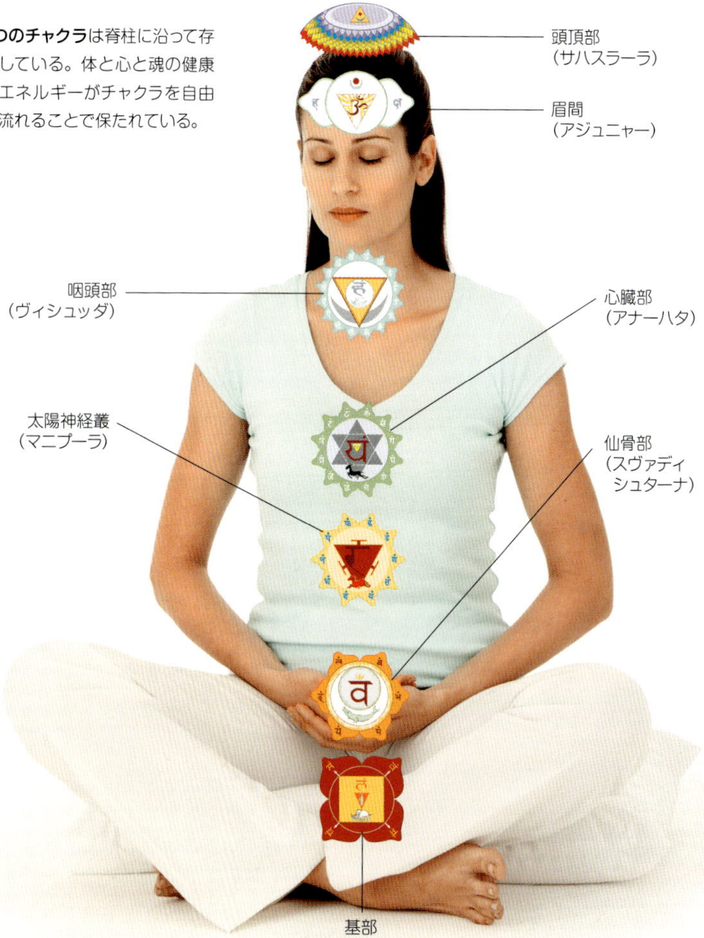
頭頂部
（サハスラーラ）
眉間
（アジュニャー）
咽頭部
（ヴィシュッダ）
心臓部
（アナーハタ）
太陽神経叢
（マニプーラ）
仙骨部
（スヴァディ
シュターナ）
基部
（ムーラダーラ）

7つのチャクラは脊柱に沿って存在している。体と心と魂の健康はエネルギーがチャクラを自由に流れることで保たれている。

マルマポイント

**チャクラはマルマというポイントとつながっており、
そこにエネルギー（プラーナ）を送っていると考えられています。
とくに重要なマルマポイントは頭部と心臓部と膀胱部にあり、
健康と生命維持に深く関わっています。
マルマポイントをマッサージすることにより、
人の生命力に影響を与えることができるのです。**

マルマポイントは全身に合計107個（そのうち頭部に5個）あり、内臓を活性化し、体のバランスを維持することにより、健康全般に貢献しています。マルマポイントはエネルギーの集結点であり、「秘めた場所」「隠された場所」と訳すことができ、肉体のエネルギーと肉体を取り巻く微細なエネルギーとをつなぐ場所とも考えられています。マルマポイントの多くは体の組織の境界や動脈や静脈、腱や関節などに存在しています。各ポイントは特定のドーシャ（p.246-247を参照）に対応しており、特定の体の症状と関係しています。マルマポイントの流れが滞ると、人は病気になるのです。

チャクラのエネルギーの流れは、マッサージやマルマパンクチャー（アーユルヴェーダ式の鍼）でマルマポイントを刺激することによって改善することができます。エネルギーの流れが改善すると、体が病気から回復に向かいます。マルママッサージにはオイルが使われます。オイルの種類は沈静や冷却、燃焼などの作用のあるもの、特定のドーシャ（p.246-247を参照）に関連のあるものなどさまざまで、どれを使うかは、受ける人のドーシャのタイプや、どこのバランスを整えたいかなどによって決まります。熟練した施術者はマルマポイントの施術に精油を用いることもあります。

インド式ヘッドマッサージは顔と頭を含む上半身のマルマポイントを刺激することにより、高位のチャクラのエネルギーバランスを整えるものです。

マルマポイント

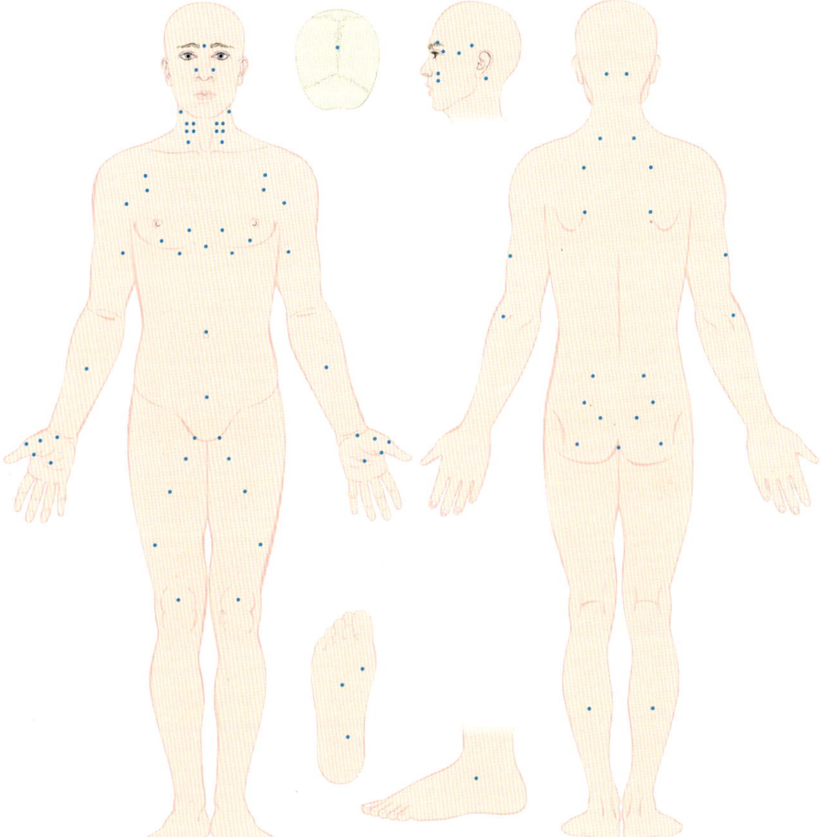

実践にあたって

インド式ヘッドマッサージは受ける人に着衣のまま椅子に座ってもらって行ないます。初めに多くの人が緊張を溜め込みがちな上背部をリラックスさせ、続いて首と頭部を施術します。強めの圧をしっかりと加えて神経系やエネルギーの集結点、エネルギーの通り道を刺激しましょう。

インド式ヘッドマッサージはチャンピサージ（“シャンプー”の語源）とも呼ばれ、アジアの家庭では何千年も前から行なわれていました。筋肉の緊張をとり、血行（とくに髪の成長にとって重要である頭皮の血行）やリンパの流れを促すのに役立ち、緊張性頭痛や鼻炎、眼精疲労、さらには緊張が原因の顎《がく》関節症まで和らげる効果があります。また、高位3つのチャクラに働きかけることにより、心の平和とリラクセーションをもたらす効果もあります。オイルを用いる場合はマッサージの最後の段階で髪と頭皮に用い、マッサージのあと数時間は髪にオイルをつけたままにしておきます。受ける人には背もたれの低い椅子に背筋を伸ばして（ただしリラックスして）座ってもらいます。

インド式ヘッドマッサージの利点は、ほとんどどこででもできることと、全身マッサージの3分の2くらいしか時間がかからないことです。インド式ヘッドマッサ

実践の要点

手技：おもにパーカッション、ローテーティング、ラビング、親指以外の指によるプレッシャー、ソーイング

動作：きびきびと元気よく、ただしエネルギーの流れを意識して動く。バランスのとれた姿勢を保ち、体重を利用する

道具：背もたれの低い椅子。補助的に使うクッションかタオル。オイル（任意）

フィードバック：施術前に健康上のトラブル（とくに首のトラブル）を聞いておき、施術中は強めの圧を用いるため、刺激が強すぎないかこまめに尋ねる

所要時間：約30分間

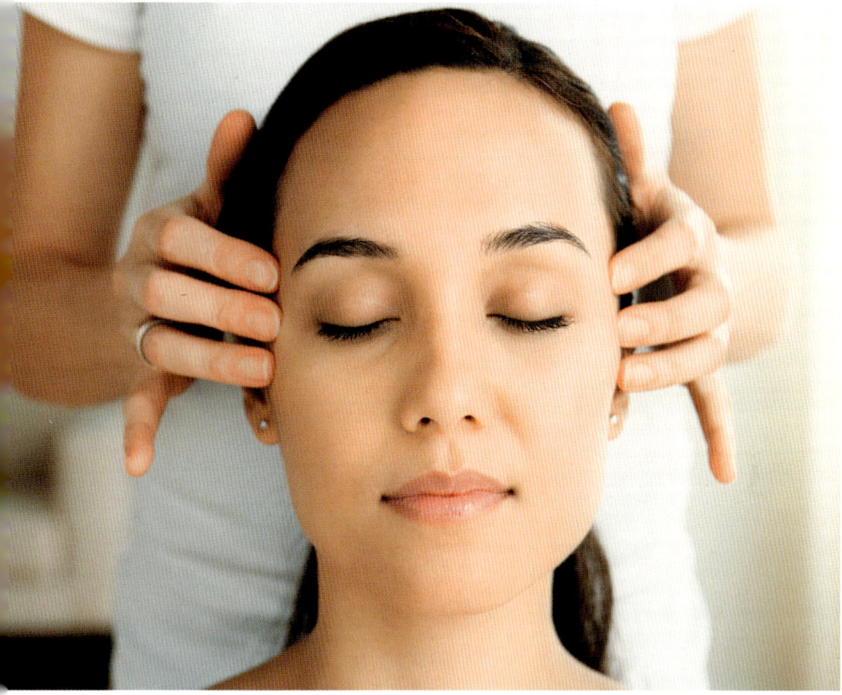

伝統的なインド式ヘッドマッサージは
上半身を活性化し、緊張を和らげ、
心臓の健康を増進する。

ージは刺激が強いのに、もたらすものは
幸福感とバランスです。ただし首にトラ
ブルがあるときは特別の注意を払ってく
ださい。少しでも不安があれば専門家の
アドバイスを受けましょう。

上背部

マッサージは上背部から始め、体を積極的にリラックスさせながら、頭に向かって進んでいきます。自分の姿勢につねに気をつけ、きびきびとダイナミックに体を動かしてください。背中の緊張をとることができれば施術の半分は完了です！

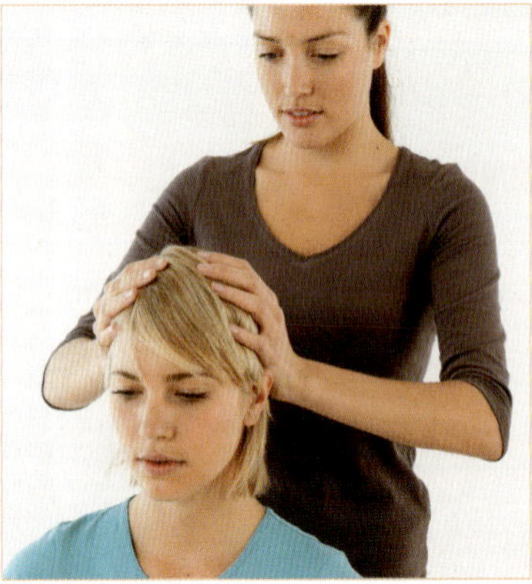

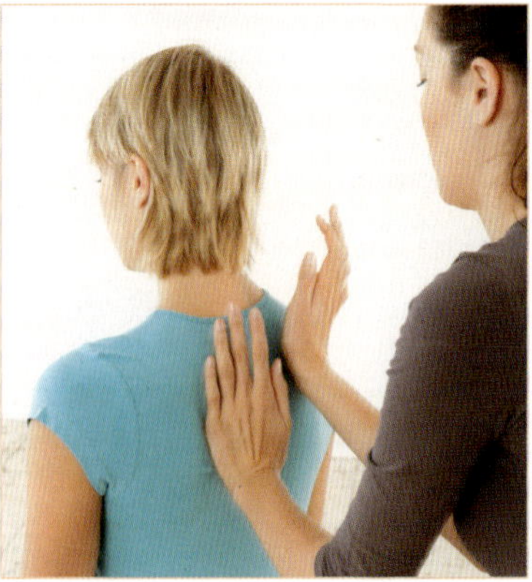

1 最初のタッチ　パートナーの後ろに立ち、パートナーに落ち着いてゆっくりと呼吸してもらいます。自分も深呼吸をして姿勢を正し、両足に均等に体重を乗せてください。それから息を吸い、息を吐きながらゆっくりとパートナーの頭に手を置きます。リラックスしてしばらく静止してから手を離してください。

2 ラビング　両手のひらをそれぞれ背骨の左右に当て、きびきびとした動作で背中をこすります。首のすぐ下から始め、両手の位置をずらしながら上背部全体をこすっていきます。これにより筋肉を刺激し、背中のマッサージの準備を整えます。この段階ではまだ筋肉の奥でなく表面に刺激を与えてください。

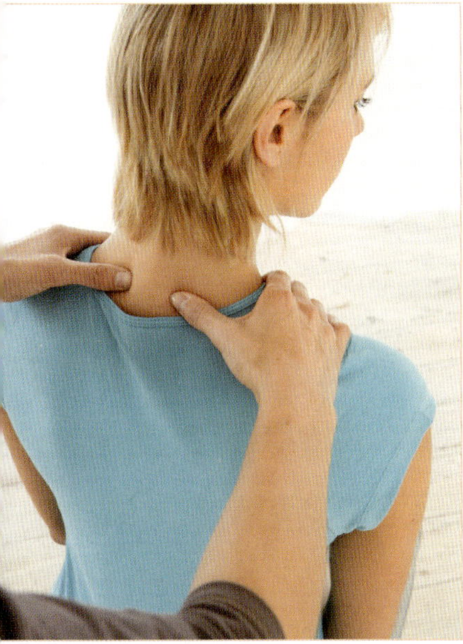

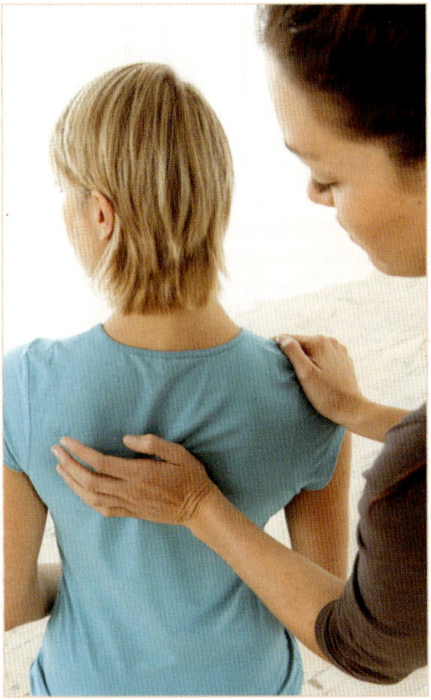

3 サークリング　両手の親指を背骨の脇に、四指を肩に当て、第7頚椎（首の付け根にある大きく突出した頚椎）を見つけ、その周りを親指で円を描くように揉みます。骨は直接押さないでください。パートナーが気持ちよく感じる範囲で圧を強くしてかまいません。

4 手の付け根によるプレッシャー　パートナーの斜め後ろに立ち、肩甲骨と背骨の間に手の付け根を当て、反対の手で体を支えます。それから気持ちよく感じる程度に力を入れ、きびきびと筋肉をこすってください。ただしこの筋肉は緊張があるととても敏感になっていることがあるので慎重に行ないましょう。終わったら背骨の反対側も同様にこすってください。

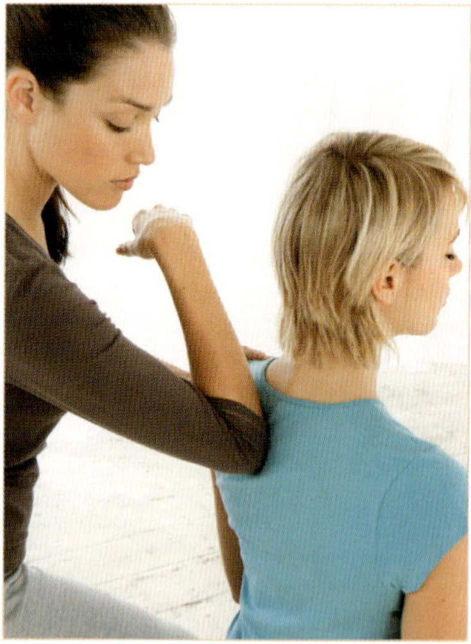

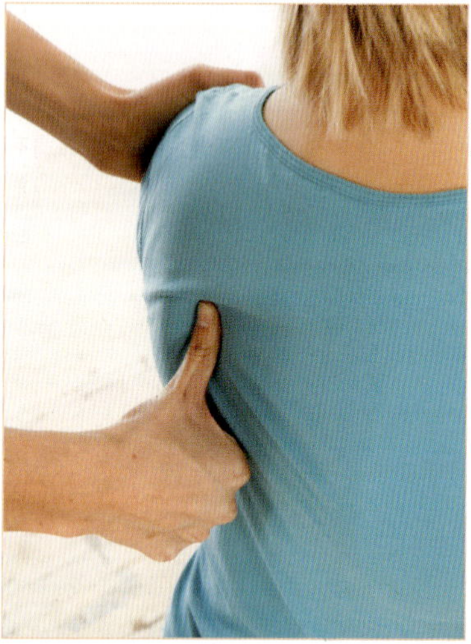

5 肘によるプレッシャー　パートナーの斜め後ろに立ち、背骨から2.5㎝ほど離れたところの肋骨の間を、肩甲骨の最上部の高さから下に向かって順々に肘で押していきます。位置決めや圧の調整には反対の手の指を使ってください。肘自体には力を入れず、1点を強く押しすぎないように曲げる角度をある程度大きくします。肩甲骨の最下部の高さまで押したら、背骨の反対側も同様に押してください。

6 親指によるプレッシャー　片手で体を支え、反対の手で肩甲骨のラインを確認し、そのラインに沿う肋骨の間を親指で押していきます。肩甲骨の最上部の高さの肋骨の間から始め、一定の間隔で4ヵ所押してください。できるだけ肩甲骨の近くを押します。反対の肩甲骨沿いも同様に押してください。

7 ハッキング　パートナーの後ろに立ち、両手をリラックスさせて片方の肩の上で向かい合わせます。それから左右の手を交互に上下させて肩を叩きながら、首と肩先の間を行ったり来たりしてください。きびきびと軽快に行ないましょう。反対の肩も同様に叩いてください。

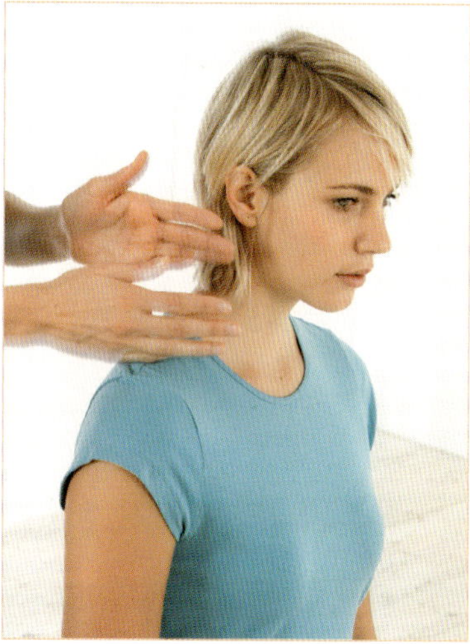

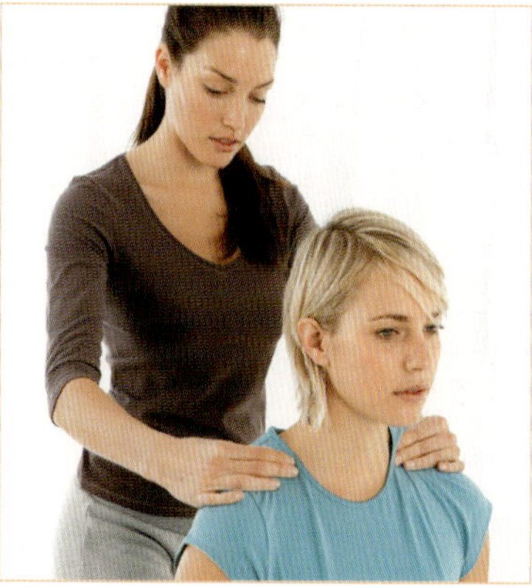

8 スクイージング　親指が背骨の脇に、四指が鎖骨の上に当たるようにして、両手を肩に置きます。それから肩の上の筋肉を親指と四指で挟み、持ち上げながら絞ってください。この動作を首から肩先に向かって繰り返します。皮膚をつねらないように気をつけましょう。

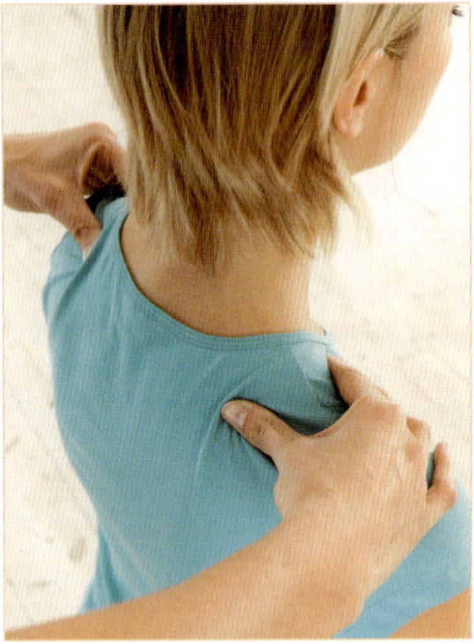

9　ニーディング　ニーディングとスクイージングを合わせた動作です。肩の上の筋肉を親指で押し、四指で引き寄せながら絞ります。両手を動かして左右の肩を同時に施術してください。この動作をまず首から肩先に、続いて肩先から首に向かいながら繰り返します。

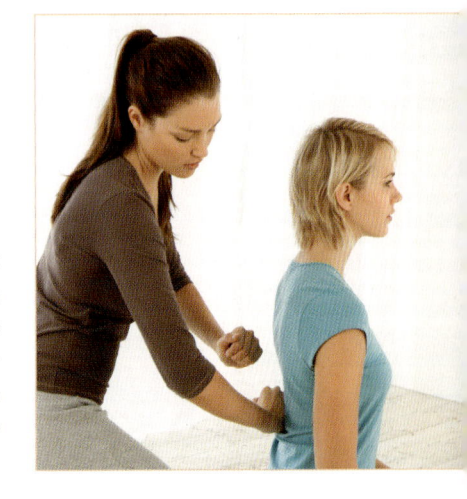

10　パメリング　両手を軽く握り、体の片側をまず肩先から首まで、続いて背骨沿いを腰まで叩きます。両手のこぶしを交互に上下させ、きびきびと素早く叩きましょう。背骨沿いを数回行ったり来たりしたら、反対の肩と背中も同様に叩いてください。

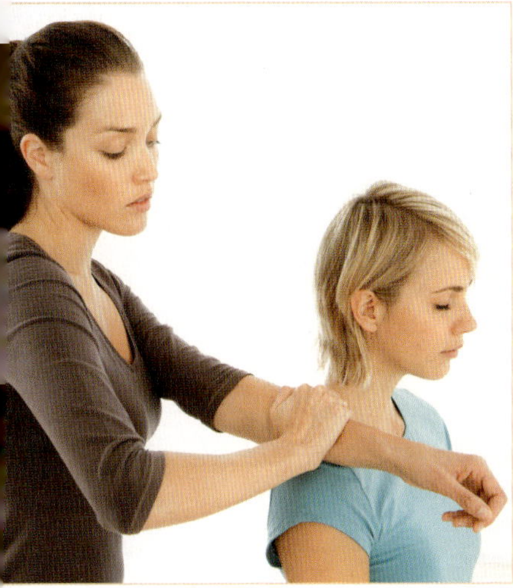

11 前腕によるストレッチ　パートナーの斜め後ろに立ち、背筋を伸ばしたまま前傾姿勢になり、前腕を肩の筋肉の上に置きます。それから前腕に体重をかけて圧を加えてください。前腕に反対の手を当てて動きを安定させましょう。これを首と肩先の間の一定の間隔を置いた3ヵ所に行ないます。反対の肩も同様に行なってください。

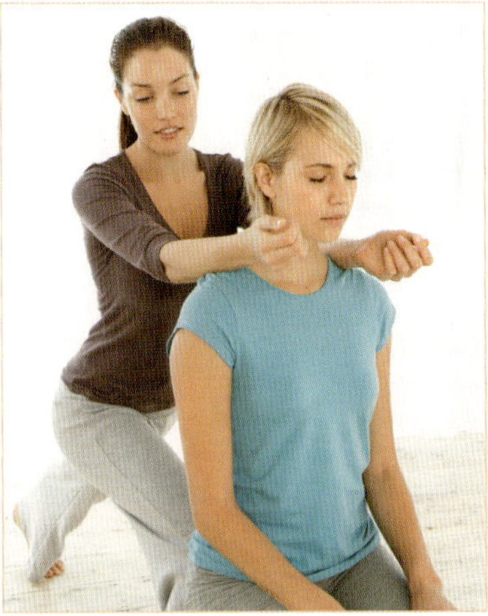

12 前腕によるストレッチ　腕の外側を下にして、両前腕を左右の肩に置きます。それから前傾姿勢になり、両前腕を左右の肩先に向かって動かしながら筋肉を押し伸ばしていきます。数回繰り返したら、肩先を超え、自分の前腕でパートナーの上腕をさすり下ろしてください。これにより上背部をリラックスさせながら次の手順へと動作をつなぎます。

腕

肩に続いて腕を施術することで上半身をリラックスさせます。楽に動けるように、パートナーの周りに充分なスペースを確保してください。また、猫背になるのでなく、ひざを曲げて腰を落とすようにして、自分の体に負担がかからないようにしましょう。

1 エフルラージュ　パートナーに腕の力を抜いてもらい、上腕を下に向かってさすります。これはオイルを使わないエフルラージュです。手のひらを腕の丸みに沿わせて肘までさすってください。数回繰り返したら、上腕の後ろ側もさすって筋肉をリラックスさせましょう。

2 ラビング　同じく上腕の外側を手のひらで、今度は強めに肘までこすっていきます。自分の背筋はできるだけ伸ばしたまま、前かがみになるのでなく、ひざを曲げて行なってください。これを数回繰り返します。

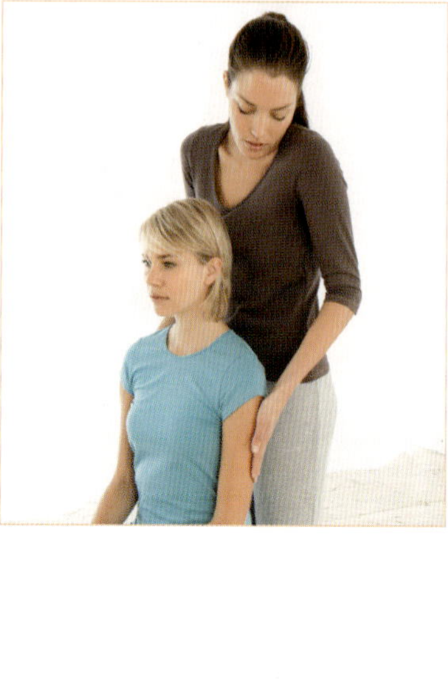

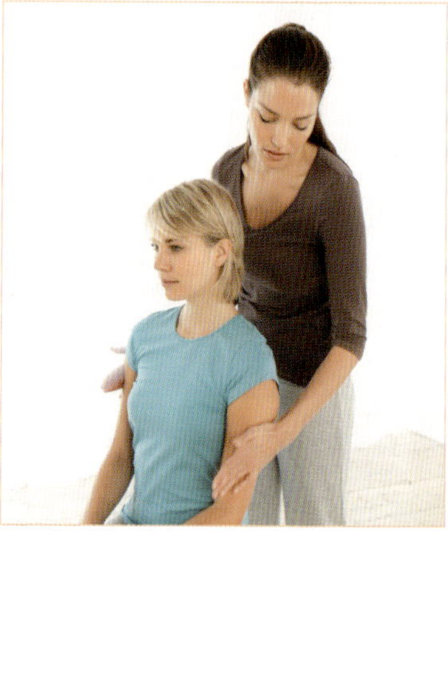

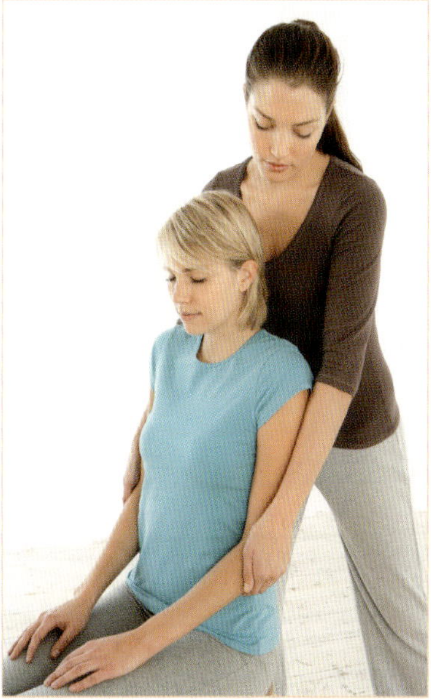

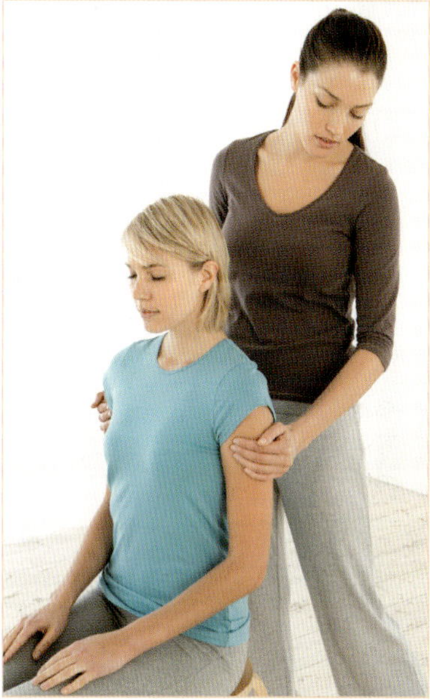

3 リフティング〔持ち上げる〕 両手でパートナーの左右の肘をしっかりと持ち、左右を同時に持ち上げてパートナーの肩をすくませるようにします。ただし肩に無理な力が加わらないよう気をつけてください。また、肘を守るため、自分の手をパートナーの体から遠ざけないようにしましょう。肩をすくめた状態をしばらく保ったら、力を緩めます。肩がすとんと落ちてリラックスします。

4 スクイージング 四指を曲げて上腕に沿わせ、手のひらと手の付け根も上腕に密着させます。それから四指と手の付け根で筋肉をつかんで絞ります。皮膚をつねらないように気をつけ、肩から肘まで一定の間隔で絞ってください。これを数回繰り返します。

首

首は緊張が集まりやすい部位です。
同じ動作を何度も繰り返してリラックスさせましょう。
肩から首に近づくにつれ、圧を弱め、スピードも落としていきます。
頭が押されて前に出ていかないようしっかりと押さえて行なってください。

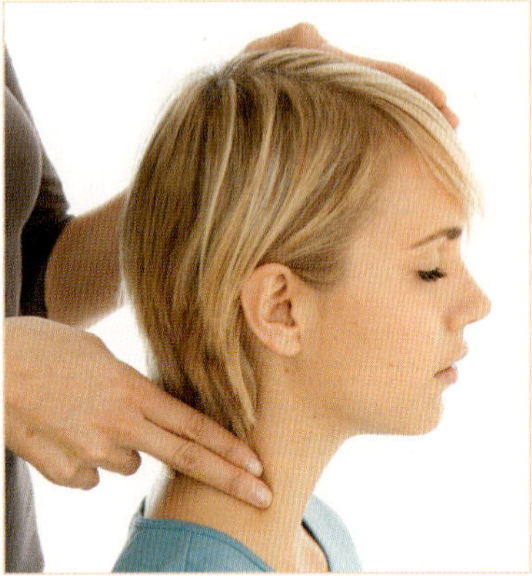

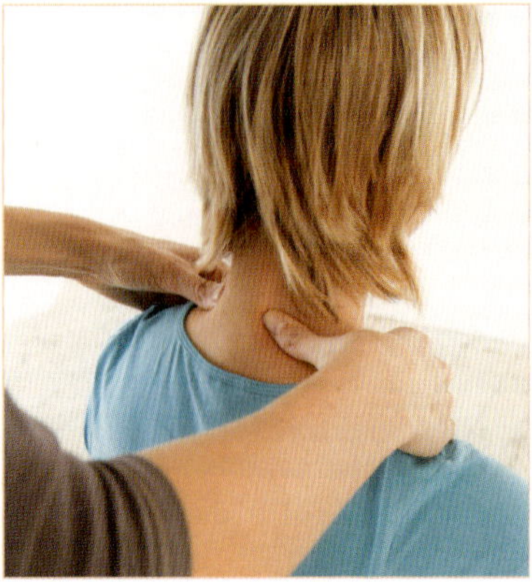

1 ソーイング　人差し指と中指を揃えて肩の筋肉に当て、二指を同時にのこぎりのように動かします。圧の強さはパートナーに聞いて調整してください。一定の間隔で肩の数ヵ所に行なったら、同じ動作で今度は慎重に首を上に向かいましょう。反対側の肩と首にも同様に行なってください。

2 サークリング　両手の親指を首の付け根の背骨の左右2.5㎝ほどのところに当てます。四指は補助的に肩の前側に当てておきましょう。それから親指で頭蓋骨の下までの筋肉をらせん状に揉み上げていきます。これを数回繰り返してください。

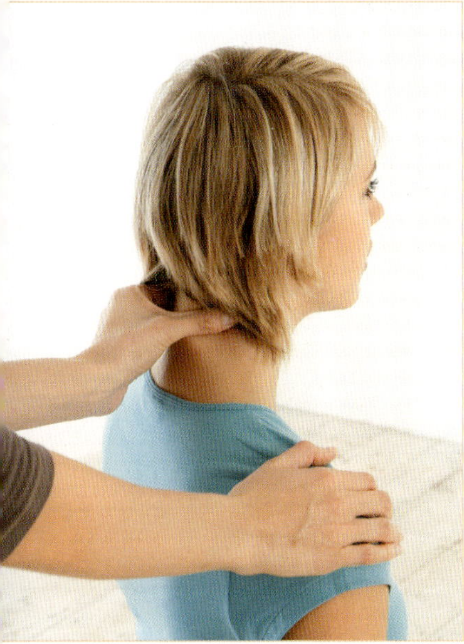

3 スクイージング　片手を首の後ろに、親指と四指で背骨を挟むように当てます。それから親指と四指で筋肉をつかみ、絞るように手前に引いてください。これを頭蓋骨の下から首の付け根までの数ヵ所で行ないます。それから手を替えて同じ動作を繰り返してください。

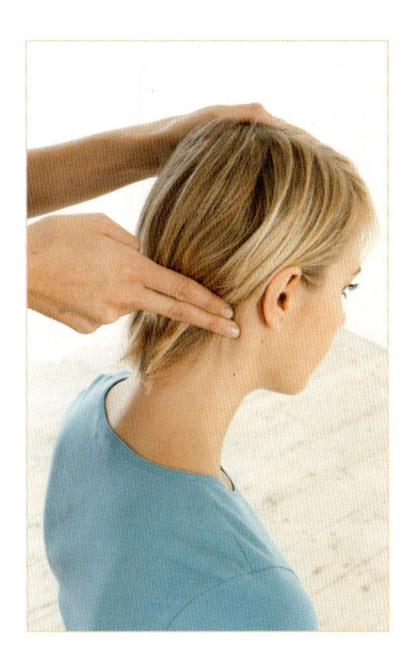

4 ソーイング　人差し指と中指をのこぎりのように動かして頭蓋骨の下の筋肉を刺激します。これを耳の近くから背骨の2.5㎝手前までの数ヵ所で行なってください。きびきびとした動作を心がけ、圧の強さはパートナーに確認して調整します。反対側にも同様に行なってください。

頭　部

頭部の施術は最もインド式ヘッドマッサージらしい部分です。以下のテクニックを好きなだけ繰り返してください。髪が乱れるたびに優しくなでつけてあげましょう。また、パートナーがリラックスしていられるように、つねに施術しないほうの手でしっかりと頭を支えておきましょう。

1 ラビング　片手で頭を支え、反対の手で片側の頭皮をこすります。髪の上をきびきびと軽快に平手でこするようにしてください。片側のできるだけ広い範囲をこすったら、手を替えて反対側も同様にこすります。ある程度強くこすって頭皮をしっかりと刺激し、血行を促してください。

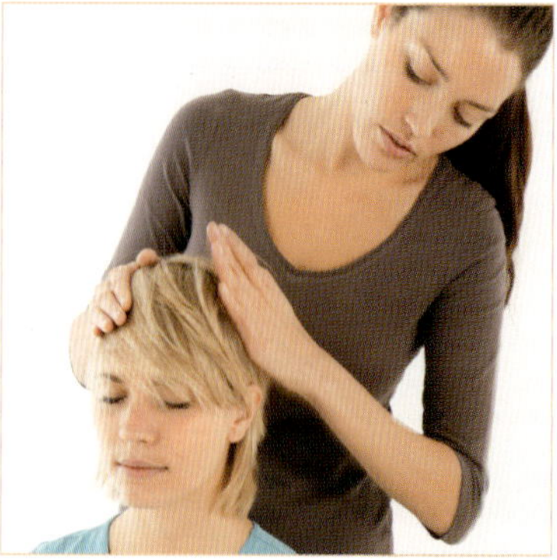

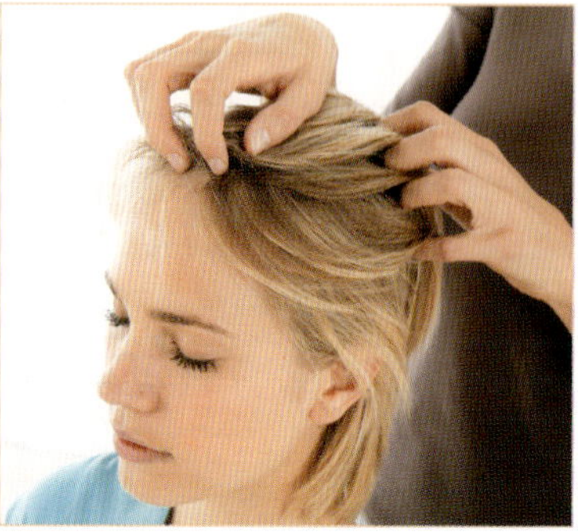

2 親指以外の指によるプレッシャー
片手で頭を支え、反対の手の指で髪をといていきます。指先で頭皮を刺激し、髪を波立たせながら、額の生え際から後ろに向かってといていきましょう。途中で手を替え、頭皮全体を刺激してください。

3 プラッキング　五指を頭皮に当て、軽くつま弾くように離します。これを両手で交互に行なって、頭皮全体を刺激してください。指を離すときに髪を頭皮から浮かせるようにしましょう。プラッキングの中心的動作は、指を頭皮に当てるときでなく離すときです。これにより頭部のエネルギーを活性化します。

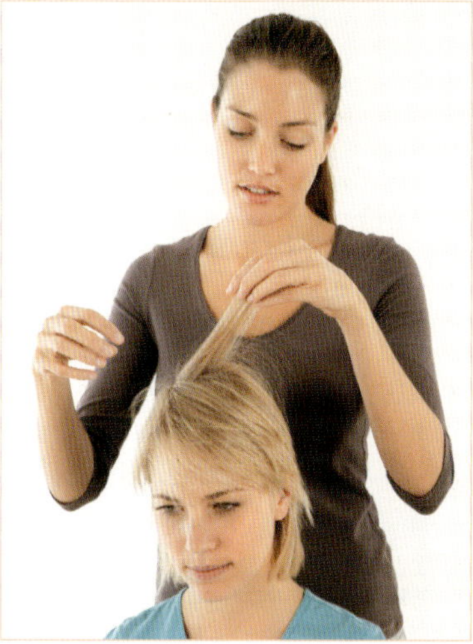

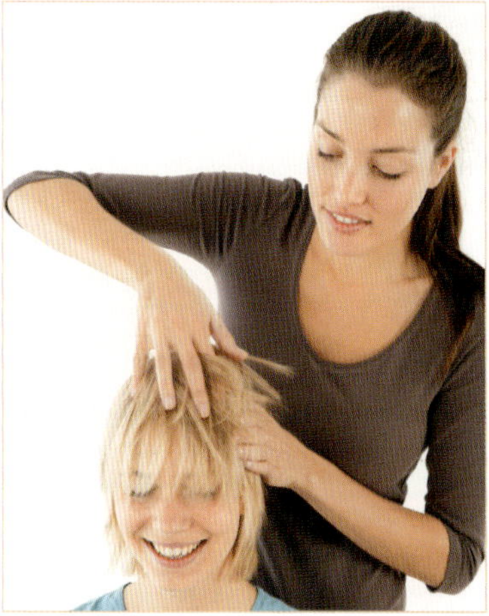

4 ラビング　髪をなでて整えてから、片手で頭を支え、反対の手で額の生え際をこすります。四指の先を下に向け、車のワイパーのような動きで頭皮を軽くこすってください。この動作を手を少しずつ後ろにずらしながら繰り返します。髪をできるだけ払いのけておこなってください。途中で手を替え、頭皮全体をこすります。

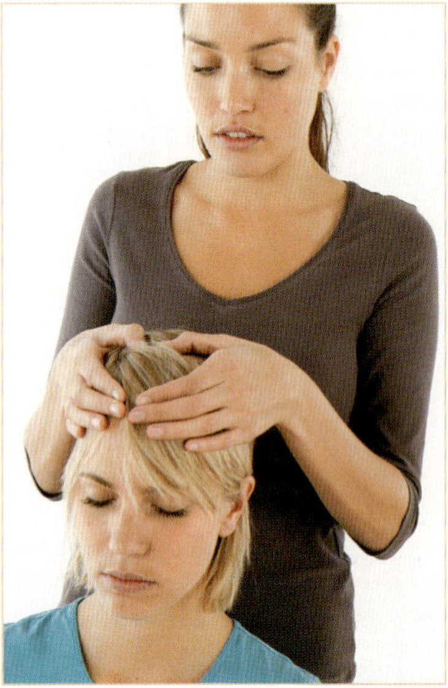

5 親指によるサークリング　両手の親指を頭頂部に当て、四指で頭を包みます。それから手全体を少しずつ後ろへずらしながら、親指の腹で頭皮にらせんを描いていきます。この動作をラインを変えて繰り返し、頭皮のできるだけ広い範囲を刺激します。耳の後ろの生え際の部分も忘れずに施術してください。

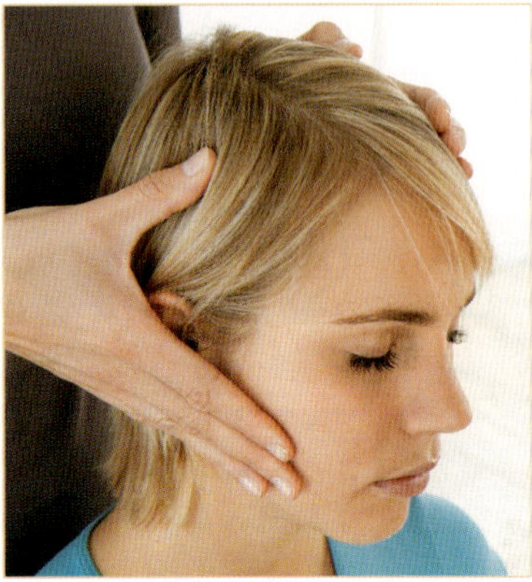

6 親指によるプレッシャー　片手で頭をしっかりと支え、反対の手の四指を補助的に軽く頭に当て、親指を頭皮の上で回します。この動作を、額から後頭部に向かう何本かのライン上で繰り返し、頭皮のできるだけ広い範囲を刺激してください。側頭部や後頭部も丁寧に施術しましょう。

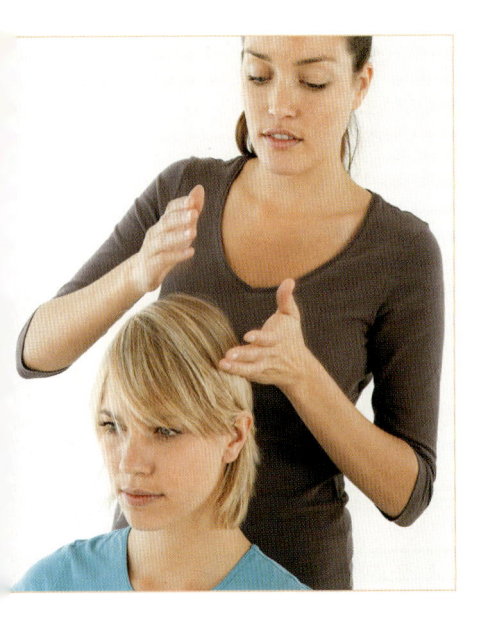

7 ハッキング　両手のひらを向かい合わせて頭皮全体を叩きます。手をリラックスさせて軽快に叩いてください。小指だけが頭皮に当たるようにすると、ピチピチという独特な音がします。手首の力を抜いたほうが動きがよくなります。

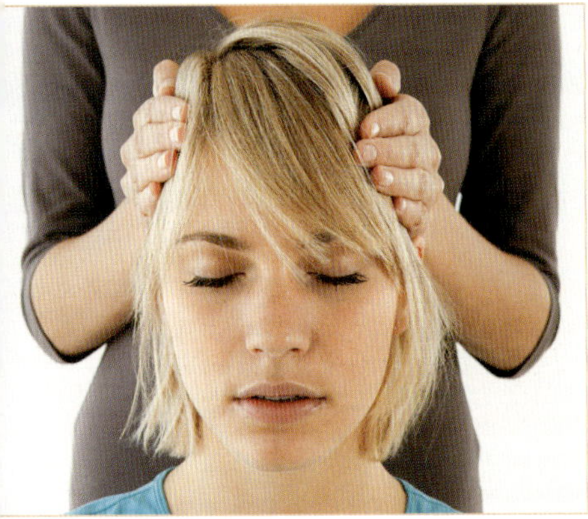

8 スクイージング　四指の先を前に向けて両手のひらを左右の耳の上にぴったりと当てます。それから頭を軽く絞るように両手を少し上に持ち上げて頭皮を動かしてください。両手をリラックスさせ、頭皮に密着させて行ないましょう。この動作を3回繰り返します。

顔

顔の重要ポイントをリラックスさせることにより、リラクセーションのプロセスを完了させます。
首の後ろにタオルを当てて頭部を固定すると、パートナーも楽で、施術も容易になります。指が目に触れないよう気をつけて行なってください。

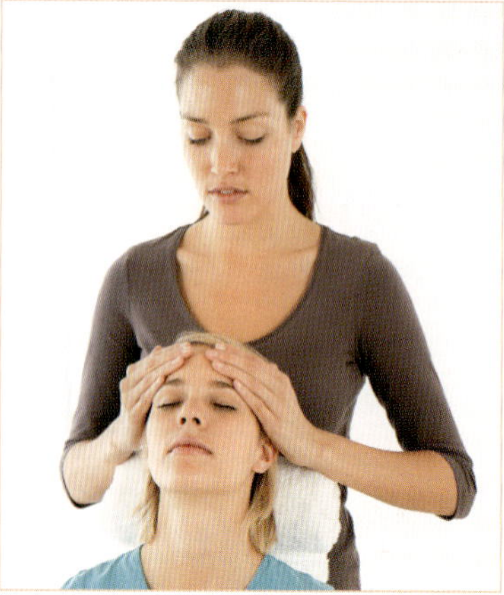

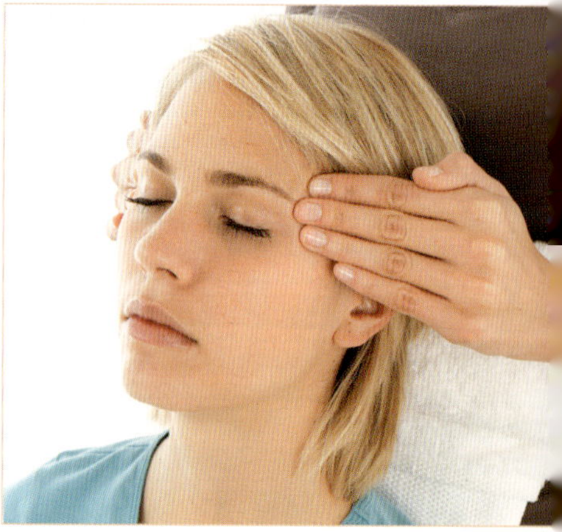

1 親指以外の指によるプレッシャー パートナーに首を小さなタオルかクッションにもたせかけてもらいましょう。それから両手の四指を額の中央で向かい合わせ、額を押しながら、ゆっくりと左右に引き離していきます。額から緊張をすべて取り去る意識で行なってください。これを数回繰り返します。

2 サークリング 両手の四指の先を左右のこめかみに当て、優しく円を描きます。顔の中心から外側に向かうときに少し力を加え、皮膚を動かすようにしてください。心を落ち着かせ、頭痛を和らげる効果があります。ただし、力を入れすぎないよう充分に注意してください。気持ちがいいかどうかパートナーに尋ねながら行ないましょう。

3 親指以外の指によるプレッシャー
両手を同時に使い、中指の先で鼻のすぐ脇の4ヵ所を上から順に軽く押していきます。最後に小鼻の脇を押すときは、少し力を強め、押している時間も長めにしてください。ただし小鼻自体を押して呼吸を妨げないようにしましょう。終わったら、押したところ全体を軽くさすっておきましょう。

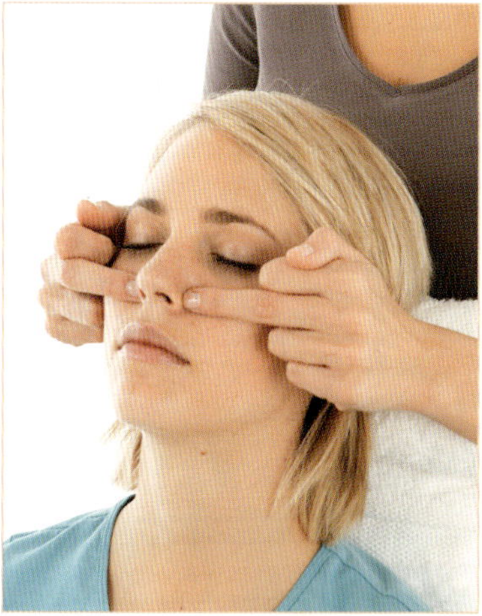

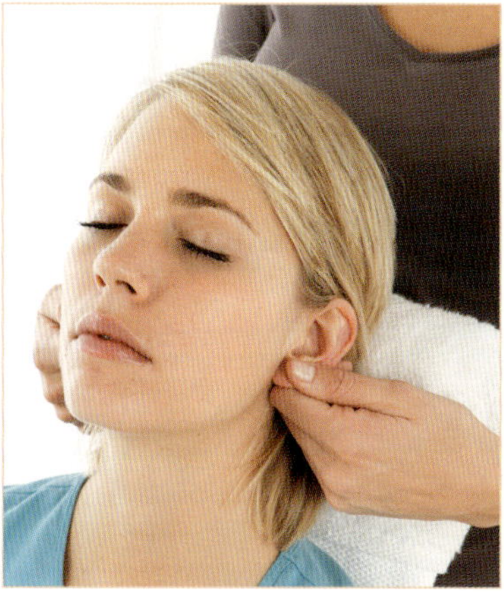

4 スクイージング　耳の上の付け根を指でつかみ、そこから耳のふちを絞っていきます。耳たぶまで絞ったら、今度はひと周り内側を絞ってください。再び耳たぶまで絞ったら、耳たぶ全体を絞るようによく揉み、最後は軽く引っ張りながら離します。

髪と頭皮

髪と頭皮の施術は、オイルを用いる場合は顔の施術が終わってから行ないます。オイルを用いると贅沢感があるだけでなく、髪によい影響をもたらします。オイルを用いない場合は頭の施術に続いて行ない、顔の施術をあとにしてもかまいません。ただしどちらの場合も、レスティング（ステップ4）を最後にしてください。

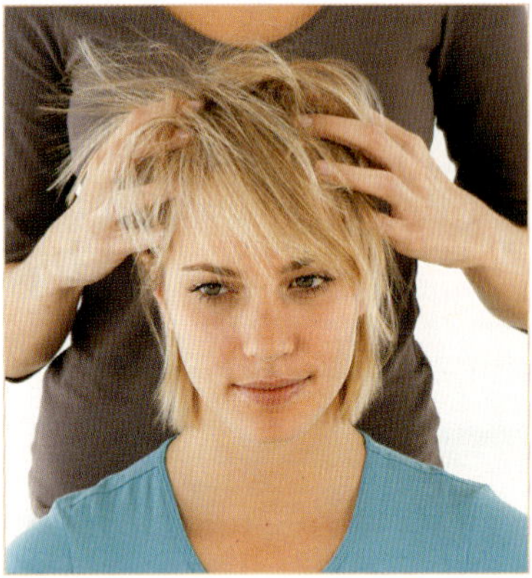

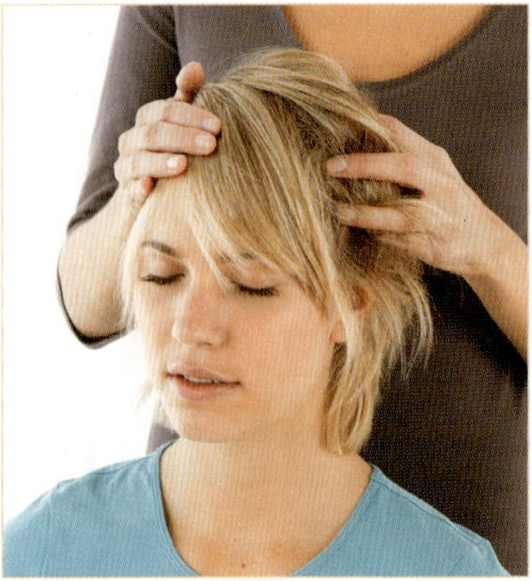

1 親指以外の指によるプレッシャー オイルを使う場合はこのステップでオイルを両手につけ、髪全体によく揉み込みます。オイルを使う場合も使わない場合も、シャンプーするときの要領で、髪を揉みながら、指先で頭皮を刺激してください。リラクセーション効果の高い動作です。

2 ローテーティング 片手で頭を支え、反対の手の五指を大きく開いて頭皮に当て、その場で回します。指を滑らせるのでなく、頭皮を動かすようにしてください。途中で手を替え、頭皮のできるだけ広い範囲を施術します。

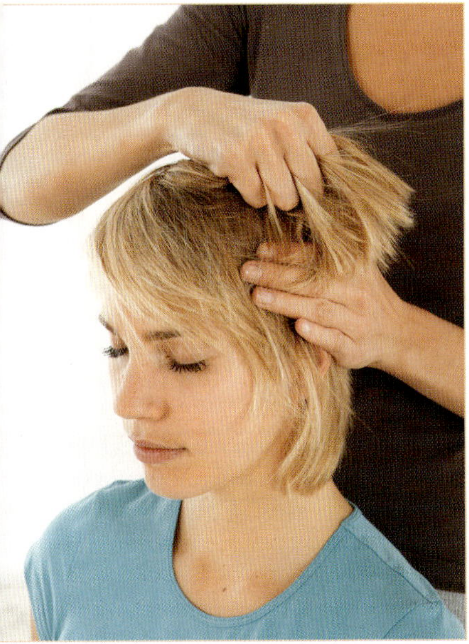

3 タギング〔強く引く〕　片手で頭を支え、反対の手で髪をかき分けて髪の根元をしっかりとつかみます。つかみ方が不充分だとかえって痛みを与えることになるので気をつけてください。それから指を滑らせずに強く引っ張って頭皮を刺激します。後頭部で行なったときにとくに気持ちのよい動作です。途中で手を替え、頭皮全体を施術してください。

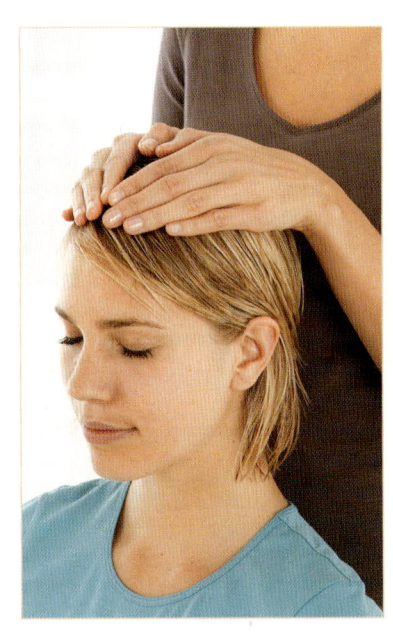

4 レスティング　静かに呼吸をして頭頂部に両手をかざし、しばらく静止してから少しずつ両手を下げ、頭の上に置きます。もう1度静かに呼吸をして、しばらく静止してください。それから両手を左右の肩まで滑らせます。これでマッサージは完了です。

インド式ヘッドマッサージによる応急法

あまり時間がないときは以下の手順を試してください。
これだけでも首と肩の緊張を和らげ、頭皮を刺激することができます。
ほとんどどこででもできるのに
驚くほどエネルギーが湧いてくる方法です。

1 肩(スクイージング) パートナーの後ろに立ち、両手を左右の肩に当て、親指と四指で筋肉を絞ります。皮膚をつねらずに筋肉をしっかりとつかみ、持ち上げた状態を少し保つようにしてください。これを首から肩先に向かって繰り返します。

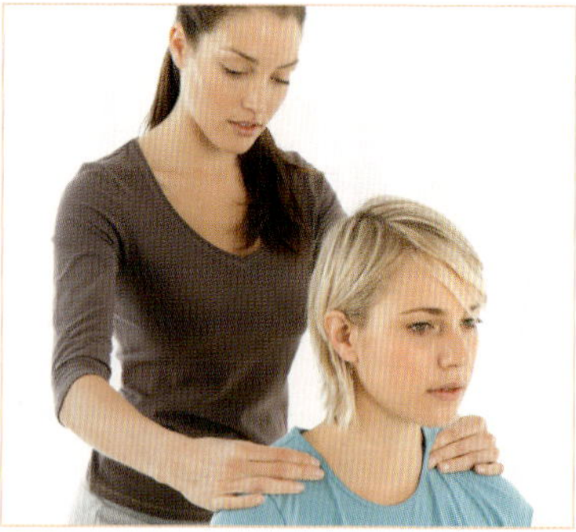

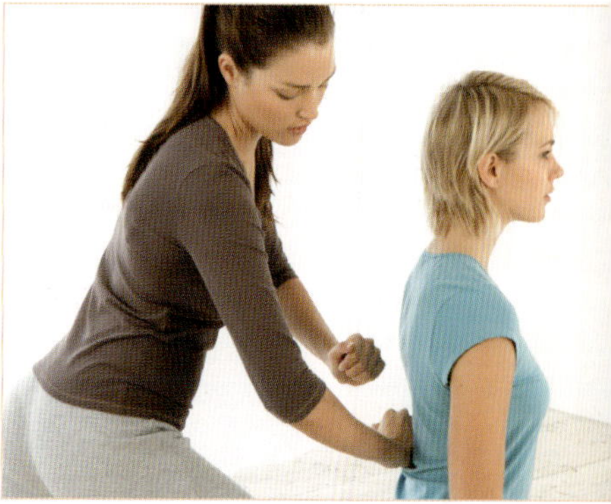

2 肩と背中(パメリング) 両手を軽く握り、まず肩を肩先から首まで叩き、それから背中を叩きます。首の近くは軽めに叩くようにして、背中は腰まで叩いてください。これを数回繰り返したら、背骨の反対側も同様に叩きます。手首の力を抜いて鈍い音を立てるようにしましょう。

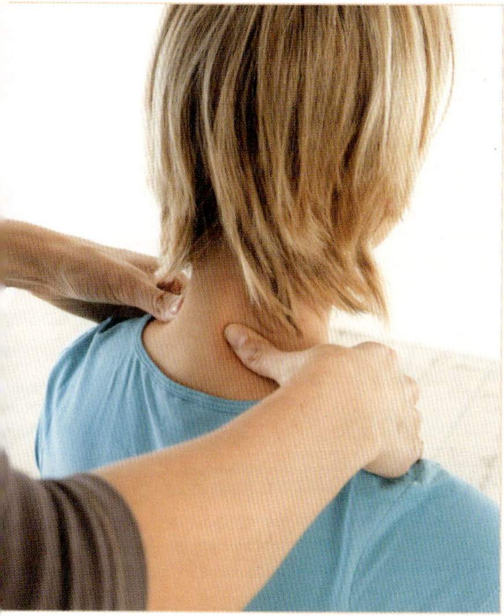

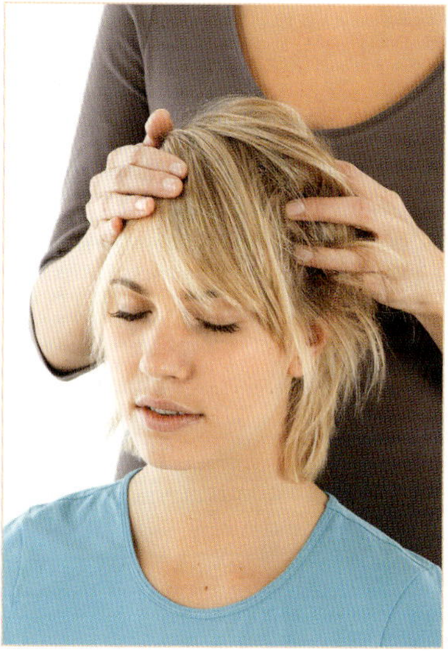

3 首（サークリング） 両手の四指を肩に当てて支えとし、親指を首の付け根の背骨から約2.5㎝のところに当てます。それから親指で筋肉にらせんを描きながら、頭蓋骨の下まで揉み上げてきます。親指と一緒に皮膚を動かすようにしてください。これを数回繰り返して首の緊張をとりましょう。

4 頭皮（ローテーティング） 片手で頭を支え、反対の手の五指を大きく開いて頭皮に当て、その場で回します。できるだけ頭皮を大きく動かすようにしてください。強めの力を加えて行なったほうがたいてい気持ちよく感じます。指の位置をずらして繰り返し、途中で手を替え、頭皮全体を施術してください。

セルフマッサージ

インド式ヘッドマッサージの効果を
自分自身で存分に味わうための方法です。
ストレスや頭痛を和らげ、髪を美しく健やかにする効果があります。

1 肩(ラビング)　片手を反対の肩に当て、手のひらで肩を前後に強めにこすります。摩擦で肩が温まるくらい素早くこすってください。この動作を行ないながら首と肩先の間を行ったり来たりします。反対の肩も同様にこすってください。

2 腕(カッピング)　手をくぼめて上腕に当てます。手の付け根と指先だけが腕に接触し、手のひらは浮かせるようにしてください。その手で腕の外側全体を叩きながら行ったり来たりして血行を促します。手首の力を抜いて手を素早く動かすのがコツです。正しくできていれば、パコパコと音がします。反対の腕も同様に叩いてください。

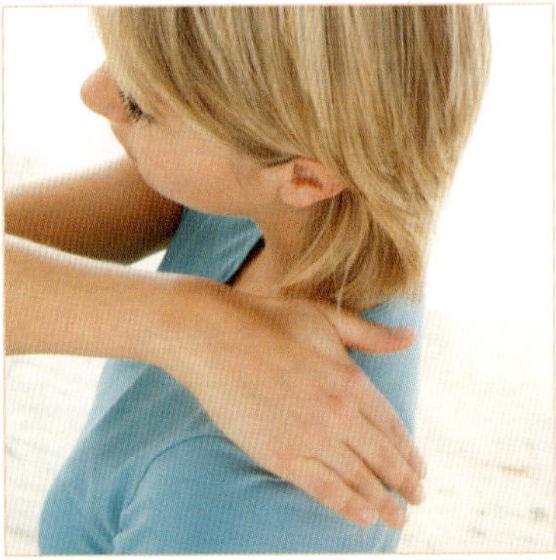

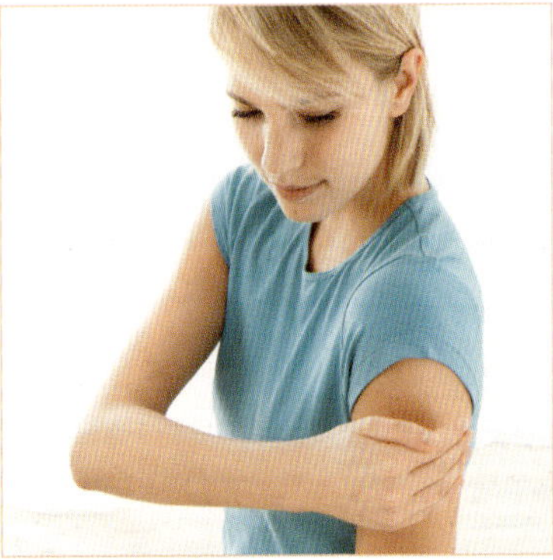

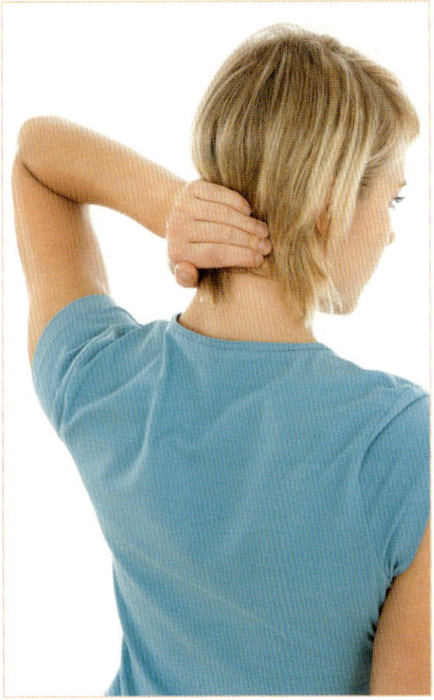

3 首（スクイージング）　片手を首の後ろに回し、四指と手の付け根をそれぞれ背骨の左右に当てます。手を少しくぼめて背骨に直接触れないようにしてください。その手で首の付け根から頭蓋骨の下までの筋肉を絞るように揉んでいきます。背骨の両側に同じ圧を加えるため、反対の手でも行なってください。

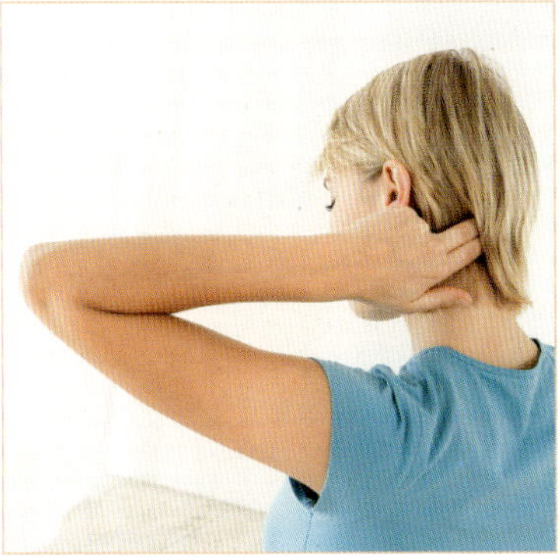

4 首（ソーイング）　人差し指と中指を揃えて頭蓋骨の下に当て、のこぎりのように前後に素早く数回動かして筋肉を刺激します。この動作を背骨の脇から耳の手前まで移動しながら繰り返してください。背骨の反対側も、反対の手で同様に施術します。

5　首（親指によるプレッシャー）　両手の四指を後頭部に当てて支えとし、親指を頭蓋骨のすぐ下の背骨から左右約2.5cmのところに当てます。それから親指の腹で耳に向かってらせんを描きながら筋肉を揉んでいきます。緊張をとる効果の高い方法です。

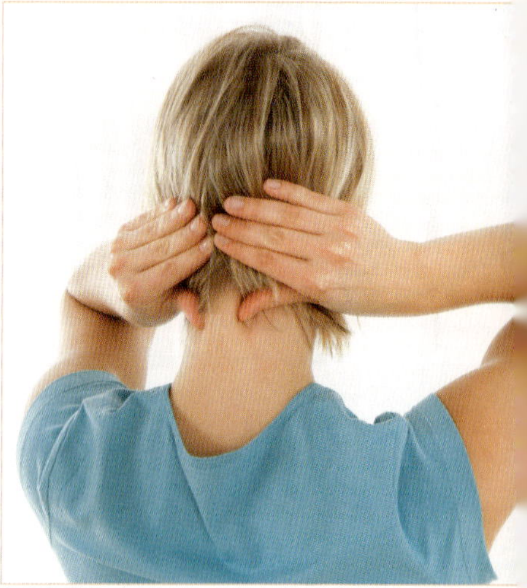

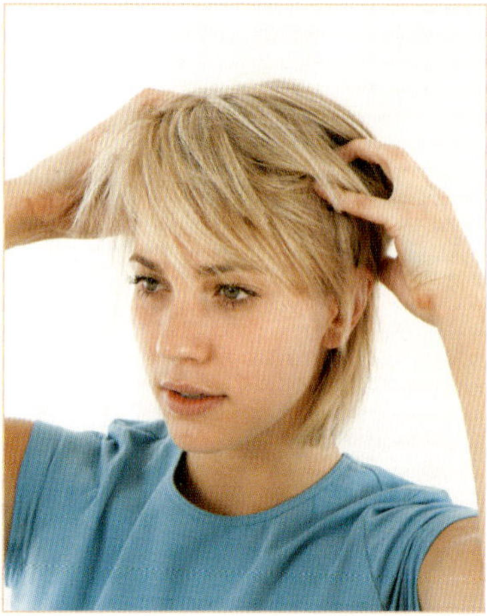

6　頭皮（ローテーティング）　両手の五指を開いて頭皮に当て、その場で圧を加えながら回します。両手を同時に動かし、位置を変えながら頭皮全体を刺激してください。耳やこめかみの近く、後頭部はとくに気持ちがいいはずです。圧は指の腹で加えるようにしましょう。

7 頭部（ラビング）　手のひらで頭皮をこすります。強めにしっかりとこすって頭皮と毛根を刺激してください。片手で頭皮の半分をこすり、手を替えて残りの半分をこすります。髪をはねのけながらこすり、大いに髪を逆立ててください。

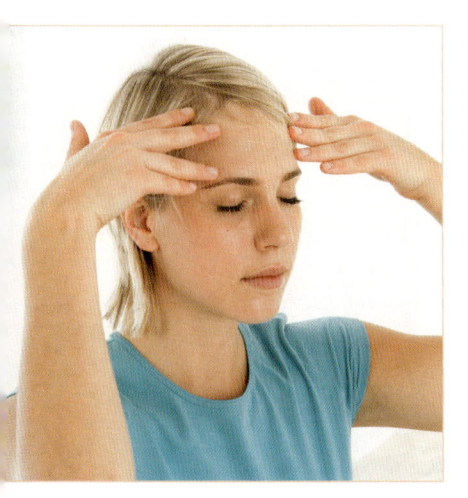

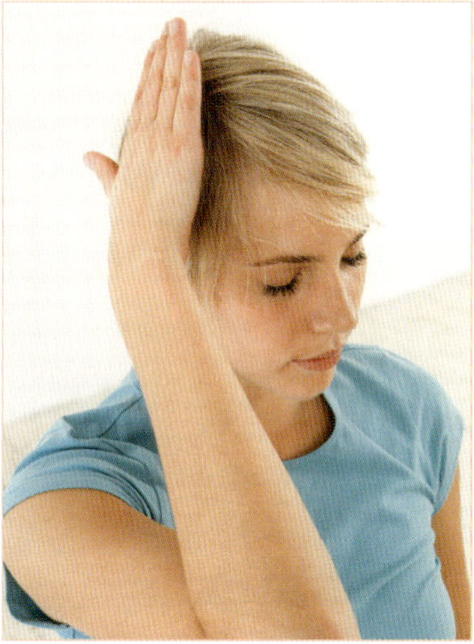

8 額（親指以外の指によるプレッシャー）　両手の四指を額の中央に向かい合わせるように当て、それぞれを左右のこめかみに向かってゆっくりと引いていきます。緊張をとる効果があります。この動作を手の位置をずらして数ラインに行なってください。目を閉じて行なうと効果が高まります。

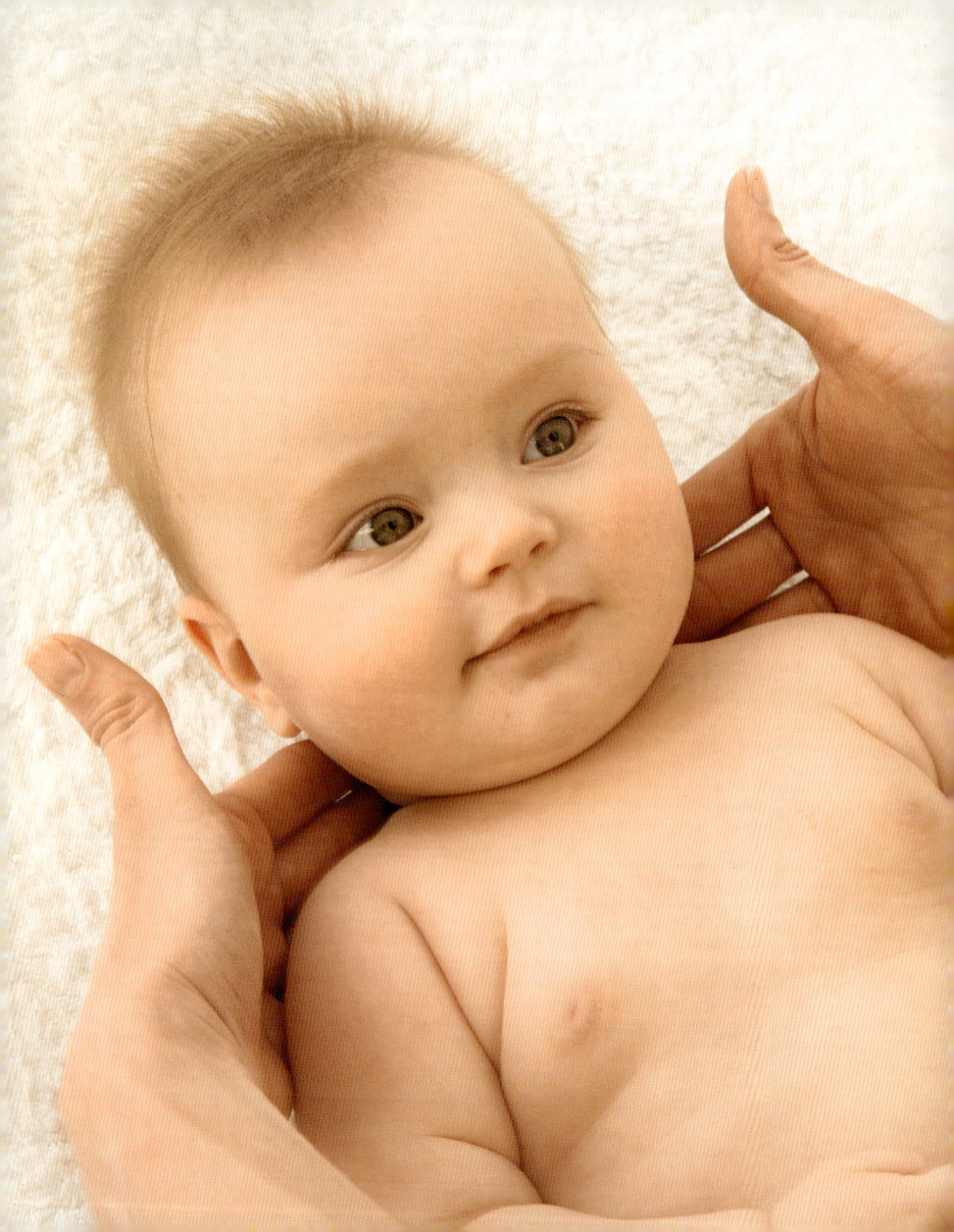

特別な目的で行なうマッサージ

あなたがマッサージをするとき、パートナーには特別な希望(深部組織マッサージやスポーツマッサージをしてほしいなど)があるかもしれません。あるいは、あなた自身に、いつもと違う目的でマッサージを行ないたい理由(妊娠中の女性にマッサージをしてあげたい、恋人とマッサージを施し合いたいなど)があるかもしれません。この章では、そんなときにいつものマッサージに取り入れるための、あるいは単独で行なうための特別な方法をいくつか紹介します。ただし単独で行なう場合でも、初めに筋肉をリラックスさせ、軽いストロークで終わるというマッサージの基本は守ってください。また、始める前に基本的な手技(p.48-101を参照)に慣れておき、マッサージの最中はパートナーにフィードバックを求めるようにしましょう。そうすることで、あなたのマッサージの幅を広げることができます。特別なマッサージのうち、ベビーマッサージについては全身マッサージの全ステップを載せました。

ベビーマッサージ

ベビーマッサージは赤ちゃんとの絆を深めるための素晴らしい方法です。妊娠中にマッサージを受けていた人の赤ちゃんは、マッサージの優しいリズムにすでに馴染んでいるでしょう。そうでない人の赤ちゃんも、マッサージの力で人生をエネルギッシュにスタートさせることができるでしょう。マッサージのさまざまな手技は、ちょっとアレンジすれば赤ちゃんにも用いることができます。

赤ちゃんは触れられて成長します。マッサージは赤ちゃんの反応を引き出し、お母さんとの絆を深めます。赤ちゃんにはエフルラージュなどの軽い圧の手技をたくさん用い、優しく気持ちのいいマッサージをしてあげましょう。筋肉や関節への優しい刺激は赤ちゃんの成長によい影響を与えます。ただしベビーマッサージは直感に従って臨機応変に行なうことがとても大切です。とくに赤ちゃんがじっとしていない場合は決して無理強いをし

ベビーマッサージに必要なものは、お母さんの直感とストロークやオイルについてのちょっとした知識だけ。

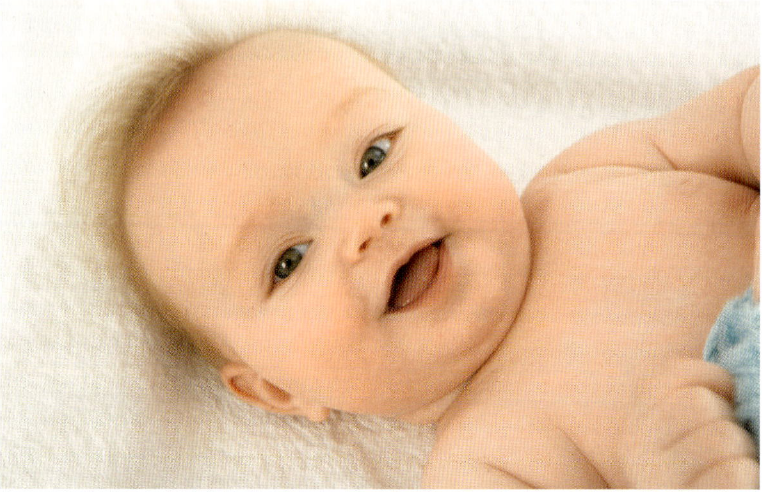

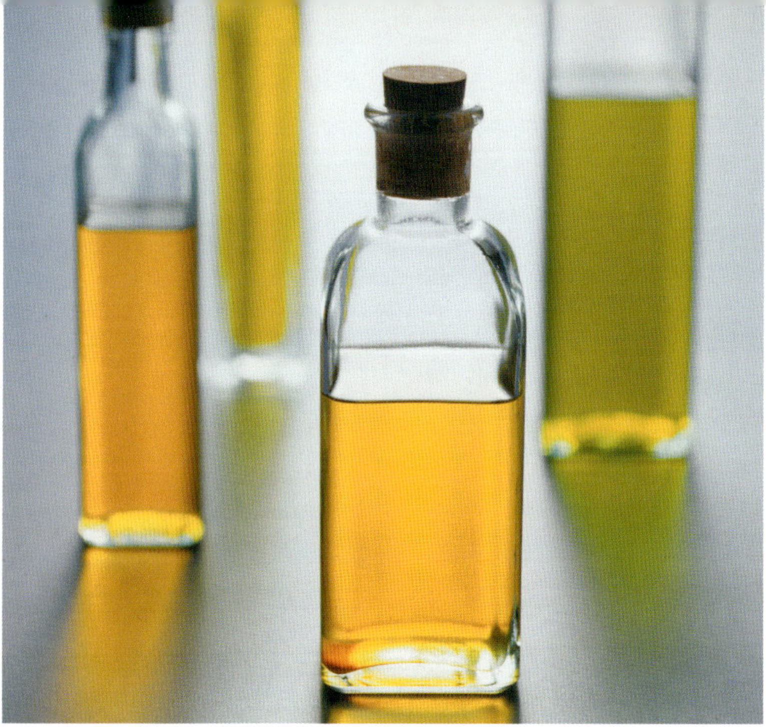

赤ちゃんのデリケートな皮膚に使うことができるのは保湿効果のある純度の高いオイルだけ。精油の使用についてはアロマセラピストに相談を。

てはいけません。とはいえ、マッサージを続けていれば、赤ちゃんの心も動きも穏やかになっていくでしょう。また、マッサージを行なうのは、お母さん自身の心も穏やかなときだけにしてください。授乳直後のマッサージも避けましょう。

ベビーマッサージに適したオイル

赤ちゃんの皮膚はとても敏感なのでオイル選びには注意が必要です。香りの強いもの、感触の重いもの、過敏症を起こしやすいものは避け、保湿効果のあるオイルを用いてください。お勧めはサンフラワー油にホホバ油を少しブレンドしたものです。カレンデュラ油を少し加えてもいいでしょう。また、できればオーガニック(有機栽培)のものを使ってください。精油はすでにブレンドして売られているオイルでのみ用いるようにしましょう。

実践にあたって

**ベビーマッサージは母子双方にメリットのあるものであり、
母と子を結びつける特別の静かな時間です。
赤ちゃんを疲れさせたり刺激しすぎたりしてはいけないので、
手順の中からいくつかを選んで使うようにしてください。**

赤ちゃんが生まれたらすぐにマッサージを習慣にして、赤ちゃんが喜んでいるかぎり続けていきましょう。直接指導を受けたい場合はベビーマッサージ教室に参加するといいかもしれません。マッサージは感覚への刺激を増やすことにより赤ちゃんの成長を促します。そして楽しく行なうことが何より大切です。

始める前にティッシュ、ハンドタオル、おむつ、毛布やバスタオル、（使うなら）オイルなど必要なものを用意しましょう。また、マッサージは日課にして、たとえばお風呂や夜のお休み前、授乳前やお昼寝前などに行なうようにするといいでしょう。赤ちゃんの皮膚はとても敏感なので、オイルを使う場合は事前にパッチテスト（肘の内側にオイルを塗り、24時間後に反応を見る）をしてください。もちろんオイルを使わない“ドライマッサージ”でもかまいません。その場合、皮膚を摩擦するといけないので、ごく軽い圧だけを用い

実践の要点

手技：おもに親指以外の指による優しいプレッシャー、エフルラージュ、軽いスクイージング

動作：優しく丁寧に、あやすように。強い圧や急激な動作は避ける

道具：母親が楽な姿勢で座れる場所。毛布かバスタオル。おむつ。ティッシュ。ハンドタオル。心を穏やかにする音楽。純粋な植物性のオイル（任意）

フィードバック：赤ちゃんはすぐに反応を返してくれる

所要時間：月齢によるが、5-10分間程度

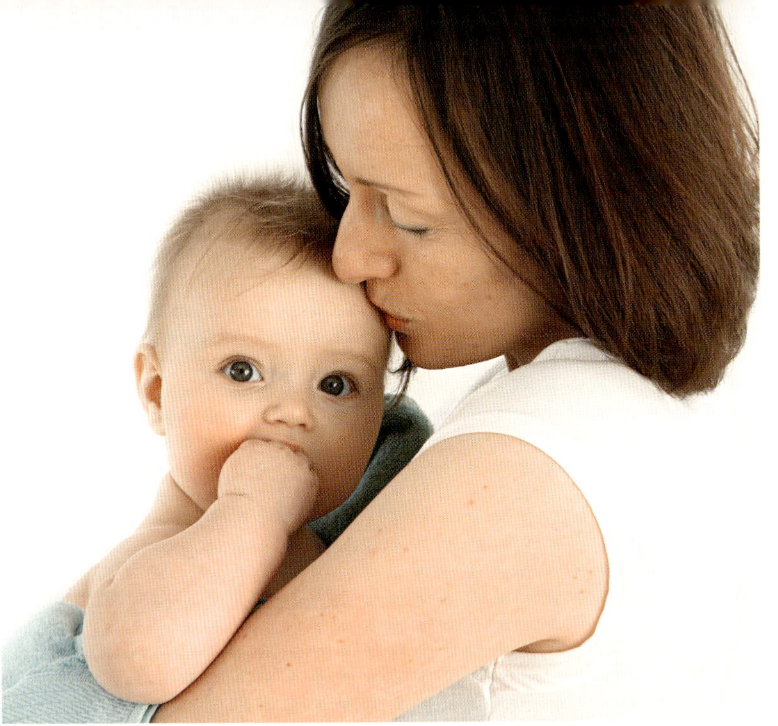

ベビーマッサージは赤ちゃんと触れ合う
楽しくてかけがえのないひととき。
ぜひ毎日の習慣に。

るようにしましょう。オイルを使わないなら服を着せたまま行なってもかまいません。

お母さんは背もたれのある椅子に座るか、壁などを背もたれにして床に座って行ないます。赤ちゃんのためにはベッドなどの上か（ただし安全に配慮して!）、床の上にマットや毛布などを敷いてください。月齢の低い赤ちゃんの場合、個人の好みにもよりますが、お母さんのひざに抱いて行なうのがベストかもしれません。

注　意

生後2ヵ月を過ぎるまでは
関節を動かす施術を行なっては
いけません。

体の前面

体の前面から始めると、
赤ちゃんがお母さんと目を合わせていられるので安心します。
流れるようなストロークで体をさすってあげましょう。
直感に従って手順をアレンジしたり縮めたりしてください。

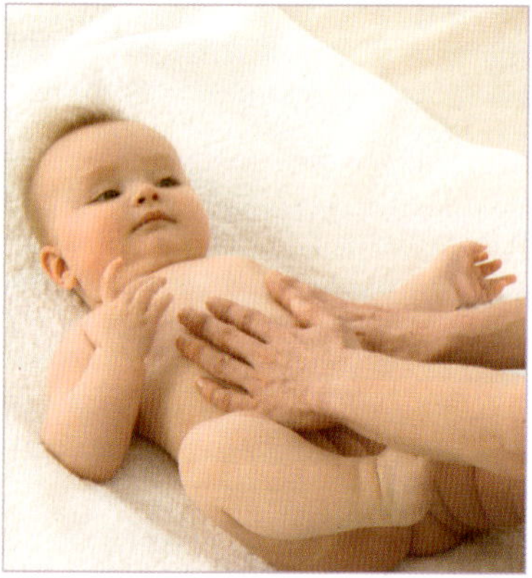

1 最初のタッチ　マッサージは体の前面から始め、赤ちゃんが慣れるまではつねに目を合わせていましょう。マッサージをしやすい位置に着いたら、指に少量のオイルをつけ、両手を赤ちゃんのお腹に当てます。そのまま少し静止し、ただ見つめてあげてください。

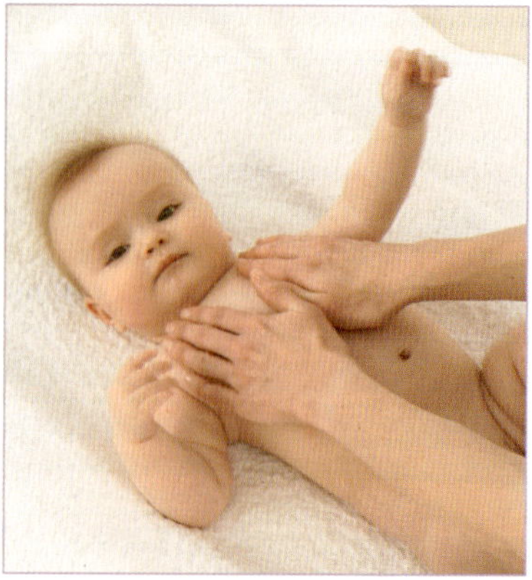

2 エフルラージュ　お腹から肩まで軽くさすり、肋骨を辿りながら元の位置に戻ります。これを数回繰り返して赤ちゃんを安心させてください。両手を体の形に沿わせ、優しくリズミカルな動きを保ちましょう。戻るときの圧はごく軽くしてください。

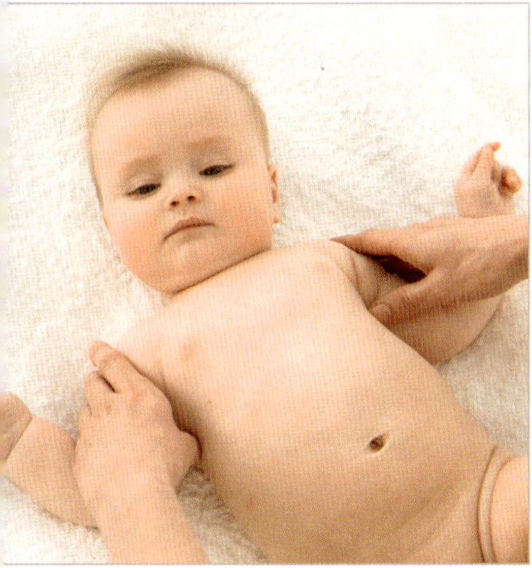

3 エフルラージュ　今度はお腹をさすったあとに続けて腕をさすり下ろします。腕をさすりながら、きわめて優しく筋肉を絞ってください。ラインを変えて何度か繰り返してオイルを伸ばします。連続的で安定した動きを心がけてください。

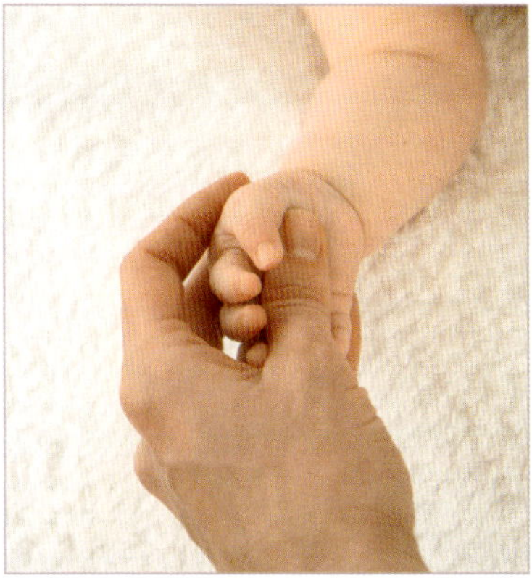

4 サークリング　エフルラージュに続けて、赤ちゃんの手に親指で円を描きます。赤ちゃんの姿勢によって、手のひらと手の甲のどちらに描いてもかまいません。目的は手をリラックスさせ、指を開かせることです。これも数回繰り返してください。

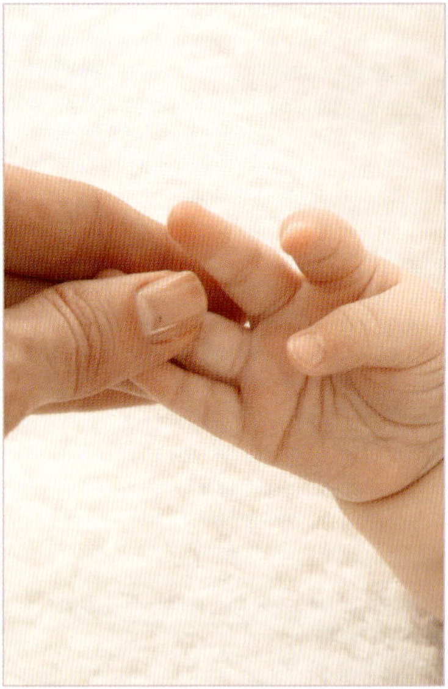

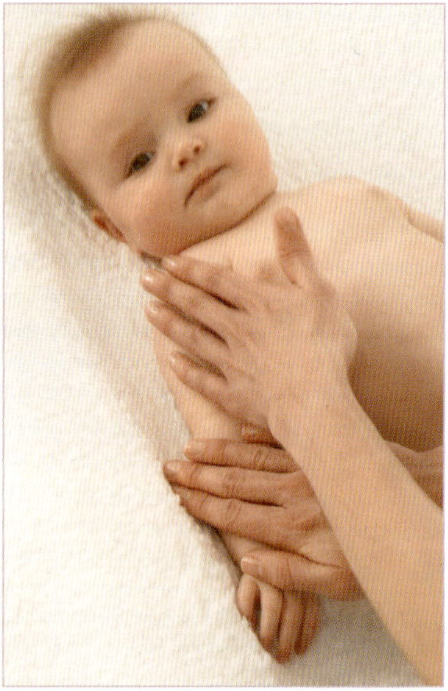

5 スクイージング　赤ちゃんの指を1本ずつ、きわめて軽い圧で根元から先端まで優しく絞っていきます。両手の指を同時に絞っても片手ずつでもどちらでもかまいません。同時に手首も優しく動かして腕全体を揺らしてあげましょう。

6 手のひらによるプレッシャー　両手を交互に使い、エフルラージュのときよりも少し強めに腕を手首から肩までさすり上げます。手のひらを密着させて行ないますが、肘のところでは力を加えないよう手のひらを少しくぼませてください。両手で交互にさすり、空いているほうの手で腕を軽く押さえておくようにしましょう。

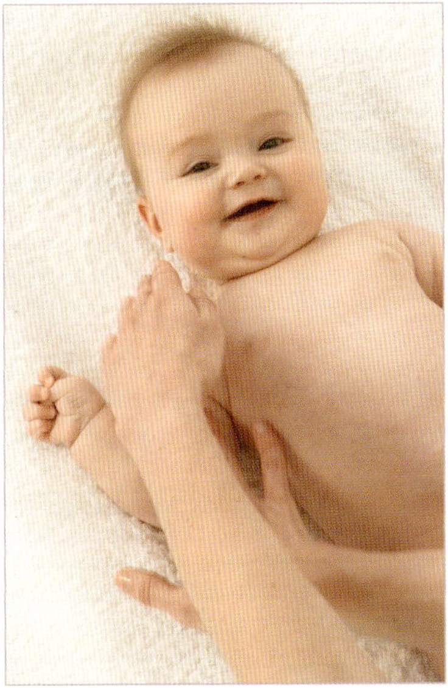

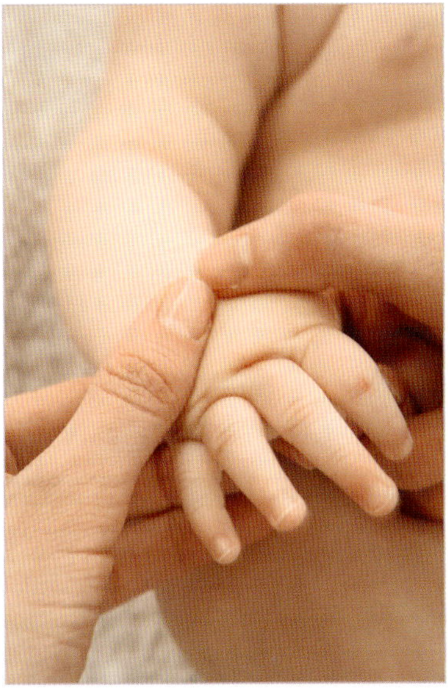

7 フェザリング　指先を使い、羽毛のようなタッチで肩から手首まで腕をなでていきます。軽く楽しいタッチですが、皮膚を刺激して皮膚感覚を育てる効果もあります。手首を上げて手の力を抜き、波のように動いてください。

8 サークリング　手を下から支え、両手の親指を揃えて手首の中央に当て、そこから手首の外側に向かってらせんを描いていきます。親指の腹を使って圧をごく軽くし、皮膚の上を滑るように動いてください。

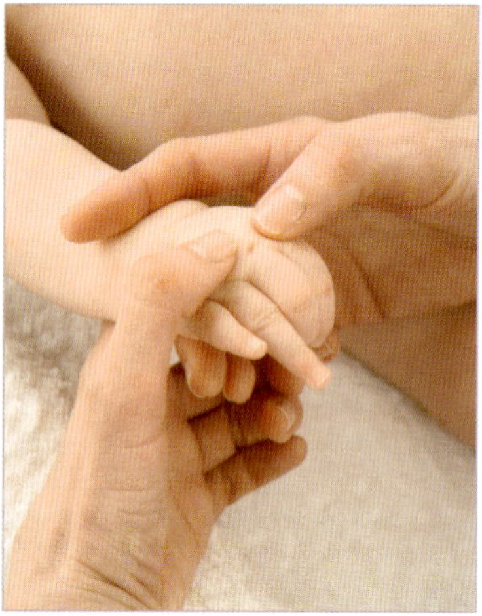

9 親指によるサークリング 続いて手の甲にもらせんを描きます。手を下から支え、両親指の腹で外側に向かってらせんを描いてください。同じく皮膚の上を滑るように動きましょう。ラインを変えて数回繰り返してください。

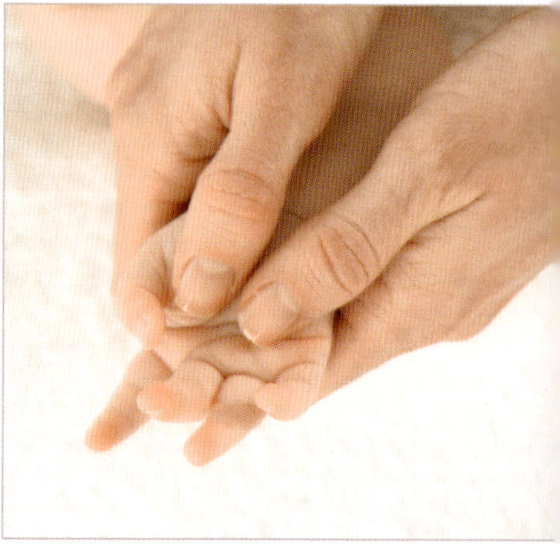

10 親指によるサークリング 今度は手のひらを上に向けて下から支え、両親指を使って手のひらに小さな円をたくさん描き、手のひら全体をマッサージします。最後は手を優しく絞りましょう。

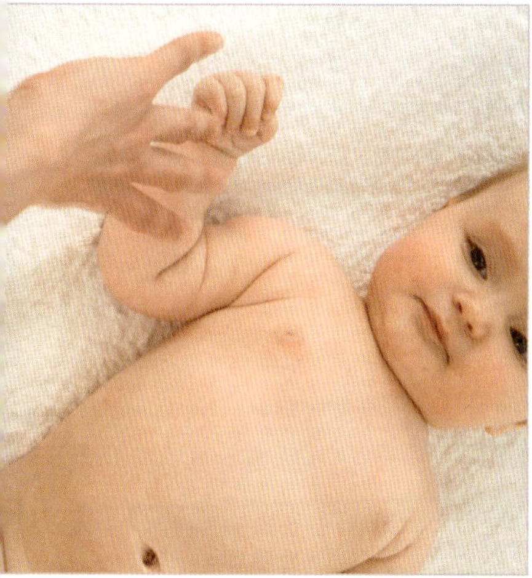

11 フェザリング　手を支えたまま、甲に軽くフェザリングを行ないます。それから手を裏返し、手のひらにも、続いて各指にも、指先でフェザリングをしてください。赤ちゃんを楽しませながら皮膚感覚を育てる効果があります。ここまでの腕の手順を反対の腕にも同様に行なってください。

12 リンギング　胸に戻り、もう1度エフルラージュを行なってから、胴に軽いリンギングを行ないます。赤ちゃんを安定した姿勢で寝かせ、自分の両手を交差させてそれぞれを左右の肋骨に当て、ゆっくりと互いに向かって滑らせてください。両手の位置が入れ替わったら、それぞれを少し下にずらして再び互いに向かいます。これを繰り返して下腹部まで施術してください。

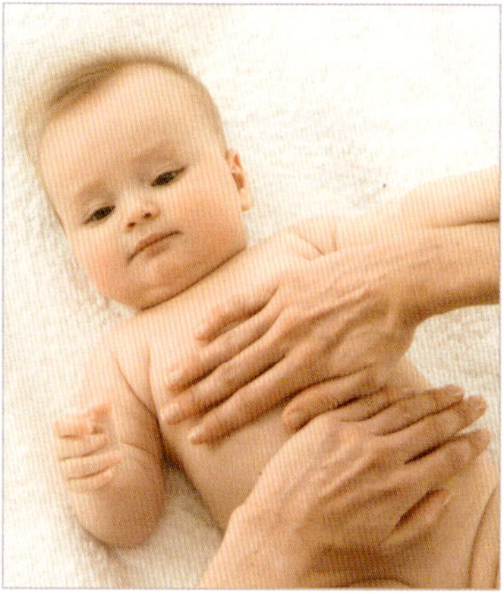

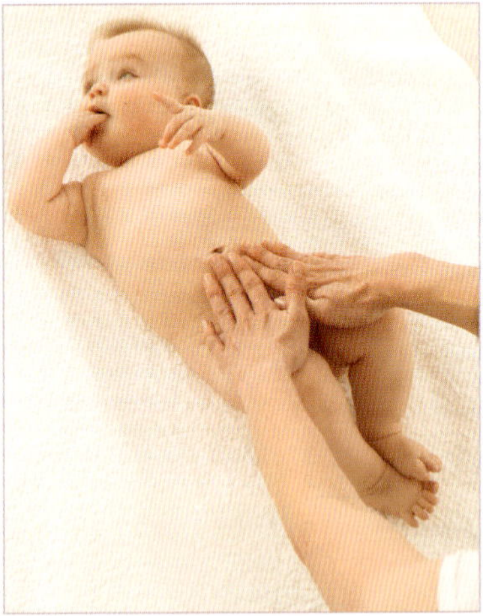

13 エフルラージュ　必要に応じてオイルを足し、まずお腹を外側に向かって、続いて脚を下に向かってさすります。さすりながら筋肉を優しく絞ったり、皮膚を軽く捻ったりする動作も加えましょう。ラインを変えて数回繰り返し、できるだけ広い範囲にオイルを伸ばしてください。

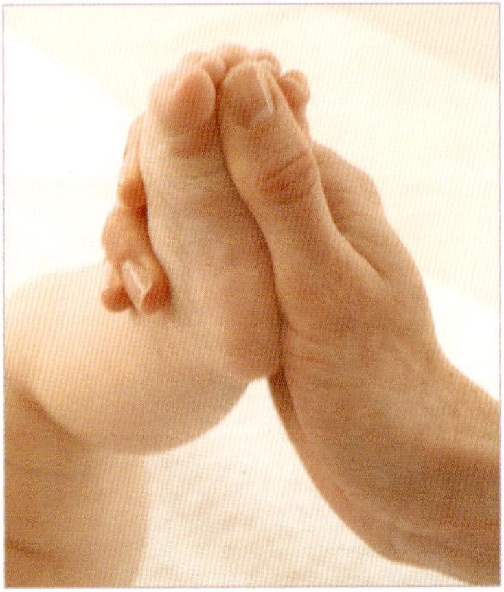

14 スクイージング　エフルラージュに続いて、今度は四指で足の甲を支え、親指で足の裏を絞るようにマッサージします。両手の親指を使って両足に同時に行なっても、片足ずつでもどちらでもかまいません。親指を滑らせながら、足の裏全体と足の指を優しく絞ってください。

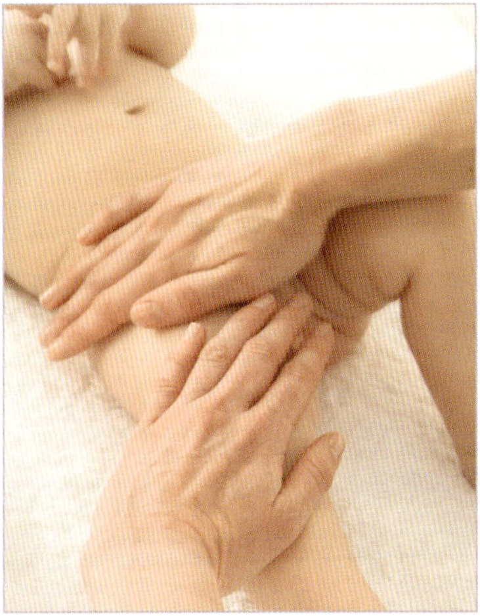

15 手のひらによるプレッシャー
両手を平らにして足首のすぐ上から足の付け根まで、エフルラージュのときよりも少し強めにさすっていきます。1度にさすり上げるのでなく、短いストロークを繰り返すようにしてください。ひざのところでは力を加えないよう手を少しくぼませます。数回繰り返し、太ももを満遍なくさするようにしてください。

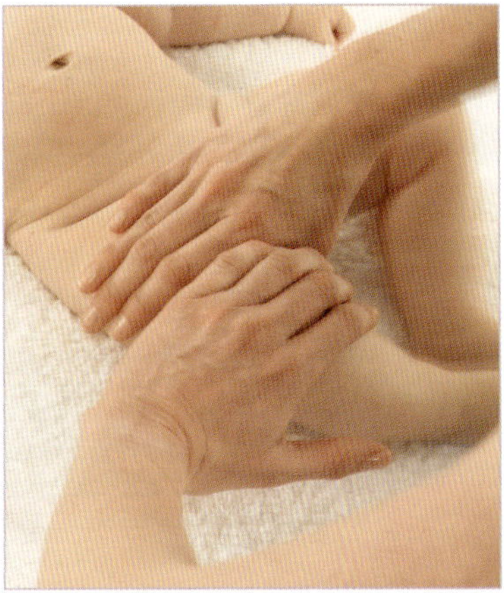

16 リンギング　太ももの両側に左右の手を当て、それぞれを反対側に向かって優しく滑らせていきます。これを手の位置を少しずつ下にずらしながら繰り返し、脚のできるだけ下のほうまで施術してください。少し力を入れてもかまいませんが、皮膚を引っ張るのでなく、皮膚の上を滑るように行なってください。

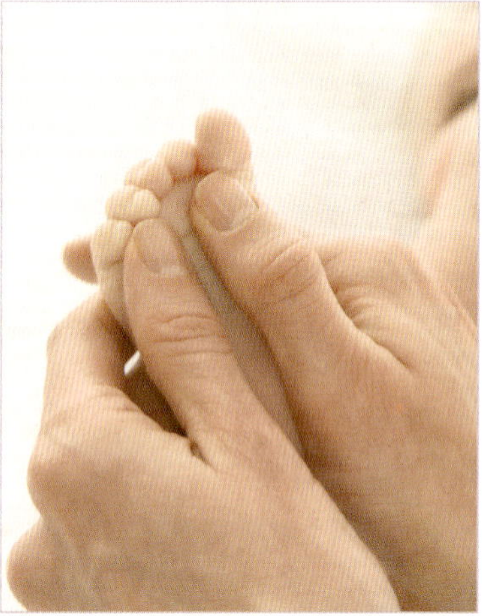

17 親指によるサークリング 足を持ち、足の裏に両親指で小さならせんを描いていきます。足の裏のできるだけ広い範囲に描きましょう。上部のふくらみには軽く力を加えてかまいませんが、甲に圧がかからないよう気をつけてください。自信がなければ上部のふくらみとかかとを軽くさするだけでかまいません。

18 リンギング 両手の親指を足の裏に、四指を甲に当て、両手を交互に前後させて足を軽く捻ります。この動作を指の位置を少しずつずらしながら繰り返してください。筋肉をリラックスさせる効果があります。

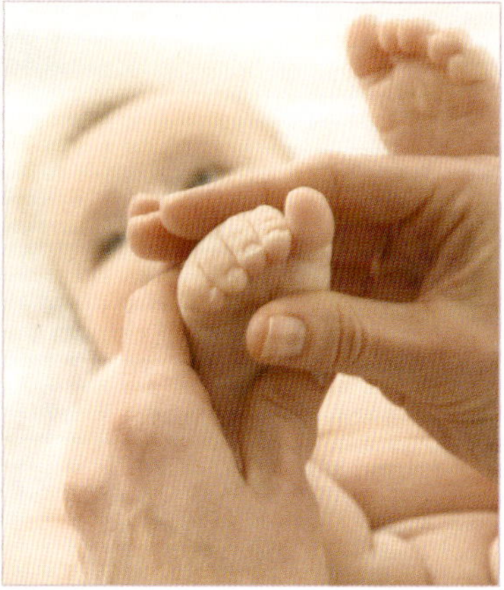

19 **ストレッチ**　片手で足首を持ち、反対の手の指を足の裏にぴったりと当てます。それから足を軽く押し、抵抗を感じる前に力を緩めてください。こうした受動運動には関節を強化する効果がありますが、赤ちゃんの関節は少しの力で大きく動くことがあるので気をつけて優しく行なってください。

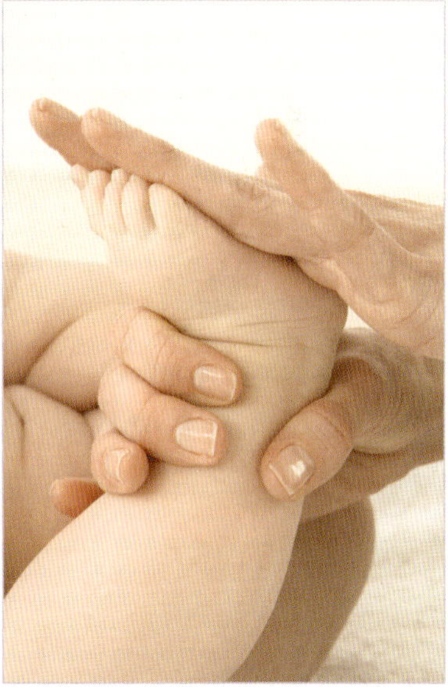

20 **ストレッチ**　かかととひざを持って脚を曲げ、お腹に向かって優しく押して股関節をストレッチさせます。これを数回繰り返してください。脚を強く握らず、抵抗を感じる前に力を緩めるようにしましょう。続いて同じ動作を、脚を少し外側に向けて行ないます。最後は脚の付け根から足首まで軽くフェザリングをしてください。これまでの脚の手順を反対の脚にも行ないます。

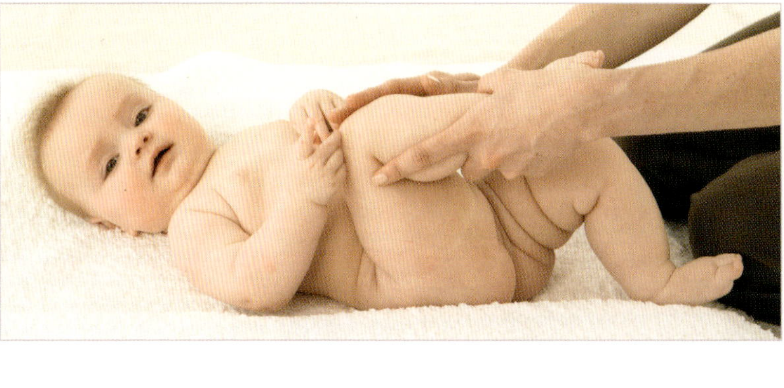

21　サークリング　お腹に戻り、胸まで軽くさすったら、両手を左右に分け、肋骨の側面を辿って戻ります。続いて肋骨上に大きな円を描くように、体の側面を上に向かい、体の中心を下りてきます。これを数回繰り返してください。指を広げて手の力を抜き、皮膚の上を滑るように動きましょう。

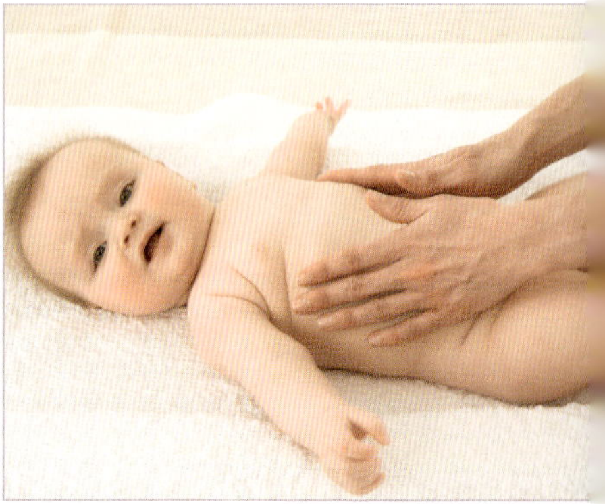

22　エフルラージュ　必要に応じてオイルを補充してから行ないます。胸の中心の鎖骨のすぐ下に両手の親指を揃えて当て、そこから左右の肩に向かって親指の腹をゆっくりと滑らせます。それから手のひらを丸めて肩をさすってください。これを数回繰り返します。

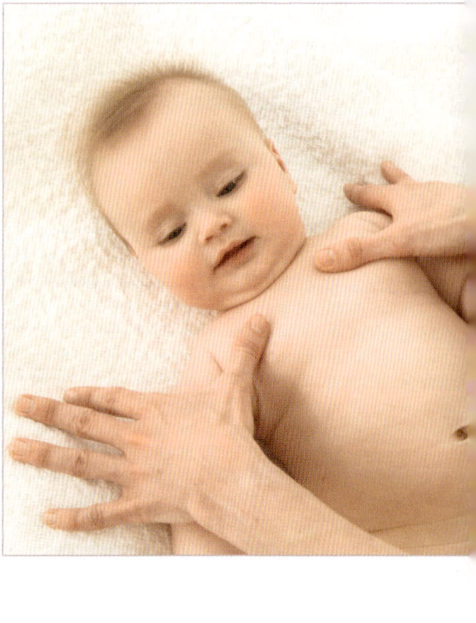

23　親指以外の指によるプレッシャー　両手の四指を、人差し指が頭蓋骨に触れるようにして、首の後ろに当てます。それから中指と薬指を背骨の左右の筋肉に当て、指先を使ってきわめて優しく、頭蓋骨の下に向かう斜め上方向に圧を加えます。

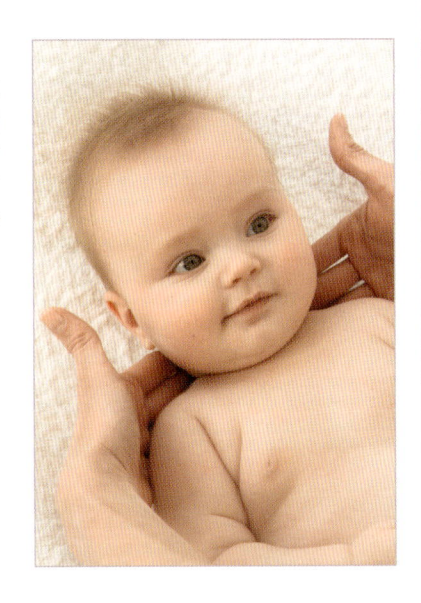

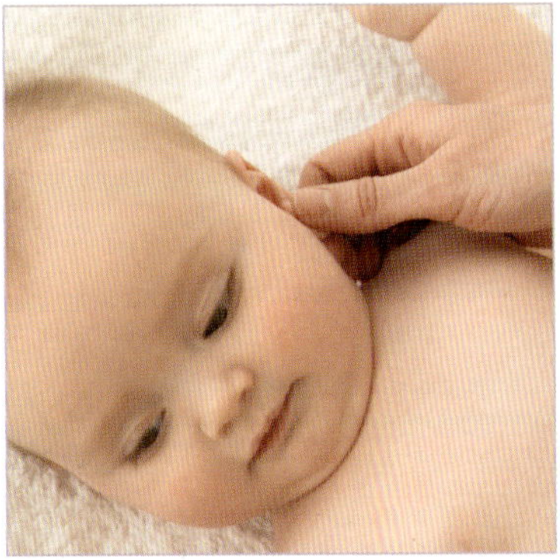

24　スクイージング　両手で頭を支えたまま、両親指で左右のほおを、耳に向かって弧を描くようにさすります。それから親指と人差し指で耳たぶを優しく絞り、耳の後ろを軽くさすってください。心地よく安心感のある小さな動きを心がけましょう。

顔

赤ちゃんの顔と頭皮はきわめて優しく扱い、目の近くではオイルを使わないようにしましょう。また、遊び心を持って行ない、マッサージがお母さんと赤ちゃんのどちらにとっても毎日の楽しみになるようにしたいものです。マッサージは赤ちゃんと見つめ合う時間、赤ちゃんの笑い声を引き出す時間です。

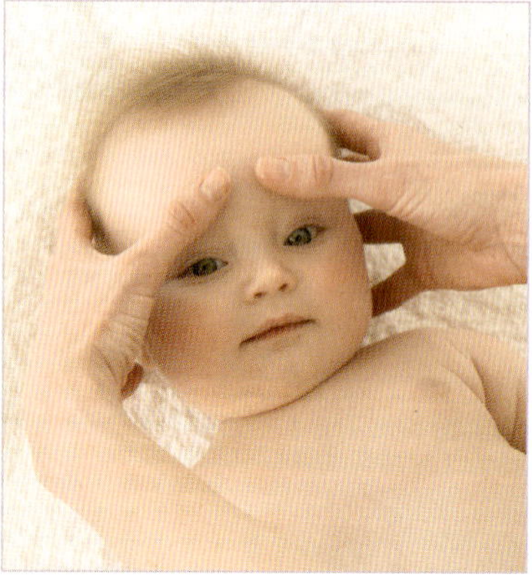

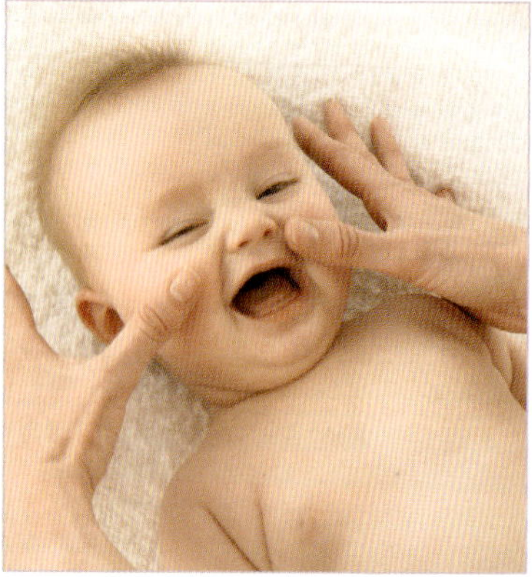

1 エフルラージュ　もう1度頭を支え、親指の腹を使って額を優しくさすります。額の中央からスタートし、両親指をゆっくりと左右に引き離していきましょう。これを目に近づきすぎないようにして数回繰り返します。指が皮膚の上をなめらかに滑るように、必要であればオイルを足して行なってください。

2 エフルラージュ　両手の親指を左右のほおに当て、ほお骨の上を外側に向かってさすります。親指が皮膚の上をなめらかに滑るようにしてください。途中、ほおを軽くつねって赤ちゃんを笑わせてあげましょう。ラインを変えて数回繰り返します。

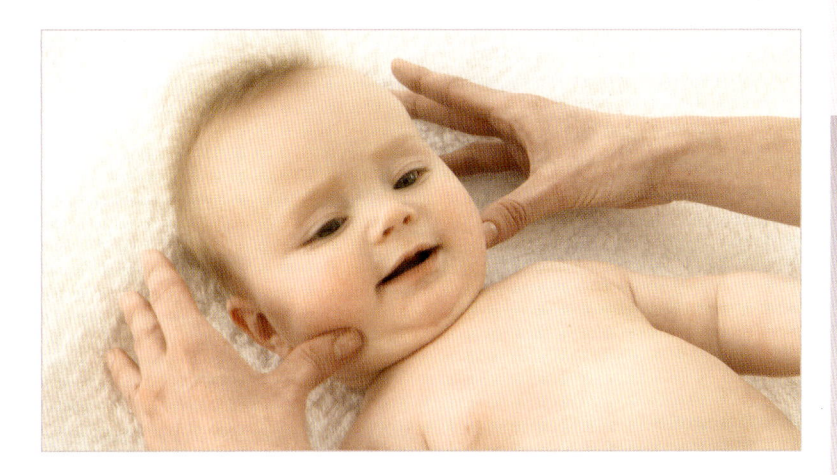

3 エフルラージュ　両手の親指の腹をあごの先に当て、人差し指を曲げて軽くあごの下に添えます。それから左右のあごのラインに沿ってゆっくりとさすっていきましょう。何度か繰り返したら、最後に耳たぶを優しく数回絞ってください。

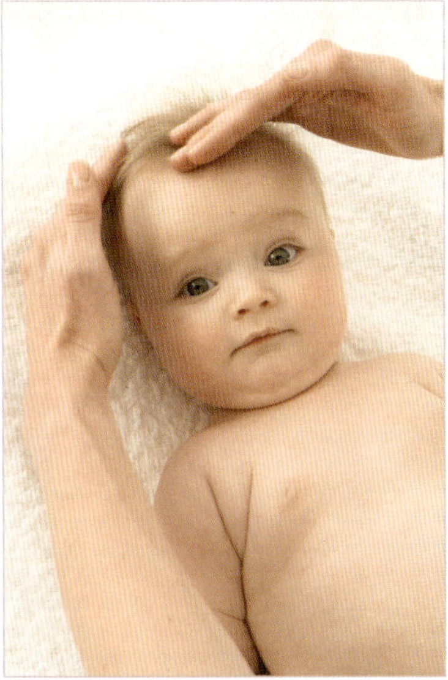

4 エフルラージュ　両手を額の生え際の少し上に当てます。このとき四指の先が中央で向かい合うようにしてください。そこから頭の後ろに向かって、髪の上を優しくさすっていきます。両手を交互に動かして柔らかく優しいリズムをつくってください。心地よい音の中で見つめ合う素敵なひとときになります。

体の背面

すでにリラックスできた赤ちゃんは、背中側のマッサージも喜んで受けてくれるでしょう。赤ちゃんを安定した姿勢にして、短く軽いストロークを流れるようにつないでください。お母さんと赤ちゃんのどちらかが疲れたら手順を短く切り上げましょう。ストロークは赤ちゃんの姿勢に合わせて調整してください。

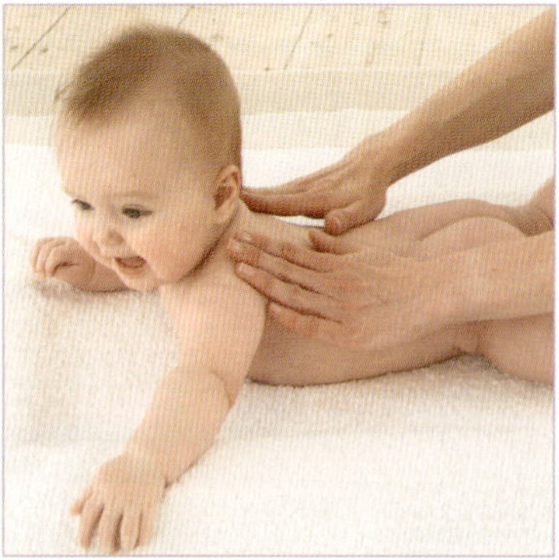

1 エフルラージュ　赤ちゃんをうつ伏せの安定した楽な姿勢にしてあげましょう。それから指にオイルを少しつけて背中にエフルラージュを行ないます。両手の四指を腰に並べて当て、肩まで滑らせてから、体の側面を通って戻ります。手を体の形に沿わせ、安心感を与える動きを心がけてください。

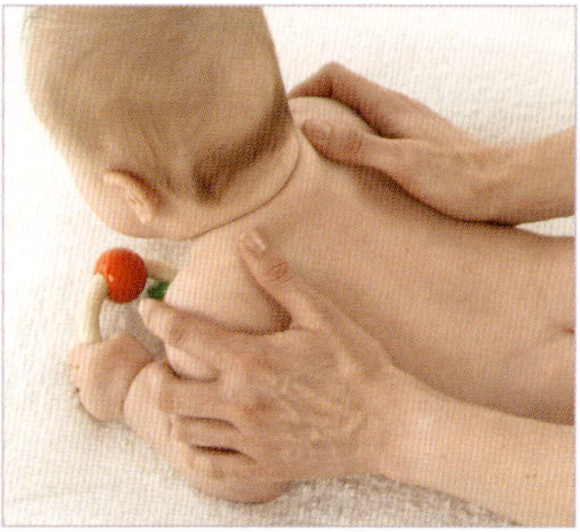

2 サークリング　エフルラージュを数回繰り返したら、両親指で肩にらせんを描きます。背骨の左右2.5㎝のところから外側に向かって、皮膚の上を滑るように描いていきましょう。これを数回繰り返します。

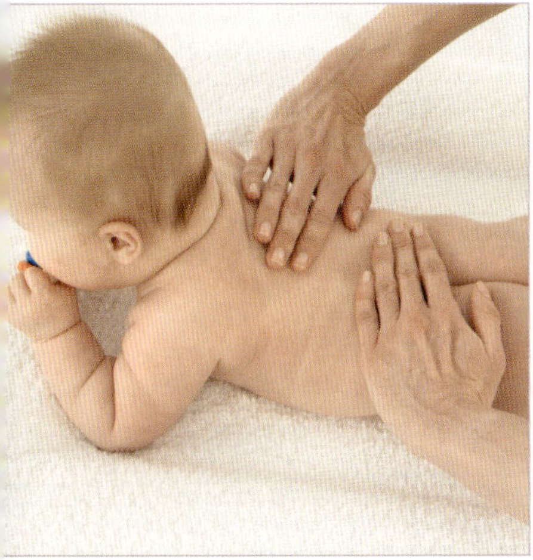

3 リンギング　両手を左右の腋のすぐ下に当て、それぞれを互いに向かってゆっくりと滑らせていきます。両手の位置が入れ替わったら、それぞれを少し下にずらしてもう1度互いに向かいます。これを腰まで繰り返してください。あまり力を入れず、皮膚を引っ張らずに皮膚の上を滑るようにします。これを数回繰り返してください。

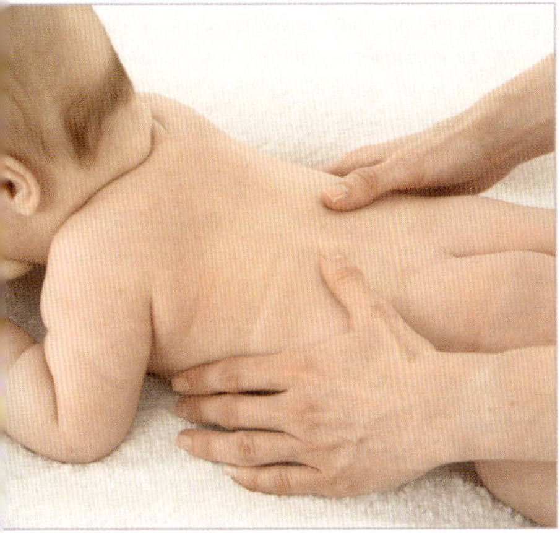

4 サークリング　両手の親指で腰にらせんを描きます。背骨から左右2.5㎝のところから始め、外側に向かってください。親指の側面を用いることにより、軽い圧が広く均一に加わるようにします。これを数回繰り返してください。

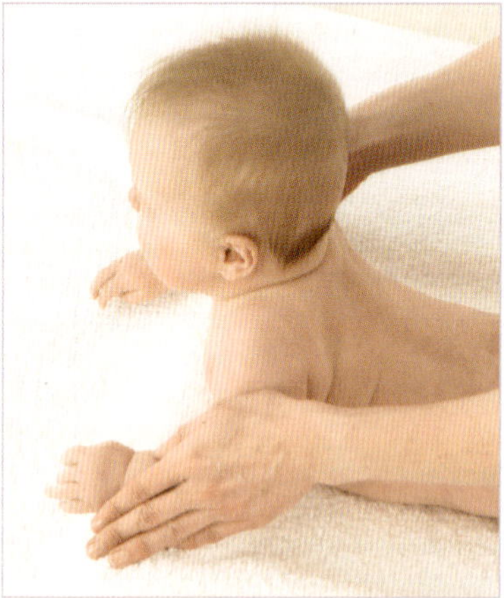

5 エフルラージュ　オイルを少し補充し、もう1度背中にエフルラージュを行ないます。今度は帰りに腕の後ろ側をさすり下ろしてください。連続した1度の大きな動作で手と指までさすります。数回繰り返してオイルを伸ばし、皮膚を刺激してください。

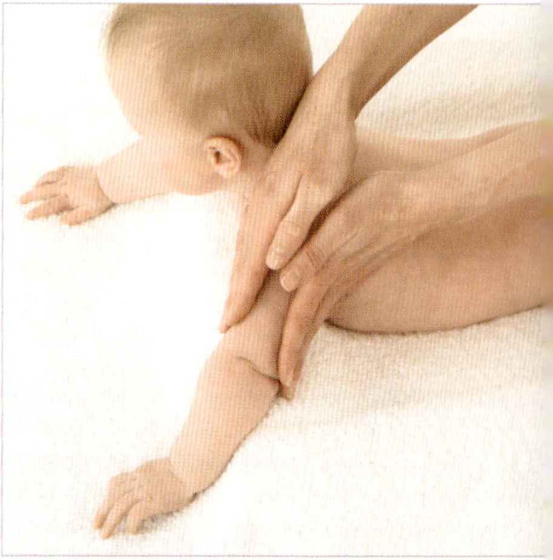

6 ロッキング　両手で上腕を挟み、筋肉を揺らしながら手首まで進んでいきます。手のひらを腕に沿わせるように少し丸めて行ない、肘のところでは力を弱めてください。赤ちゃんの姿勢によって手の当て方を調整し、腕のできるだけ広い範囲を揺らしましょう。

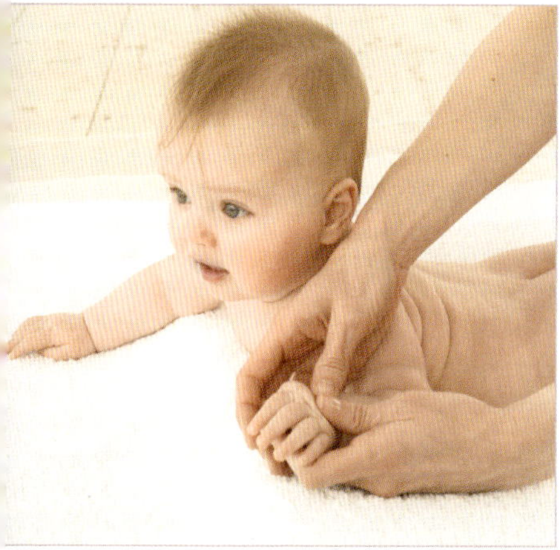

7 親指によるローリング　手を持ち、甲に両親指を交互に当てては指の方向に滑らせながら、指をできるだけ大きく開かせます。柔らかい動きになるように親指の側面を使い、数ラインに行なってください。それから腱の間や指の関節の周りに優しく円を描きましょう。

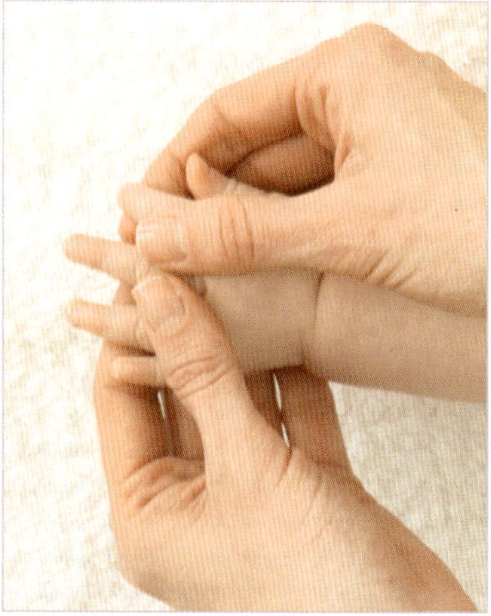

8 スクイージング　人差し指と親指を使い、赤ちゃんの指を1本ずつ順番に、根元から先端まで優しく絞ります。絞りながら指をこすったり回したりしてもいいでしょう。終わったら仕上げに肩から指の先までフェザリングを行ないます。ここまでの腕の手順を反対の腕にも行なってください。

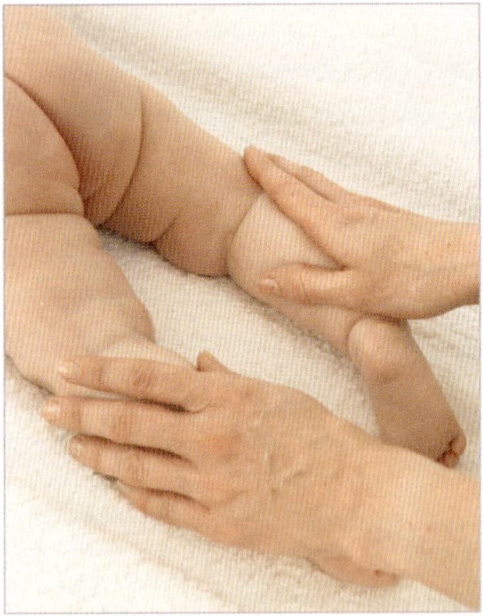

9 エフルラージュ　必要に応じてオイルを足し、両手の四指で腰から上に向かってさすります。それから両手を左右に分け、お尻と脚を通って足までさすり下ろします。これを数回繰り返してください。

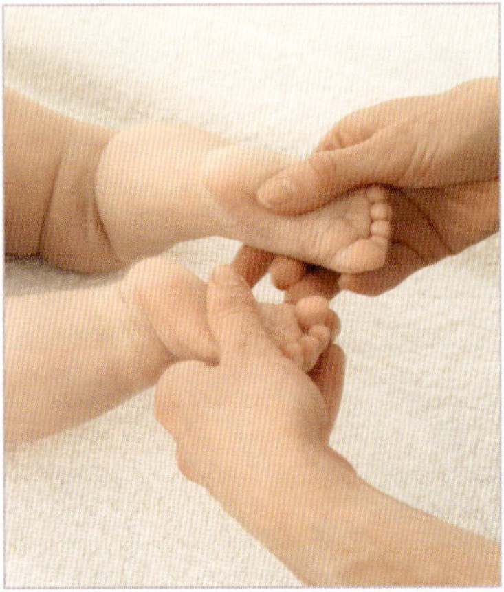

10 スクイージング　続いて足を絞ります。足の甲を下から四指で支え、足の裏に親指を当てて優しく絞ってください。肉の厚い部分を中心に絞るようにし、甲に力が加わらないようにしましょう。

11　リンギング　太ももの両側に左右の手を当て、それぞれをゆっくりと反対側に向かって滑らせます。これを繰り返しながら、太ももの付け根とひざの間を行ったり来たりしてください。手首の力を抜き、手を筋肉の形に沿わせて行ないましょう。

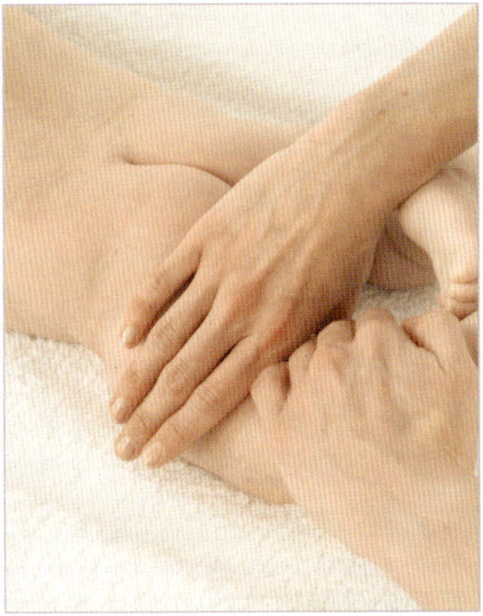

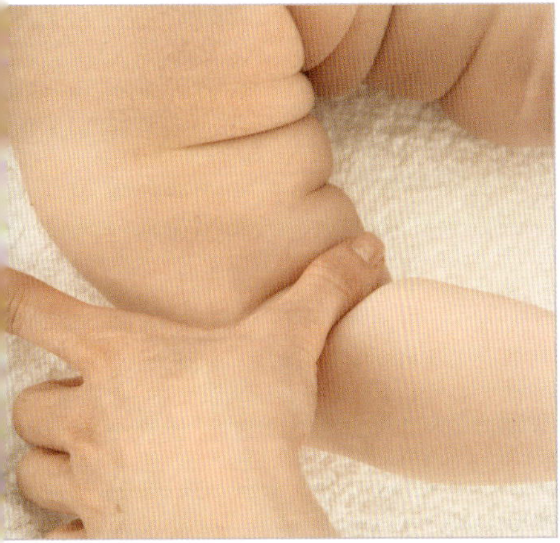

12　親指によるプレッシャー　リンギングでひざの手前まで来たら、親指の側面をひざの裏のしわに当て、端に向かって軽く押し伸ばしていきます。これを数回繰り返したら、今度はひざの下から足首までリンギングを行なってください。

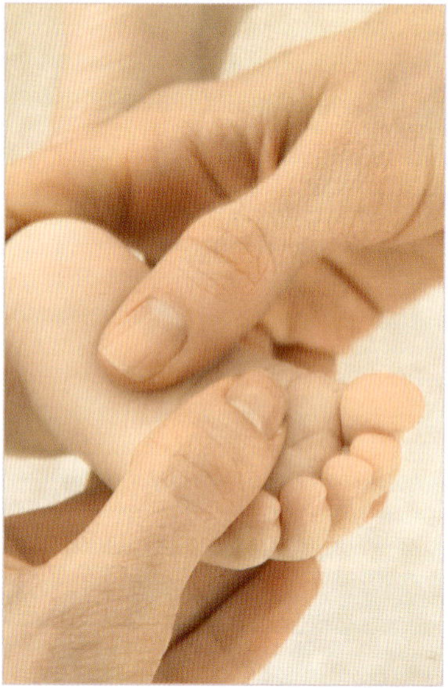

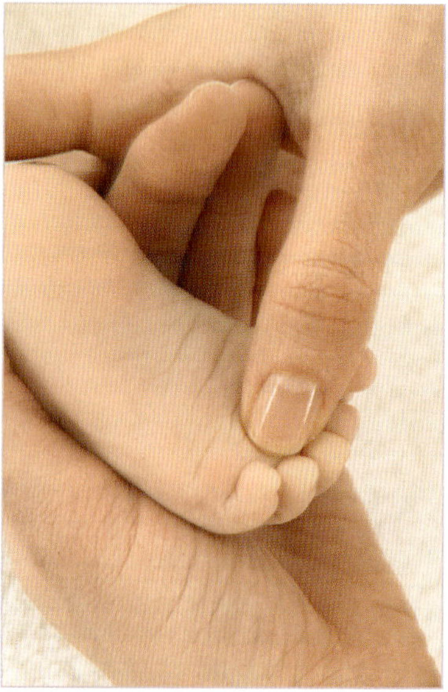

13　リンギング　両手の四指で足の甲を下から支え、両親指を足の裏に当てます。それから両親指を左右の端から同時に滑らせて足の裏を横断させ、再び左右に戻します。四指を安定させ、親指が皮膚の上をなめらかに滑るようにしてください。

14　親指によるプレッシャー　足を支えたまま、足の裏の上部のふくらみを親指で軽く円を描くように揉みます。関節の近くは親指の先で軽く押すだけにし、指のふくらみは軽く揉んでください。足をリラックスさせる効果があります。優しく安心感を与える圧を保ちましょう。

15　プリング　片手で足を持ち、反対の手の親指と人差し指で、足の指を1本ずつ引っ張ります。付け根から先端まで小刻みに揺らしながら引っ張ってください。軽く押したり絞ったりする動作も加えて楽しく行ないましょう。最後は指のふくらみをしばらく押してから、絞るように離します。

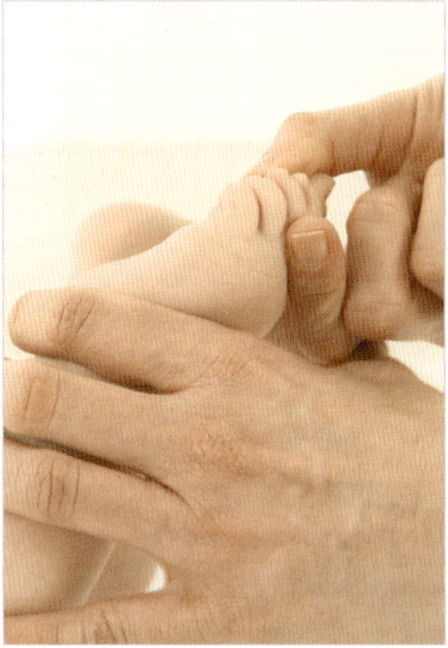

16　フェザリング　片手で脚を軽く押さえ、反対の手で脚全体を付け根からつま先まで羽毛で触れるようになでていきます。指先を使い、1度になでる距離を短くすると、気持ちよく安心感のある動きになります。これを数回繰り返してから、ここまでの脚の手順を反対の脚にも行なってください。

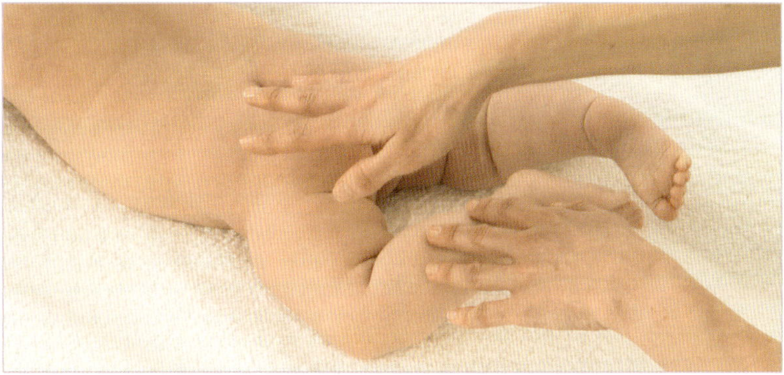

17 プラッキング プラッキングのバリエーションです。片手で肩を下から支え、反対の手の親指と人差し指を首の後ろの背骨の両側の筋肉に当てます。それから親指と人差し指をつま弾くように滑らせて体から離してください。絞ったりつねったりしないようにきわめて優しく行ないましょう。これを3回行なって首をリラックスさせてください。

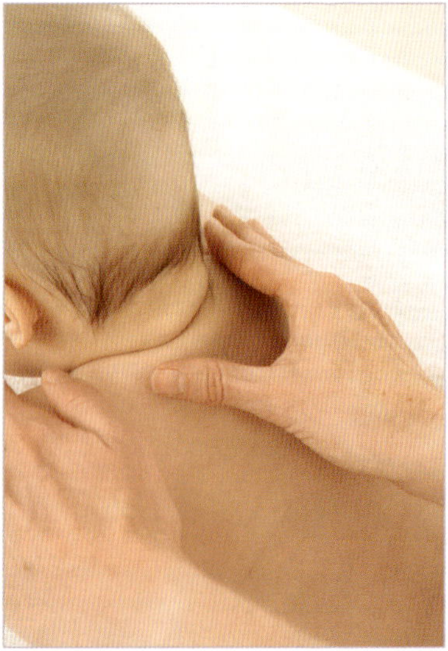

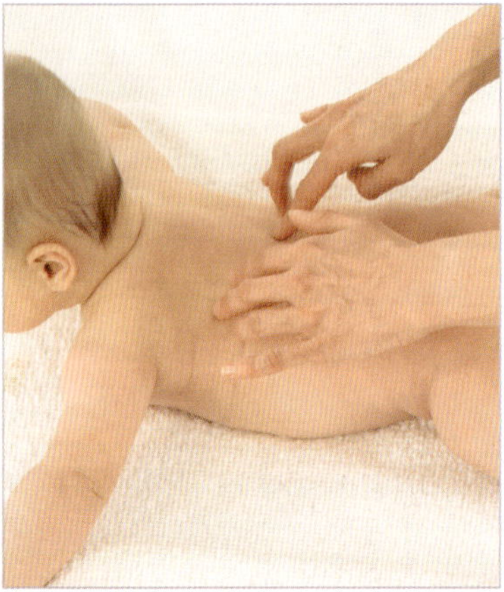

18 パーカッション 背中を指で優しく叩きます。雨だれのイメージで軽く小刻みに肩から腰まで背骨を避けて叩いてください。遊び心を持って楽しく行ないましょう。これを数回繰り返します。

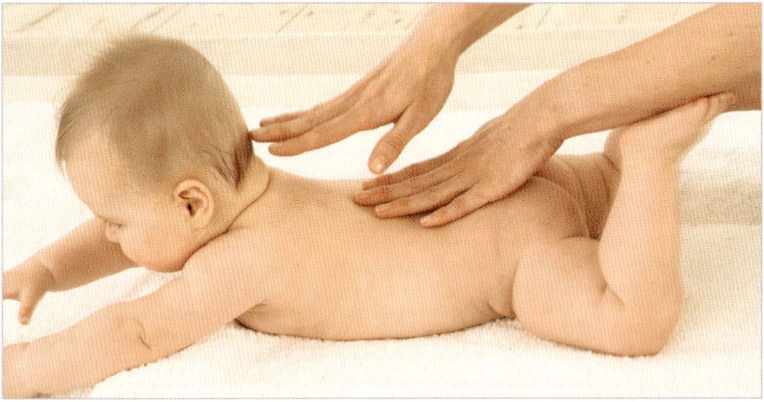

19　フェザリング　指先を使い、羽毛のようなタッチで背骨の上を首の付け根から腰までなでていきます。手首の力を抜き、両手を交互に動かして流れるようなリズムをつくってください。優しくあやすような動きを心がけましょう。

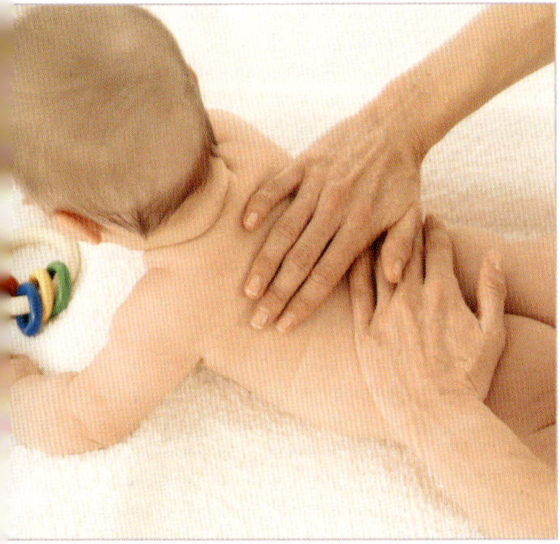

20　レスティング　マッサージの仕上げとして、両手を背中に軽く当て、しばらく静止させます。片手を肩甲骨の間、反対の手を仙骨の上に当ててください。穏やかに呼吸しながら少しの間、自分の手と赤ちゃんの皮膚との接触点だけに意識を向けます。それから赤ちゃんをあお向けにして、もう1度向かい合いましょう。

カップルマッサージ

マッサージは恋人や夫婦がストレスを解消し、心身ともに距離を縮める素敵な手段にもなります。いつもの手技に性的なニュアンスを込め、マッサージをロマンティックなものにしてください。楽しく、軽く、余韻の残る性的なストロークは、パートナーを愛する気持ちから生まれます。

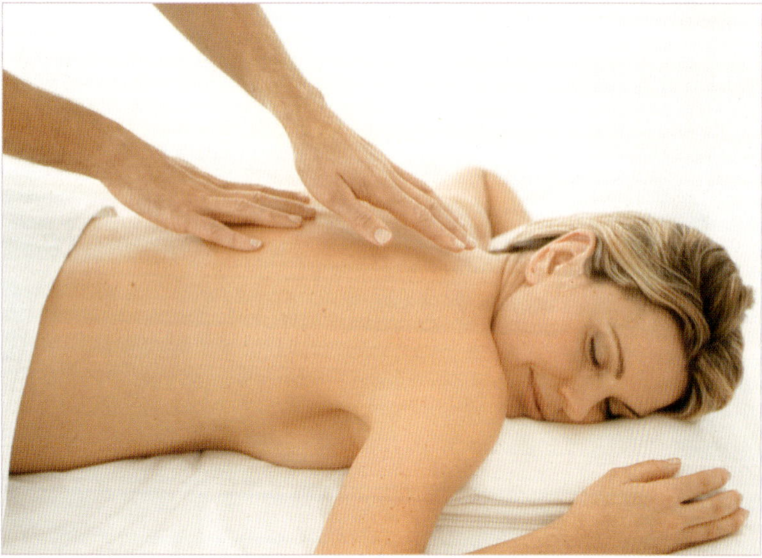

1 皮膚（フェザリング） フェザリングは愛撫になります。空気のような存在になってしまいがちなパートナーの皮膚を再発見してください。指と指先と爪を使い、パートナーの体を優しくなでていきましょう。タッチが軽ければ軽いほど、皮膚を効果的に刺激します。ゆっくりと慈しみながら、筋肉と関節の形を辿っていきましょう。

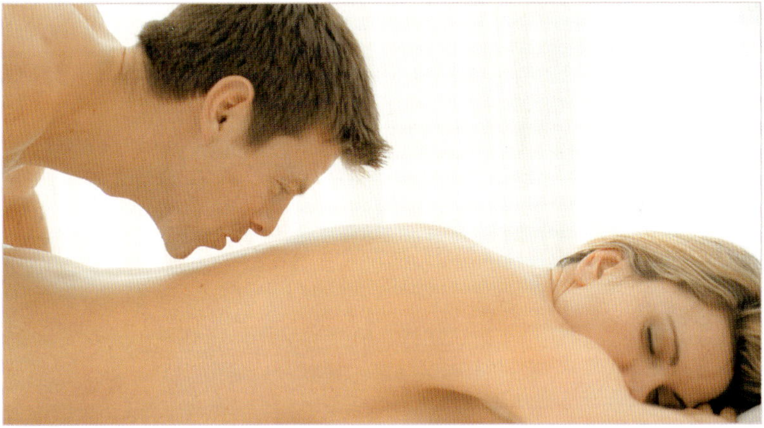

2 皮膚（息を吹きかける）　手順をロマンティックに締めくくる方法です。筋肉を優しくほぐしたあとに、皮膚の表面に息を吹きかけてください。体の近くから吹きかけたほうが温かい息が届きます。これは優れたリラクセーションテクニックでもあり、皮膚への刺激にもなります。四肢や背中、首筋に試してください。

3 皮膚（髪で触れる）　これも手順の締めくくりに用いる方法です。髪が長いほうが簡単ですが、そうでなくても工夫次第です。髪の先でパートナーの皮膚に触れて遊びましょう。背中など面積の広い部位に向く方法です。長い距離をそっと辿るのが最も効果的です。

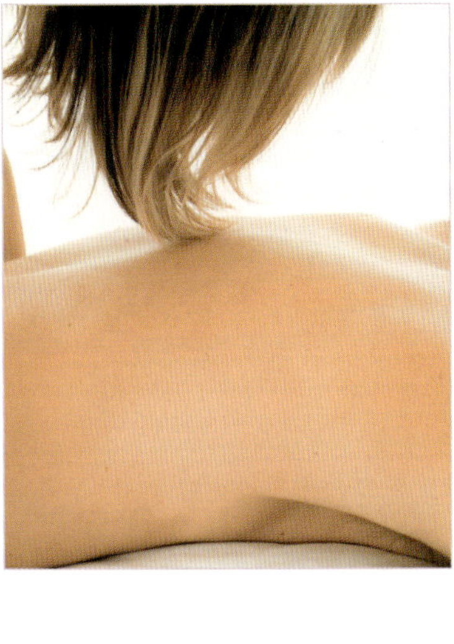

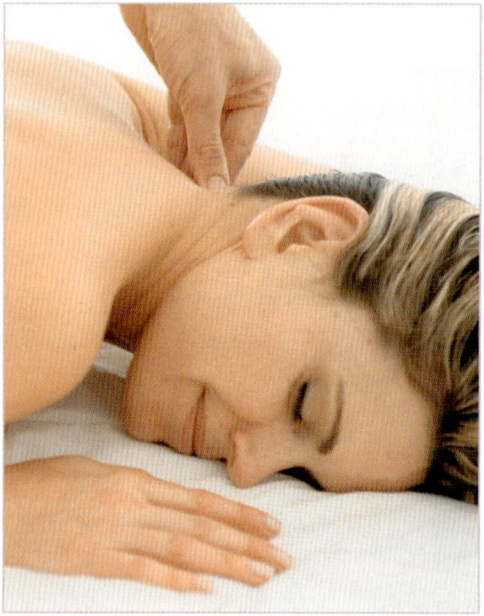

4 首（ニーディング）　マッサージに創造力を発揮しましょう。相手が予想していないときに親密なニュアンスを加えて愛や感謝の気持ちを表現してください。たとえば親指と四指で首筋に特別なニーディングしてあげましょう。ただし背骨を直接刺激しないというルールはいつもと同じです。

5 顔（親指以外の指によるプレッシャー）　顔のマッサージはいつも気持ちのいいものですが、柔らかく愛撫するように行なうことで、さらに特別のものとなります。指の先と腹を使い、顔の中心から外側に向かって、ものうい感じのストロークでゆっくりとさすってください。目や鼻や口の周りはとくに時間をかけて辿ります。まぶたや唇も優しく辿ってください。

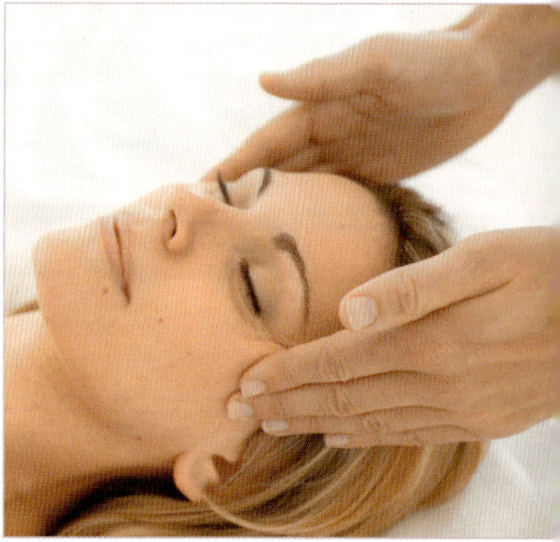

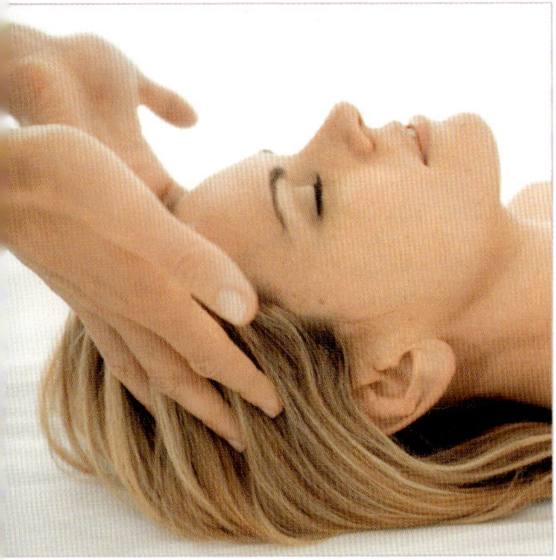

6 髪（プリング）　髪の根元を優しく引っ張るのも、頭皮のマッサージと同様に気持ちのいいものです。遊び心を込めて行なってください。髪を根元から先端まで指に絡ませながら辿り、最後に捻りながら優しく引っ張って手離し、髪をふわりと逆立てましょう。

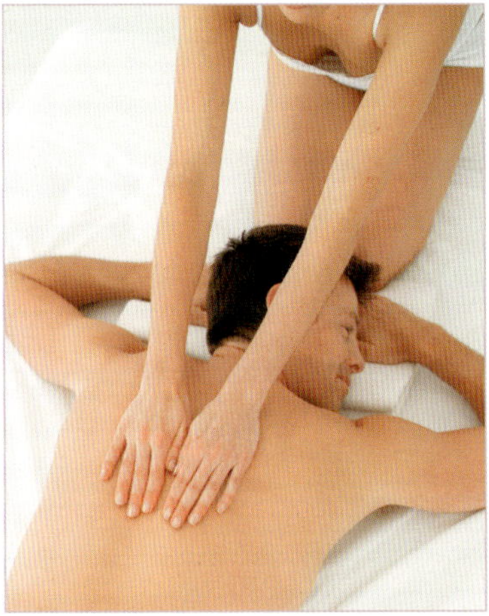

7 背中（エフルラージュ）　創造力を発揮し、お馴染みの手技をアレンジしてみましょう。たとえば圧の強さや姿勢やテンポをいろいろに変えながら、背中にエフルラージュをしてみます。手のひらや指先を使うのはいつものやり方ですから、前腕や足を使ってみてはどうでしょう？　どこを使うにしても、体に密着させて、筋肉の形をなぞるようにするのがベストです。

妊娠中のマッサージ

妊娠中のマッサージには素晴らしい意味があります。腰痛や首の凝り、足首のむくみ、脚の疲れ、乳房の痛みなどを和らげることができ、施術者にはパートナーの幸せに貢献する喜びがあります。また、赤ちゃんがマッサージの感覚に早くから慣れ親しむ効果もあります。

注　意

妊娠中は過剰な刺激を避けるため、圧を通常に比べてかなり軽くする必要があります。また妊娠4ヵ月までは腰や腹部に圧を加えないようにしましょう。

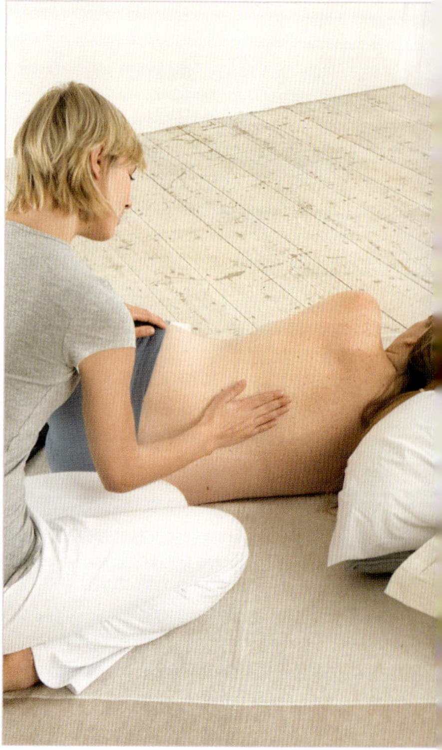

1 腰（サークリング）　妊娠中は腰がつらくなりやすいものです。パートナーに枕を使って横向きに寝てもらい、この方法を試してみましょう。片手を補助的に体に当て、反対の手のひらで背中にゆっくりと反時計回りに円を描きます。手のひらが皮膚の上をなめらかに滑るように、オイルを少し使うといいでしょう。大きく安心感のあるストロークを心がけ、力を入れすぎたり、圧の強さを途中で変えたりしないようにしてください。

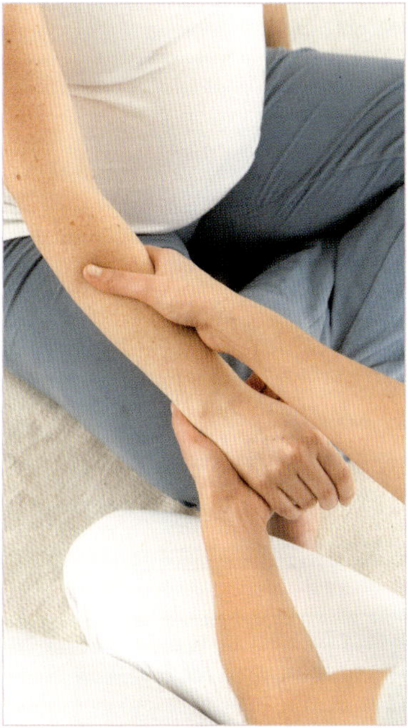

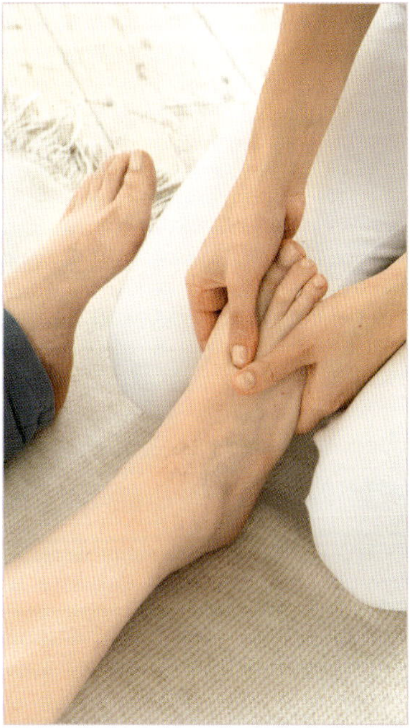

2 腕（スクイージング） パートナーに楽な姿勢で座ってもらって行ないます。両手にオイルを塗り、パートナーの前腕を手首から絞っていきます。肘で1度力を抜き、続いて肩まで絞ってください。心を落ち着かせるゆっくりとした動作を心がけましょう。数回繰り返したら、反対の腕も同様に絞ってください。

3 足（親指によるプレッシャー） 妊娠末期になるととくに足も疲れやすくなります。脚を投げ出して座ってもらい、足をマッサージしましょう。親指を使って関節の近くに円を描いたり、腱の間を絞ったりしてください。くるぶし周りに円を描くのも効果的です。足の裏のふくらみはほかの部分より少し強めに押してかまいませんが、くれぐれも刺激のしすぎに注意してください。

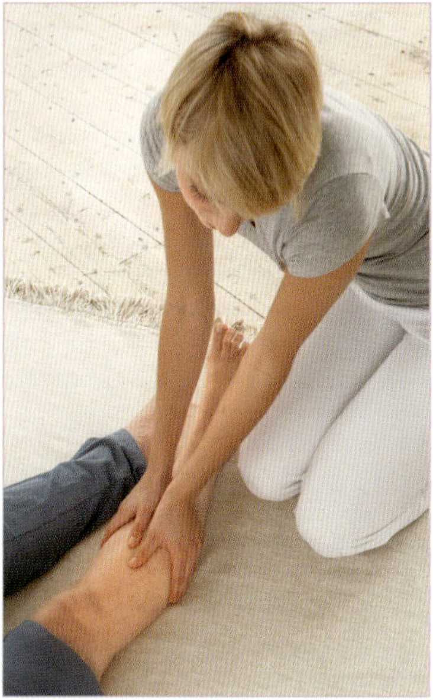

4 脚（スクイージング） 両手にオイルを塗り、パートナーに脚を楽に伸ばしてもらい、ふくらはぎの筋肉を上に向かって絞っていきます。ひざ頭の周りでは円を描き、続いて太ももも絞っていきましょう。脚の疲れをとる効果があります。太ももを絞るときは自分自身が位置を変えたほうがいいかもしれません。静脈瘤がある場合、そこには力を加えず皮膚表面をさっとなでるだけにしてください。

5 背中（親指以外の指によるプレッシャー） パートナーに枕を使って横向きに寝てもらって行ないます。背骨の脇に四指を広げて当て、そこから肋骨の間を熊手でかくように滑らせていきましょう。背骨の反対側は、パートナーに向きを変えてもらって行ないます。

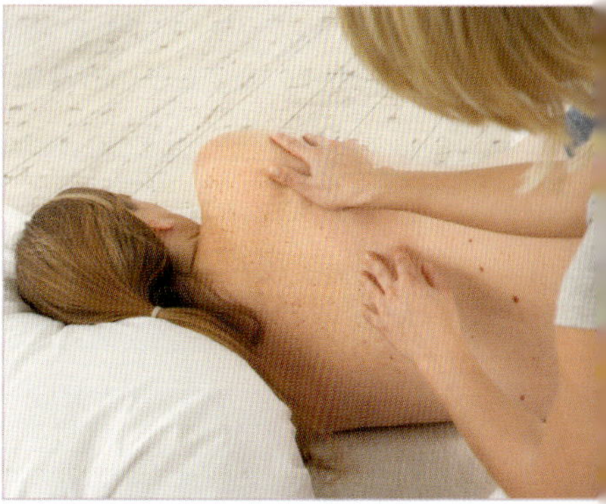

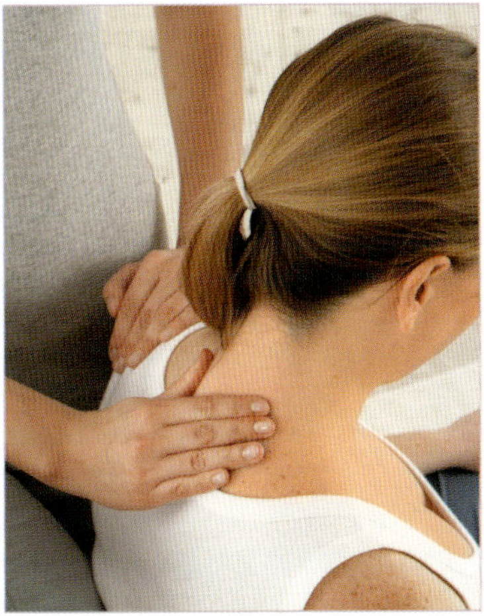

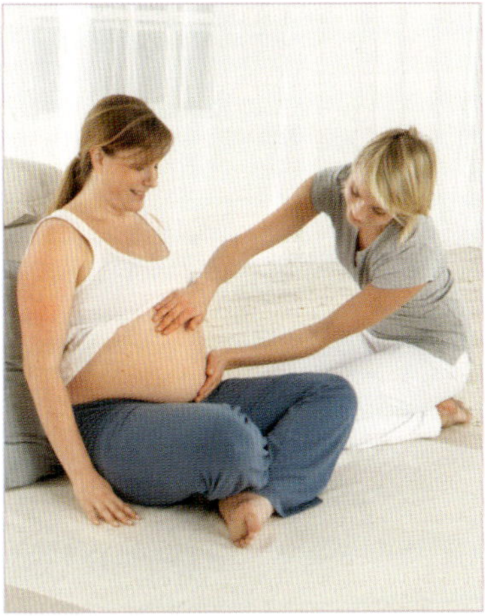

6 首(ニーディング)　パートナーに楽な姿勢で座ってもらい、片手をパートナーの体に補助的に当て、反対の手で首の筋肉にニーディングを行ないます。親指と四指で背骨の両脇から筋肉を押すようにしてください。背骨に圧を加えないよう手のひらは浮かせて行ないましょう。ゆっくりとあまり力を入れずに行なってください。

7 腹部(エフルラージュ)　これはすでにお馴染みの方法かもしれません。指にオイルをつけ、お腹にゆっくりと時計回りに大きな円を描きます。手のひらをお腹に密着させて行なってください。続けていると赤ちゃんの反応がわかるようになります。

注　意

このステップは
妊娠4ヵ月が過ぎてから
行なってください。

深部組織マッサージ

筋肉と結合組織に働きかける特別なテクニックです。
強い圧を加えるので大きな満足感を与えることができる反面、
細心の注意が必要です。頑固な凝りをとり、姿勢を改善する効果があります。
以下にこのマッサージスタイルのさわりを紹介します。

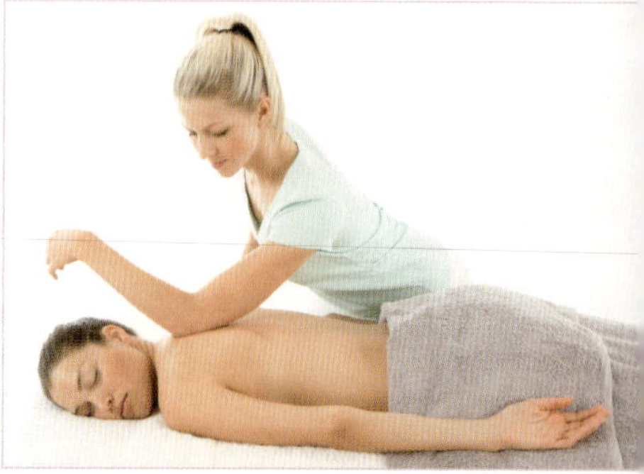

1 背中(肘によるプレッシャー)　パートナーの背中にオイルを塗っておき、体を支え、前かがみになって軽く曲げた肘を背骨の向こう側の筋肉に当て、腰から上背部まで順々に押していきます。最後は肘を伸ばしながら前腕を使って肩を押してください。突き刺すような圧でなく安定感のある強い圧を加えるため、肘の角度を小さくしすぎないようにします。

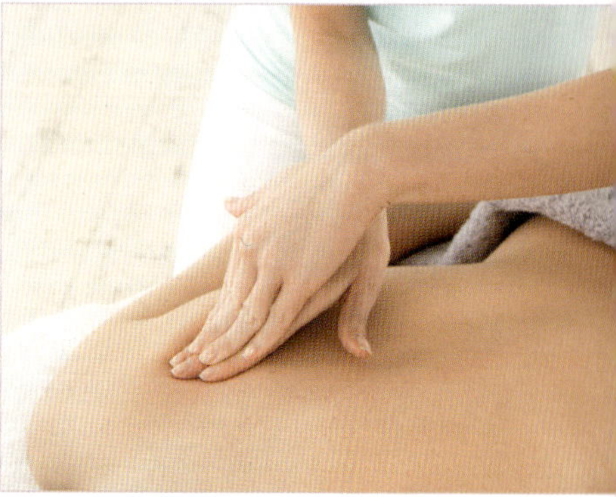

2 肩甲骨(親指以外の指によるプレッシャー)　両手の四指を使って肩甲骨周りをほぐす方法です。片手の四指を肩に当て、圧を強めるために反対の手の四指を重ね、肩甲骨沿いを強めにさすっていきます。筋肉をリラックスさせて血行を促す効果があります。

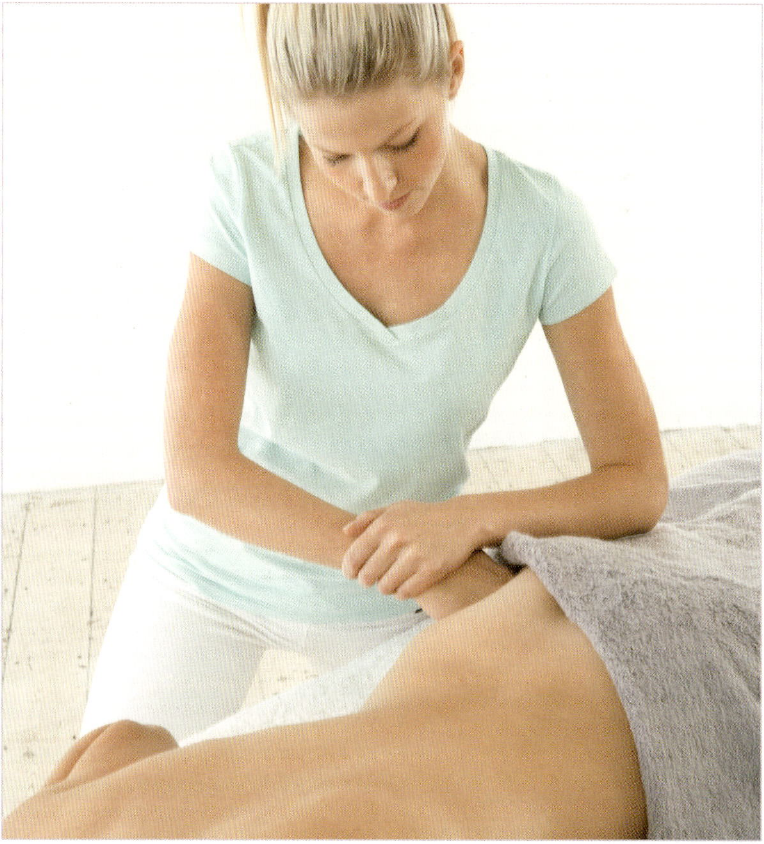

3 臀部（指の関節によるプレッシャー）　両手を使って臀部などの筋肉の厚い部分をほぐす方法です。片手でこぶしを握り、指の付け根の関節で筋肉を押しますが、このとき反対の手を添えることにより、圧を強めます。体重をかけ、押しながら円を描くように揉んでください。骨に圧を加えないよう注意しましょう。

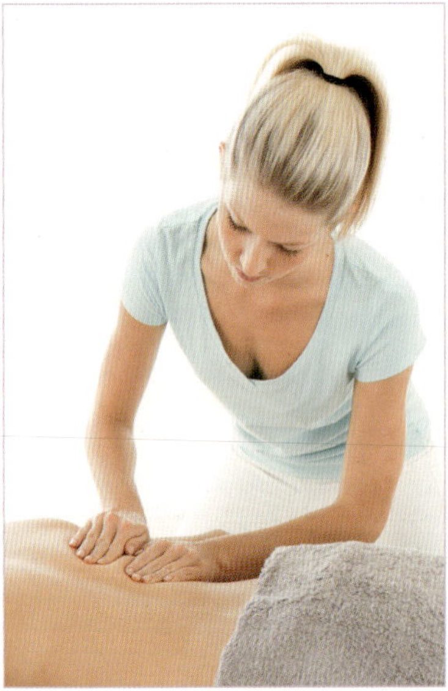

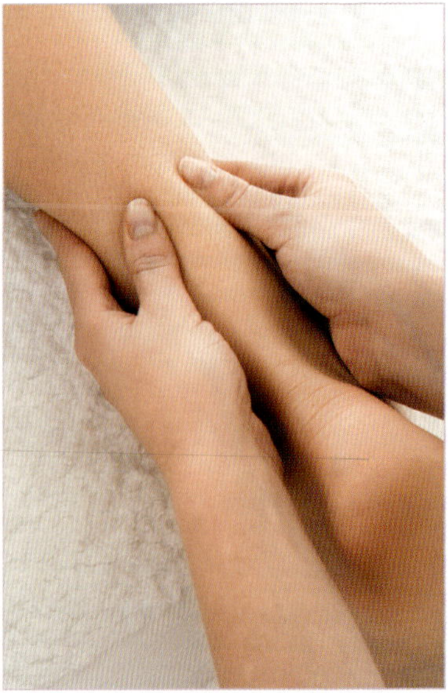

4 背中（親指以外の指によるプレッシャー）　両手の四指の先を背骨の脇の筋肉に当て、下に押しながら横向きの圧も加えて筋肉を押し伸ばします。背骨に直接圧をかけないよう気をつけながら、しっかり力を入れてゆっくりと動いてください。筋肉の緊張が強いときに効果のある方法です。

5 ふくらはぎ（親指によるローリング）　両手の四指で足首を下から支え、両親指を足首のすぐ上の腱の左右に当てます。それから両親指の腹を上へ向かって滑らせながら、ふくらはぎの筋肉を押していきましょう。痛みを与えない範囲で強めの力を加えながら、数回繰り返してください。すねの骨のすぐ後ろを押すのが最も効果的です。

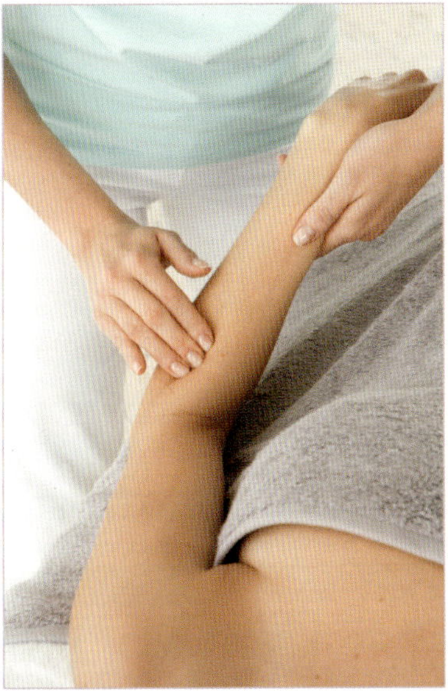

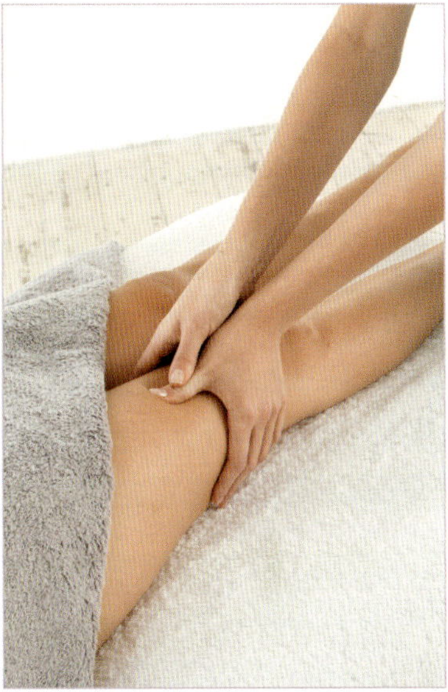

6 前腕（バイブレーション）　前腕の筋肉に四指の腹を当て、押しながら震わせます。バイブレーションは圧を深部に伝える方法なので、肉の厚い部分にだけ行なってください。しばらく震わせたら力を抜きます。前腕の数ヵ所に行なったら反対の腕も同様に施術します。

7 太もも（親指によるプレッシャー）
親指を使い、太ももの筋肉の1番高いところを、ひざ頭の5㎝ほど上から脚の付け根の少なくとも5㎝手前まで強めにさすっていきます。初めは圧を軽めにし、パートナーに具合を確認しながら強めていきましょう。反対の脚にも同様に行ないます。

スポーツマッサージ

アスリートの多くがベストコンディションを維持するためにスポーツマッサージを受けています。スポーツマッサージには、筋肉をリラックスさせ、関節を柔軟にすることにより怪我を防ぐ効果や、運動後に溜まった乳酸を体から速やかに取り除く効果があります。専門性の高いマッサージですが、以下にテクニックの一部を紹介します。

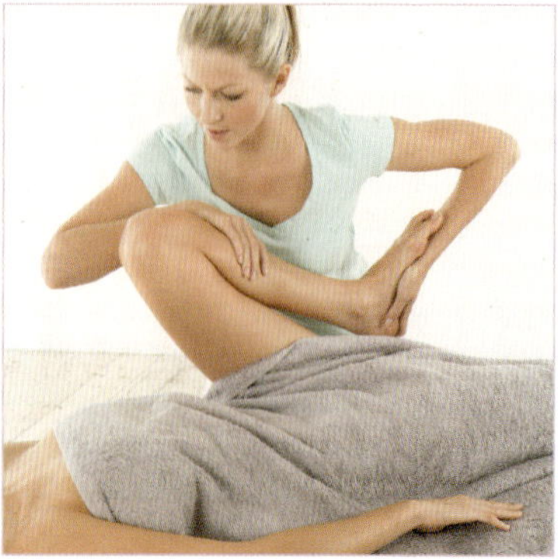

1 股関節（関節のローテーション） 脚を曲げながら持ち上げ、すねを押してひざを胸に近づけます。抵抗を感じたら止めてください。それから股関節を回してストレッチさせます。無理のない範囲で少しずつ大きく回していきましょう。

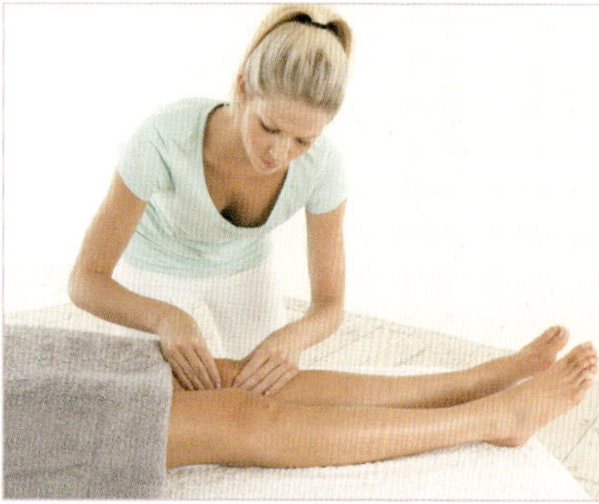

2 ひざ（親指以外の指によるプレッシャー）　片手の四指の腹を使い、ひざ頭の周りを押したり円を描くように揉んだりします。反対の手は補助的に使ってください。ひざ頭そのものを押さないように気をつけましょう。関節を効果的に刺激する方法ですが、ひざにトラブルがある場合には向きません。

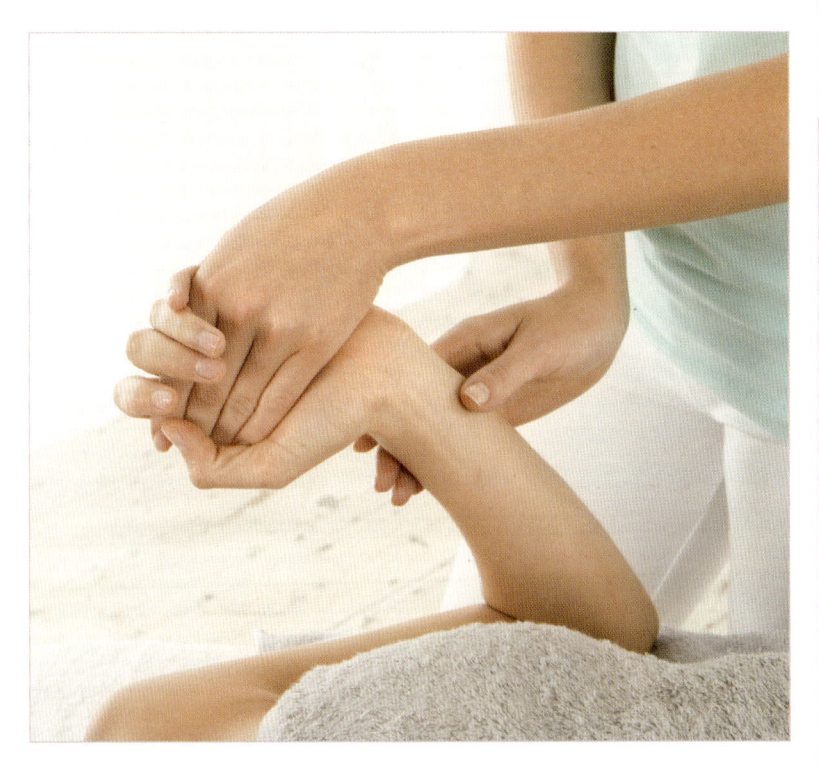

3 手首(関節のローテーション) 効果的な関節の受動運動です。片手でパートナーの肘を固定し、反対の手でパートナーの手をしっかりとつかみます。それから手のひらで圧を加えながら、ゆっくりと手首を両方向に回してください。徐々に圧を強めて可動域を広げましょう。

4 ふくらはぎ（スクイージング） 硬くなりやすいふくらはぎの筋肉は、お馴染みのスクイージングで血行を改善します。肩にパートナーの足首を乗せて両手を自由にし、ふくらはぎの筋肉をひざの裏に向かって絞っていきましょう。手のひら全体をふくらはぎに密着させて行ないます。ひざに過度の圧が加わらないよう気をつけてください。

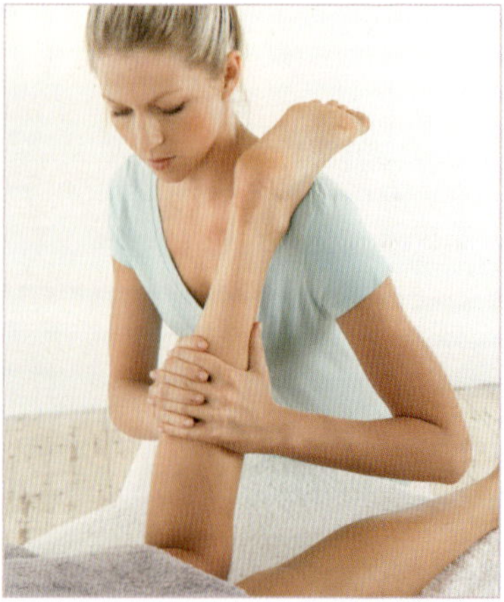

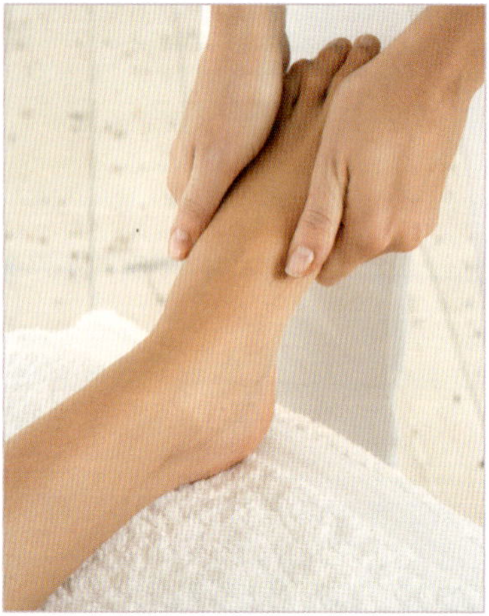

5 足（スクイージング） 両手で左右から足をつかみ、手の付け根と四指を使って強めに絞ります。それから足の片側を下に引き下げながら反対側を上に押し上げて腱を伸ばしてください。できるだけ大きな動きでしっかりと伸ばします。続いて左右の手の動きを逆にします。筋肉がリラックスして柔軟になるまで繰り返してください。

6 肩甲骨（手のひらによるプレッシャー）　肩甲骨を突出させるため、パートナーの腕を曲げて背中に回します。それから片手で肩を下から支え、反対の手を肩甲骨の下に、親指と人差し指を広げた状態で押し込んでいきます。パートナーが気持ちよく感じる範囲でできるだけ深く入れてください。圧は手のひらと親指と人差し指との股で加えます。肩をリラックスさせる効果の高い方法です。

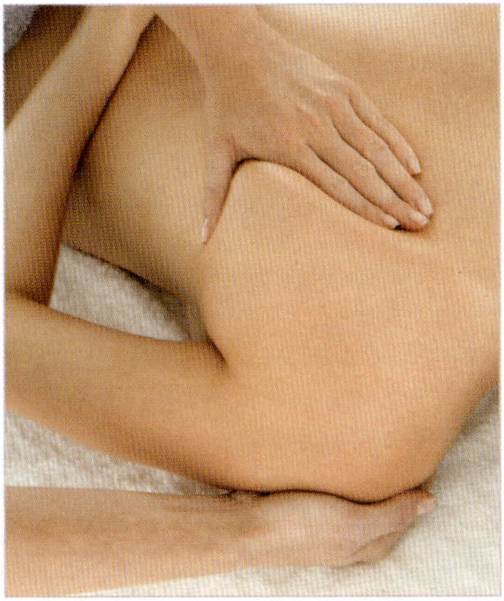

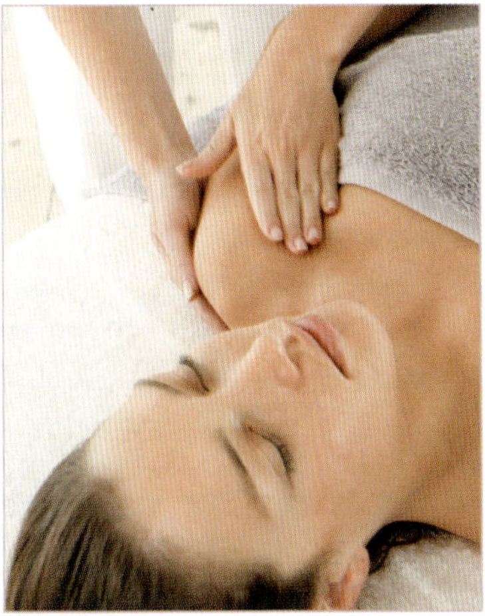

7 肩（ラビング）　両手を肩の上下に当てて強めにこすることにより、血行を促します。きびきびとした動作で肩関節周りをこすり、続いて上腕もこすります。手のひら全体を接触させて行ないましょう。運動前の準備に適した方法です。

美顔マッサージ

マッサージの美容効果は計り知れません。
筋肉が老廃物から解放されてリラックスすることで顔立ちまで違って見え、
血行がよくなりオイルの栄養を吸収することで皮膚のつやが増すのです。
また、そのことで気分がよくなれば内側からの輝きが増し、
さらに美しくなることができます。

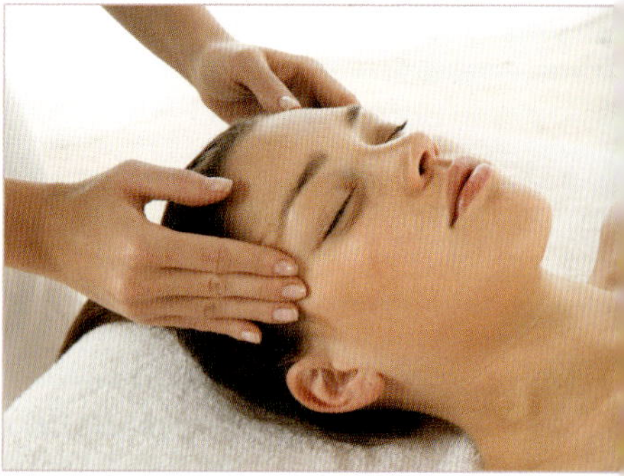

1 こめかみ（サークリング） 四指の先をこめかみに当て、顔の上に向かって半円を描きながら皮膚を引っ張り、顔のパーツを持ち上げます。顔のマッサージではつねにストロークを顔の中心から外側に向かわせることが大切です。このステップでも全円は描かずに半円で止め、中心へ向かう力を加えないようにします。

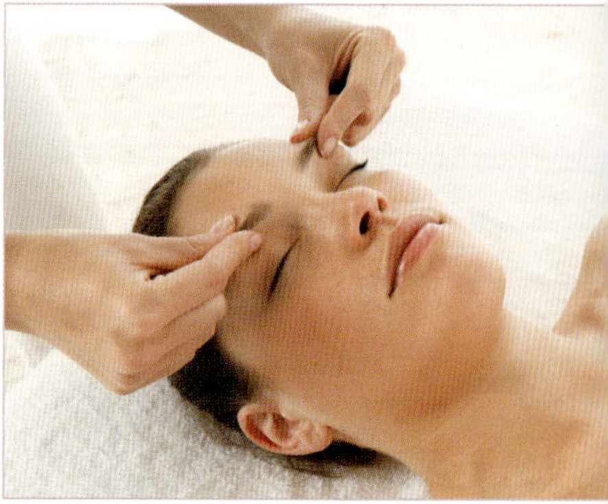

2 まゆ（スクイージング） 親指と人差し指でまゆを挟んで持ち上げます。これをまゆ頭からまゆ尻まで一定の間隔で行なってください。筋肉への血流を増やし、額と目をリラックスさせる効果があります。安定した動作で数回繰り返してください。目に触れないよう気をつけて行ないましょう。

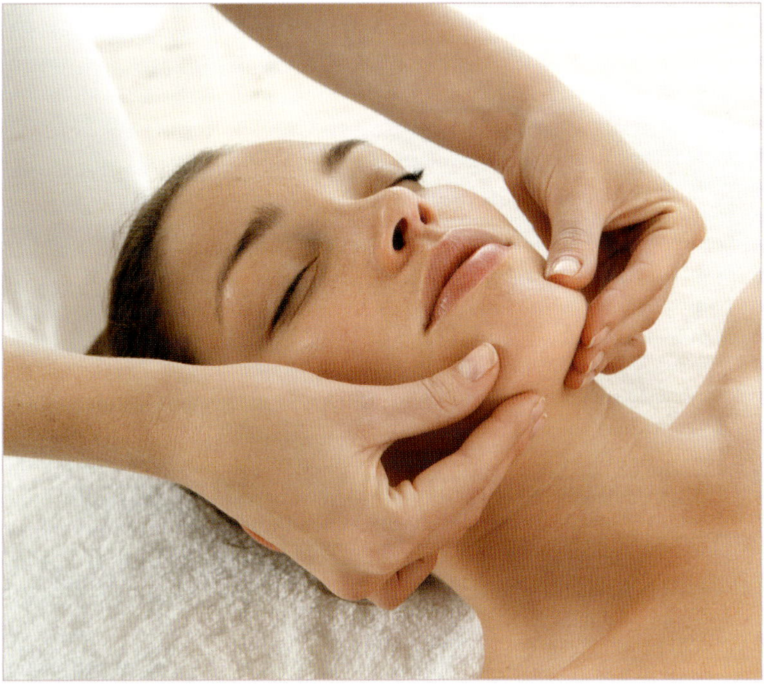

3 あご（スクイージング）　あごのラインをすっきりさせるテクニックです。必要に応じて指にオイルを少しつけて行ないましょう。四指をあごの下に、親指をあご先の中央に当て、あごのラインに沿って上へ滑らせながら、あごの骨を絞っていきます。軽く皮膚を引っ張り、筋肉を刺激しながら行なってください。

4 あご（サークリング） 四指の先をあごの関節の手前の筋肉に当てます。ここの筋肉は緊張しやすく、顔が険しくなる原因になります。パートナーにあごの力を抜いてもらい、指の腹で圧を加えながら大きな円を描きましょう。とくに硬い部分を見つけたら、指先で押してください。

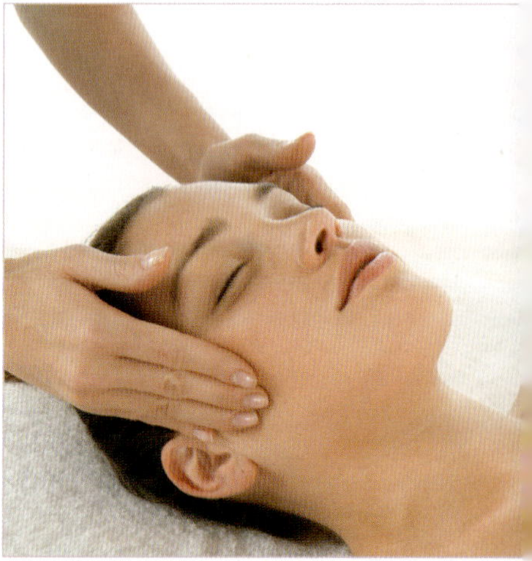

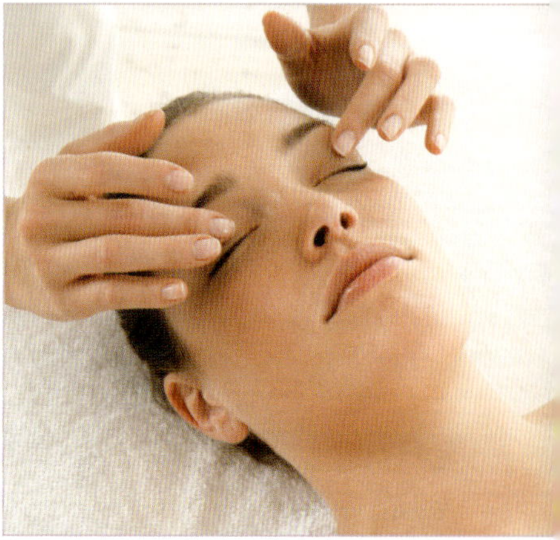

5 まぶた（エフルラージュ） パートナーに目を閉じてもらい、中指の腹をまぶたの目頭側にごく軽く当て、目尻側まで優しくさすります。目に力が加わらないよう気をつけて行なってください。皮膚を引っ張らないように指にオイルをつけて行ないますが、目を刺激しないよう必要最小限の量を使うようにしてください。

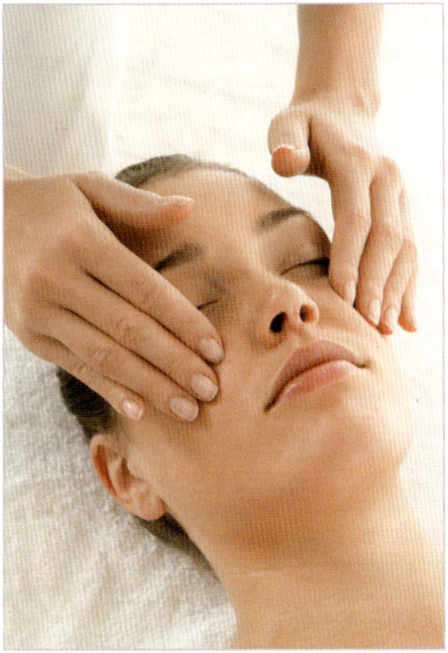

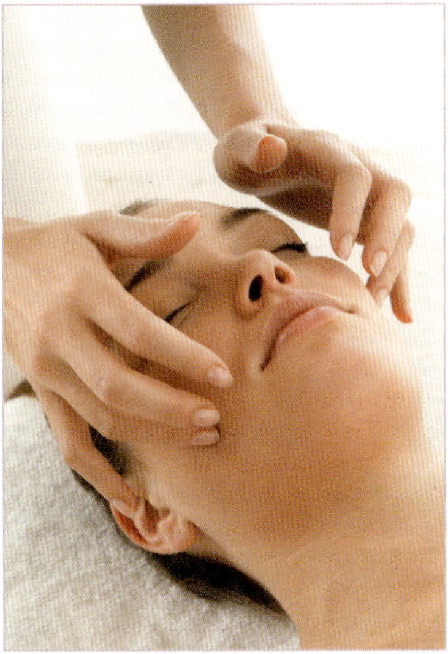

6 ほお（サークリング）　四指の腹をほおに当て、小鼻の脇から耳の手前まで小さならせんを描いていきます。皮膚を引っ張らずに筋肉を刺激するようにして血行を促してください。指を少しずつずらしながら3ラインさすりましょう。手を離す直前はいつも軽く上向きにさするようにしてください。

7 ほおとあご（パーカッション）
ほおとあごを雨だれのイメージで軽く叩きます。四指の腹を使い、優しい動きを保ってください。手首をしっかりと持ち上げて手をぐらつかせず、軽快なリズムで行ないます。皮膚を刺激して血行を促し、顔を美しく健康的に輝かせます。

エネルギーフィールドのマッサージ

1人の人間の全体に行なうマッサージは癒しになります。
ホリスティックなアプローチでは、体だけでなく心も魂も癒しの対象です。
また、1つの側面に働きかければ全体のバランスが変わってきます。
癒しとはまさにこのバランスを整えることなのです。

エネルギーセンターとエネルギーフィールド

チャクラ(p.246-247を参照)は7つの主要なエネルギーセンターで、それぞれ体の特定の部位にあり、体の特定の機能と関係しているだけでなく、それぞれの色と音を持っています。また、人の体の周りには、エネルギーフィールド(エネルギーの場)が層になって存在しています。これはよくオーラと呼ばれるもので、これを実際に見たり感じたりすることのできる人もいます。エネルギーフィールドのうち、体に1番近い層はエーテル体と呼ばれています。あなたも手を皮膚から15-25㎝離して静止させてみれば、この層を感じることができるかもしれません。エネルギーのバランスの崩れは体調に影響し、病気の原因にもなると考えられています。そのため、エネルギーフィールドの治療を専門に行なっているヒーラーもいます。私たちもエネルギーフィールドに働きかけるテクニックを覚えることで、マッサージの幅を広げることができるのです。

エネルギーフィールドに働きかけるテクニックには、体に直接触れるものと触れないものとがありますが、どちらにしても最初のステップは、感覚を研ぎ澄まし、パートナーに共感と尊敬の気持ちを持つことです。頭であれこれ考えるのをやめ、自分の両手に集中し、感じることすべてに意識を向けましょう。先入観を捨て、ひたすら観察してください。これから紹介するテクニックをマッサージのあとに、あるいはマッサージの前にパートナーをリラックスさせるために用いてみてください。練習を重ねることで自信がつき、より上質のマッサージを行なうことができるようになります。

オーラ

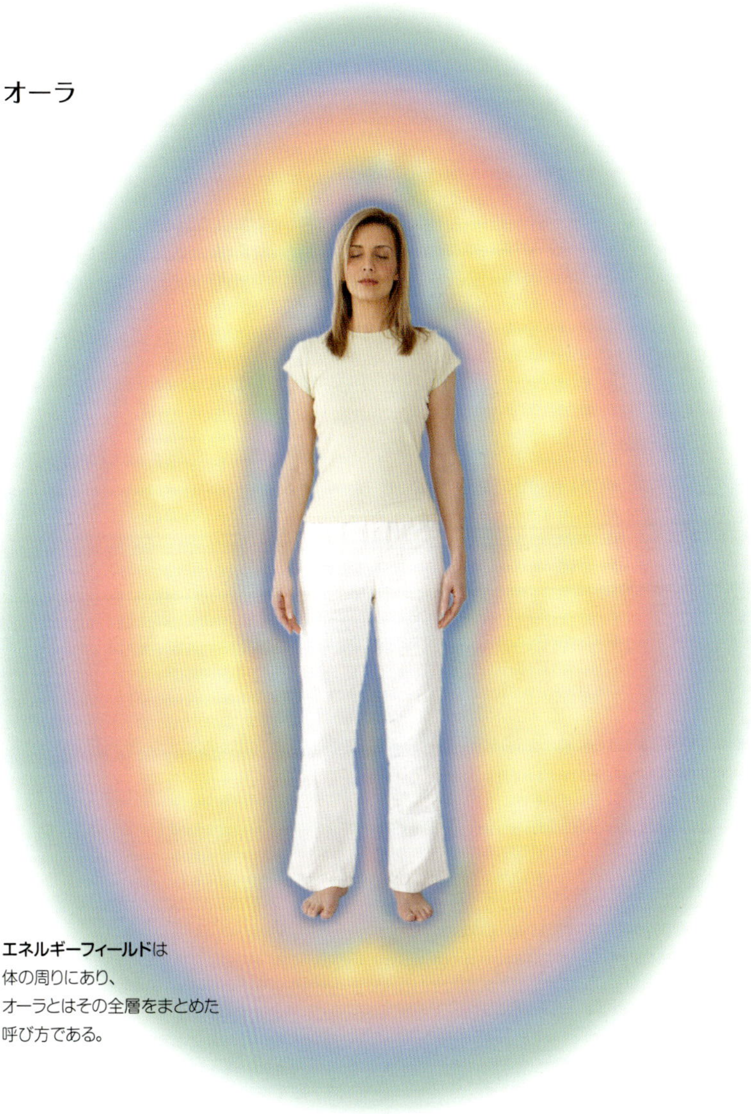

エネルギーフィールドは
体の周りにあり、
オーラとはその全層をまとめた
呼び方である。

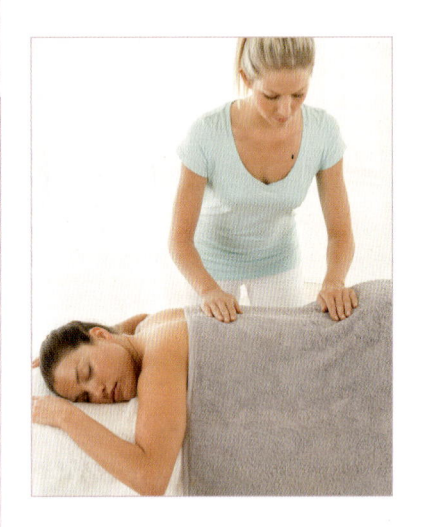

1 背中（レスティング）　背中のマッサージの仕上げに行ないます。片手を左右の肩甲骨の間に、反対の手を仙骨に当てます。それから穏やかに呼吸をし、頭で考えるのをやめ、両手の感覚に意識を向けて、ポジティブなエネルギーが手のひらから流れ出すのをイメージしてください。パートナーの心を落ち着かせ、背中の上部と下部のバランスを整える効果があります。

2 腰（エネルギーセンシング）　片手を仙骨に当てます。それからゆっくりと持ち上げて、体から10-15㎝離れたところで止め、そこで反時計回りに円を描きながら、手のひらの感覚に注意を向けてください。それから少しずつ手を下げていき、再び仙骨に当てて静止させます。腰をリラックスさせる効果があります。

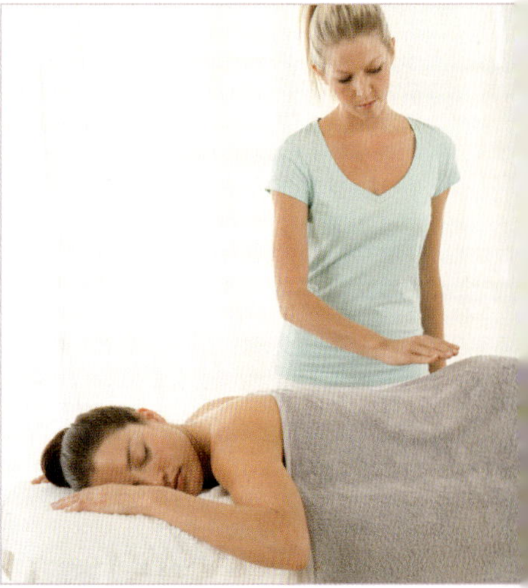

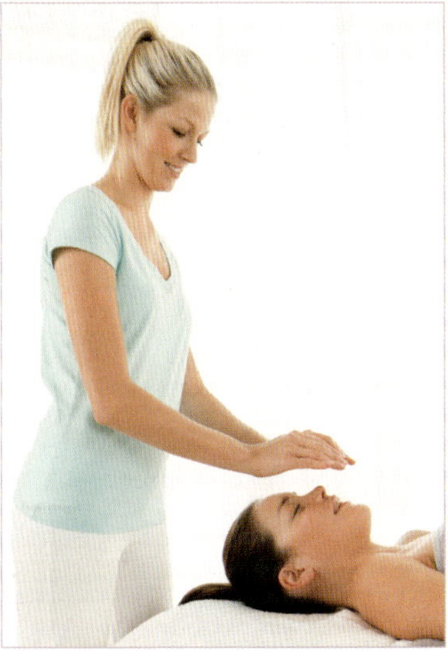

3 目（レスティング）　顔のマッサージのあとに向くリラックス効果の高い方法です。両手を少しくぼませて目の上約15㎝のところにかざし、光を遮ります。穏やかに呼吸をし、ポジティブなエネルギーが手のひらから流れ出すのをイメージしてください。両手をしっかりと静止させ、心を穏やかに保って行ないましょう。パートナーが手の温かさに気づくかもしれません。

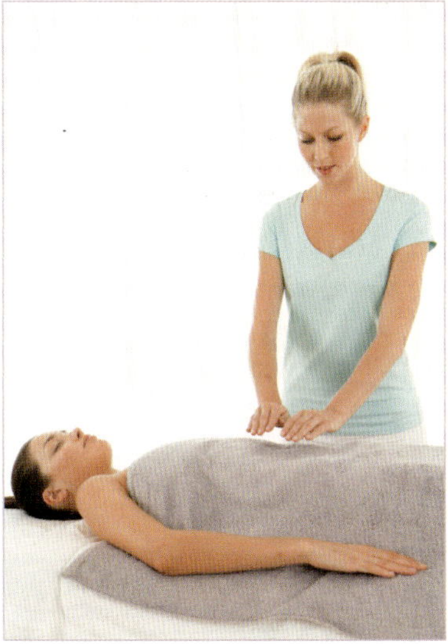

4 腹部（レスティング）　腹部のマッサージのあとに行なってください。心を落ち着かせる効果が高く、パートナーが何かに過敏になっているときにとくに役立ちます。両手をお腹の真上にかざし、手のひらに伝わるどんな感覚も逃さないようにしてください。それから少しずつ両手を下げ、おへその両側に当てて静止させ、両手からポジティブなエネルギーを吐き出すイメージで行ないます。

5 頭部(レスティング)　頭痛や精神的緊張によく効く方法です。両手を左右の側頭部に当て、静止させます。両手をただリラックスさせ、感じることすべてに意識を向け、ポジティブなエネルギーが手のひらから流れ出すのをイメージしてください。これを両手を少しずつ頭から離しながら繰り返しましょう。

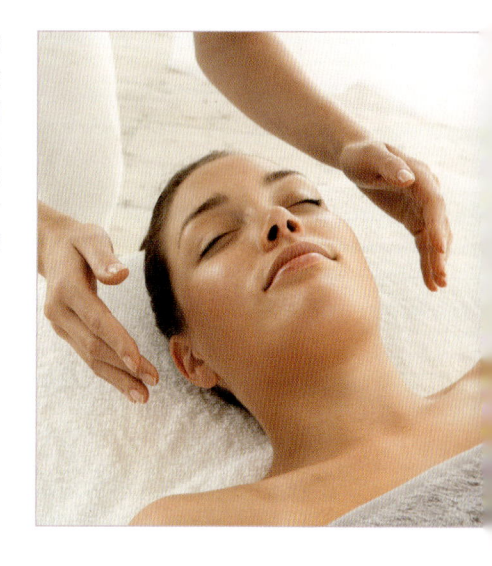

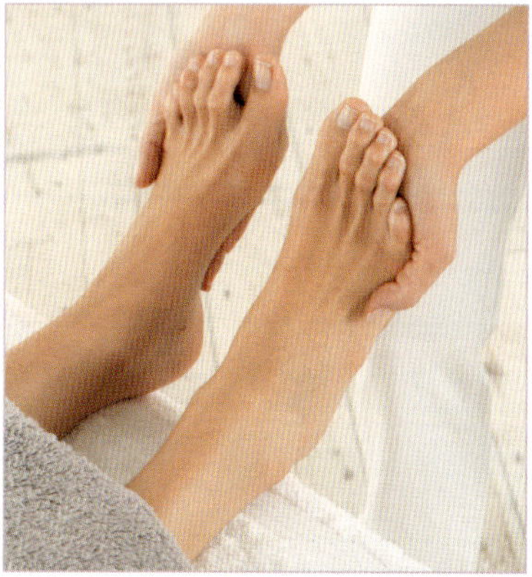

6 足(レスティング)　パートナーの意識を足に向けることにより、マッサージのあとにパートナーが心を大地に根付かせるのを助けます。足のマッサージが終わったら、両手を無理のない形で左右の足の裏に当ててください。手のひらをリラックスさせ、足の裏の感触を味わいましょう。そのまましばらく自分とパートナーとの接触点だけに意識を向けます。

7 頭部（エネルギーセンシング） パートナーの後ろに立ち、両手を頭頂の30㎝ほど上にかざします。手のひらをリラックスさせて、伝わってくる感覚に意識を向けてください。それから少しずつ両手を下げていきます。両手が頭に近づくにつれ感覚がどう変化するかも意識してください。両手を頭まで下ろしたら頭の形に沿わせて丸め、ポジティブなエネルギーが手のひらから流れ出すのをイメージします。

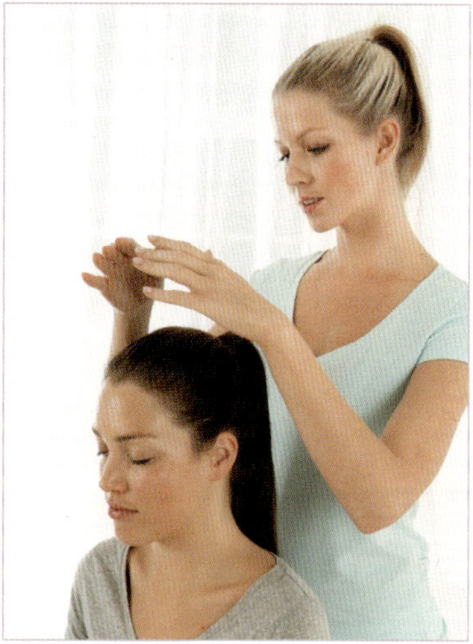

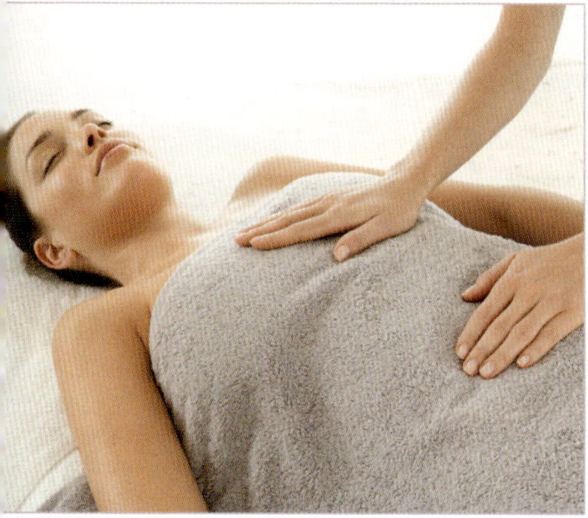

8 体の前面（レスティング） 片手を胸に、反対の手をお腹に置いて静止させ、体が呼吸とともに上下するのを感じてください。その間、自分自身の呼吸も穏やかに保ちましょう。パートナーの呼吸の変化に注意しながら、自分の両手の温かさにも意識を向けてください。心を落ち着かせる効果があり、パートナーの心が乱れているときにとくに有効です。

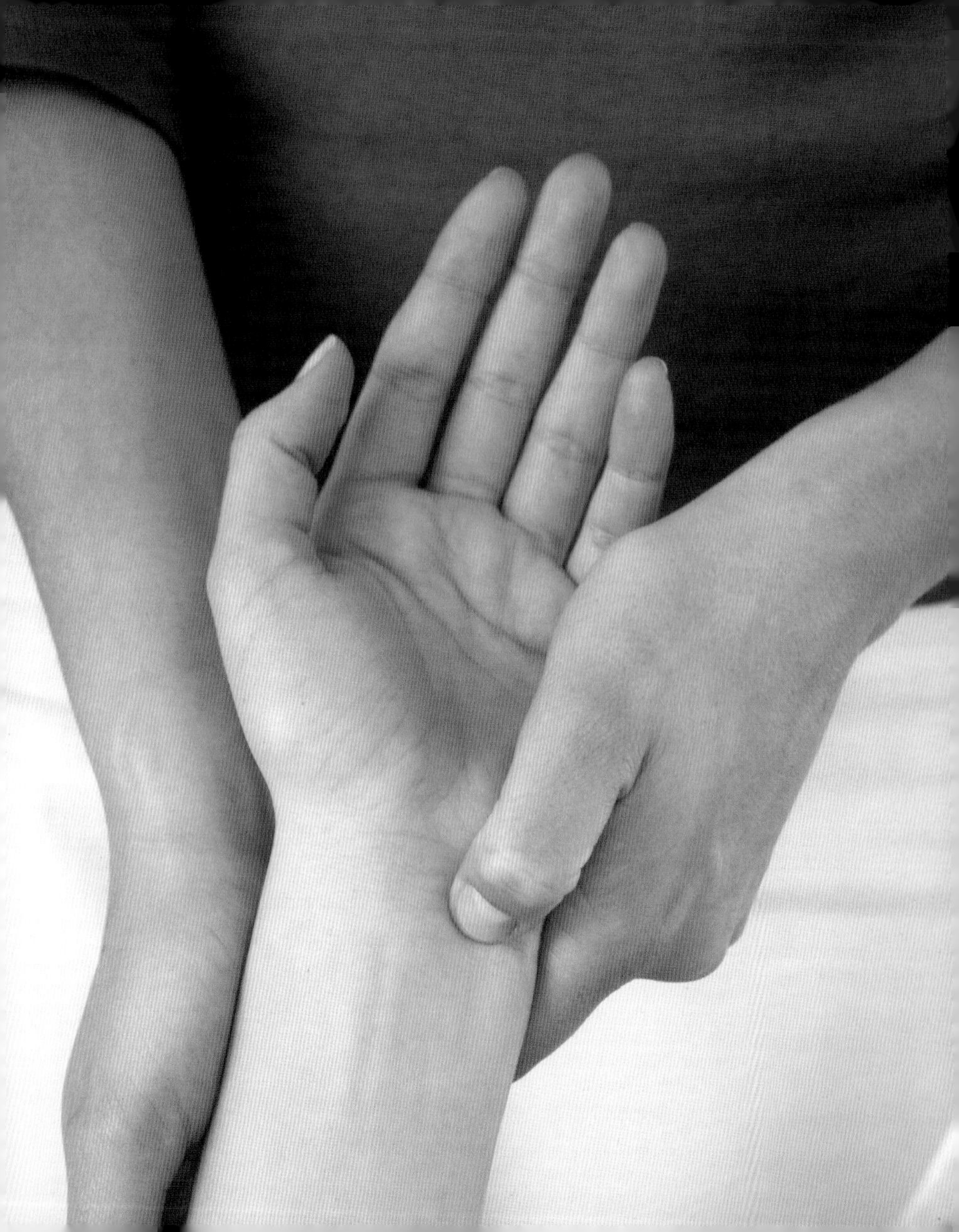

軽い不調への応用

マッサージは長い間、家庭療法として用いられてきました。この章では、日常起こりやすい不調をマッサージで和らげる方法を紹介します。マッサージによって少なくとも痛みは和らぎますし、ストレスが和らいだ結果として症状が改善することも珍しくありません。ここには、マッサージスタイルに関わらず、とくに有効なテクニックを載せました。ただしここで紹介する方法は医療に代わるものではありません。とくに子どもの体調が悪いときは早めに医師に相談してください。

緊張性頭痛

頭痛は目の疲れや姿勢、食生活やストレスなどが原因でよく起こる症状です。
緊張性頭痛にはマッサージがきわめて有効ですが、
もっと深刻な原因で起こる頭痛もあるので、
症状がひどい場合や長引く場合は医師の診察を受けてください。

頭皮（ローテーティング）　緊張感を和らげる方法です。片手で頭を支え、反対の手の五指を広げて頭皮に当て、その場で回します。指を滑らせず、頭皮をできるだけ大きく動かしてください。これを数ヵ所で繰り返して血行を促します。初めはあまり力を入れずに行ない、緊張が和らぐにつれ、力を強めていきます。

目の周り（親指以外の指によるプレッシャー）　「瞳《どう》子《し》髎《りょう》」（目尻から指幅約1本分外側にある骨のくぼみ）を見つけ、そこに中指の先で軽く円を描きます。力が顔の中心から遠ざかる方向にだけ加わるようにしてください。それからゆっくりと押し、少し保ってから力を抜きます。続いて緊張が和らぐまで繰り返し円を描いてください。これは指圧の得意とする治療法です。

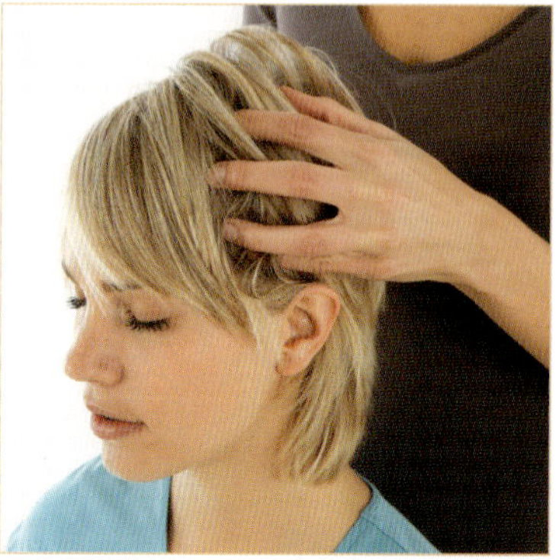

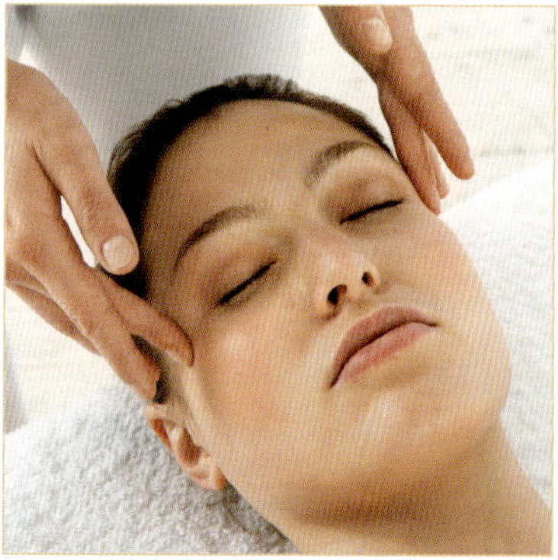

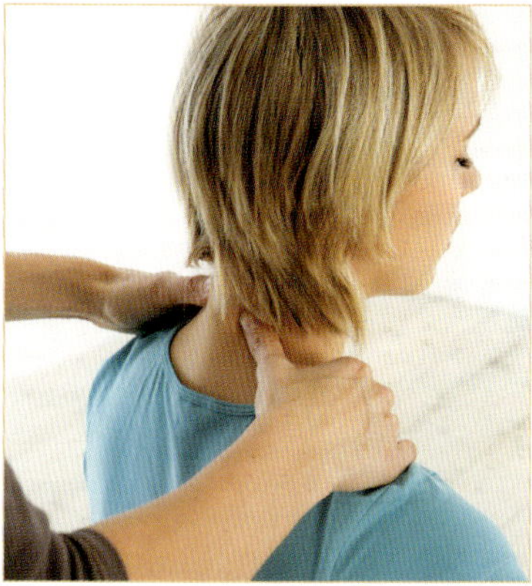

首（親指によるプレッシャー）　頭痛のあるときはうつ伏せになるのがつらいこともあるので、パートナーに座ってもらって首の凝りを和らげましょう（頭痛の多くは首の凝りが原因です）。両手の親指を首の付け根の背骨の左右の筋肉に当て、頭蓋骨のすぐ下までらせん状に揉み上げていきます。それから頭蓋骨の下を耳の手前まで順々に押していき、凝っているところを揉みほぐしてください。

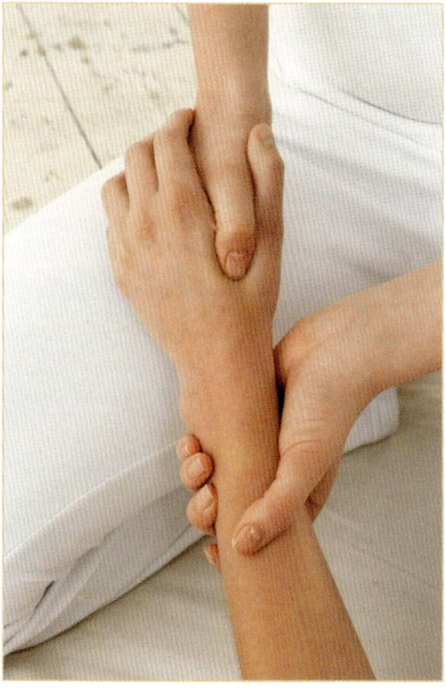

手（親指によるプレッシャー）　頭痛に効くツボを刺激する方法で、消化器系に原因がある場合にとくによく効きます。「合谷（ごうこく）」（手の甲側で、親指と人差し指の骨の付け根の間のくぼみ）を見つけ、そこに親指の先を当て、裏側を中指で押さえて円を描くように揉んでください。力加減をパートナーに確認し、反対の手にも行ないます。

注　意

妊娠中は「合谷」を刺激してはいけません。

鼻づまり

鼻づまりにはわずかに感じる程度のものからとても不快なものまでありますが、いずれにしても、経穴（ツボ）を刺激することで和らげることができます。
ある程度改善が見られるまでは軽めに行なってください。
すっかり楽になるまで数日間続ける必要があるかもしれません。

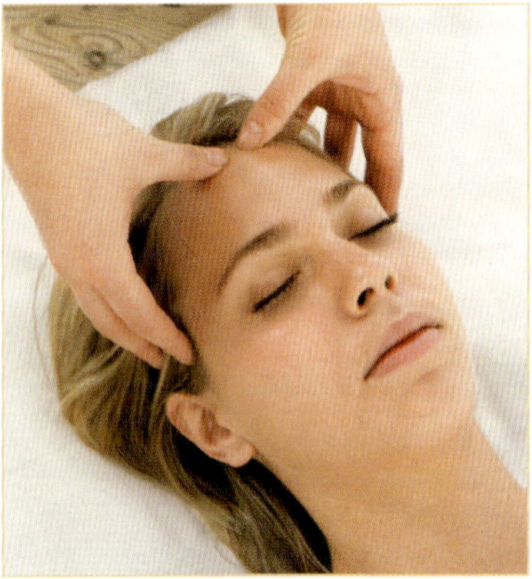

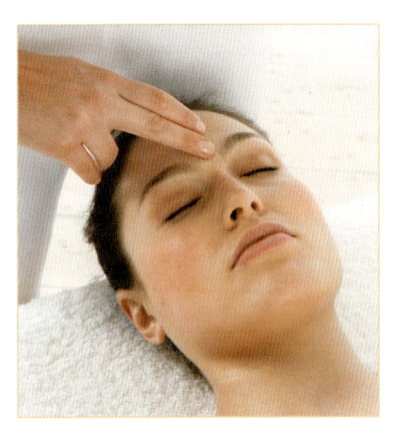

眉間（親指以外の指によるプレッシャー）　中指の先をまゆの間の「印堂《いんどう》」に当て、軽く押し、少し保ってから離します。この動作をある程度の効果が現れるまでゆっくりと均一に繰り返してください。

頭部（親指によるプレッシャー）　まゆ頭から真っ直ぐに上がって生え際を過ぎ後頭部にいたるライン（膀胱経）を刺激します。両親指の腹を左右のライン上に当て、押し、保ち、離す動作を安定したリズムで繰り返してください。鼻の通りをよくする効果があります。不快感を和らげるには、額の上を上に向かう数本のライン上を押してください。

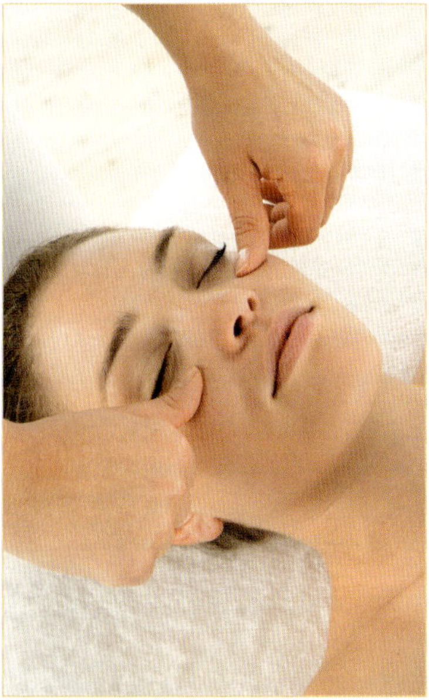

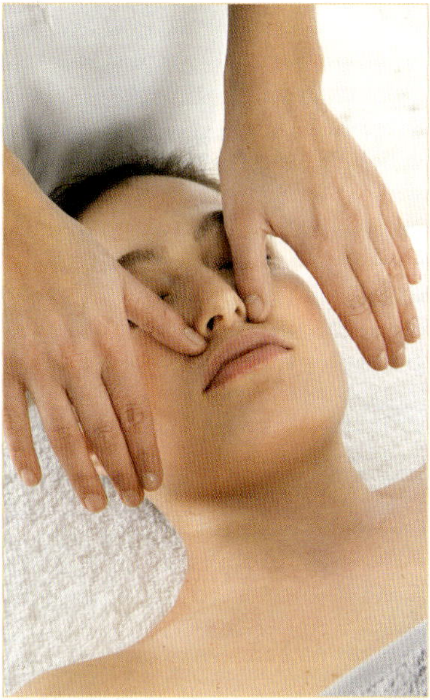

目の下（親指によるプレッシャー）

親指の側面を使い、目の下の骨のふちを目頭側から一定の間隔で押していきます。途中、3分の1ほど行ったところに小さなくぼみがあります。これが「承泣《しょうきゅう》」です。ここを押してしばらく保ってください。鼻の通りをよくする効果があります。力を緩めたら、再び骨のふちに沿って目尻側に移動しながら押していきます。

小鼻の脇（親指によるプレッシャー）

親指の腹を「迎合《げいごう》」（小鼻の脇のくぼみ）に当て、小鼻の下に向かって少し斜めに押し、少し保ってから離します。これも鼻の通りをよくする効果があります。ただし呼吸を妨げないよう気をつけて行なってください。

目の下のクマ

目の下のクマは、運動不足や栄養のかたより、夜更かし、長時間のコンピュータの使用などが原因かもしれません。しかしもっと深刻な健康上の問題が関係していることもあるので、その場合は医師による治療が必要です。以下のテクニックを試して目を休め、血行を改善してください。

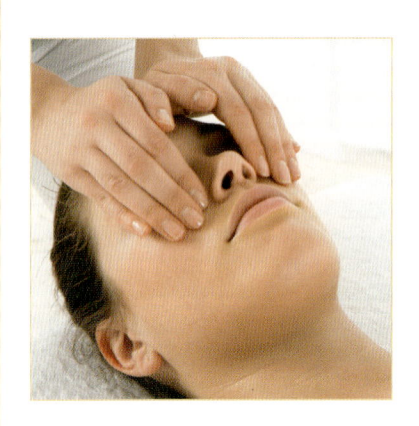

目（レスティング）　目を休ませる効果の高い方法です。両手を強くこすり合わせて温めてから、目に触れないように手のひらを少しくぼませ、手の付け根を額に、四指の先をほおに当てます。この状態でただ静止してください。手のぬくもりで目の疲れが和らぎます。

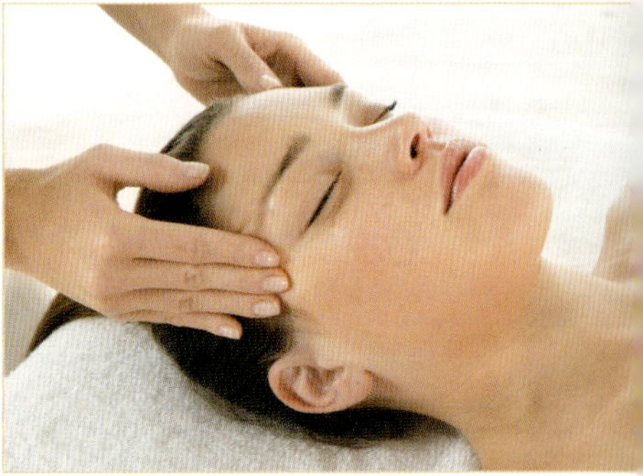

こめかみ（サークリング）　四指の先をこめかみに当て、髪の生え際に向かって弧を描きながら皮膚を引き上げてください。目の周りの血行を促すと同時に、気分を高揚させる効果があります。これを数回繰り返してください。皮膚を逆方向に引っ張らないように、1度の動作が終わるごとに指を皮膚から離しましょう。

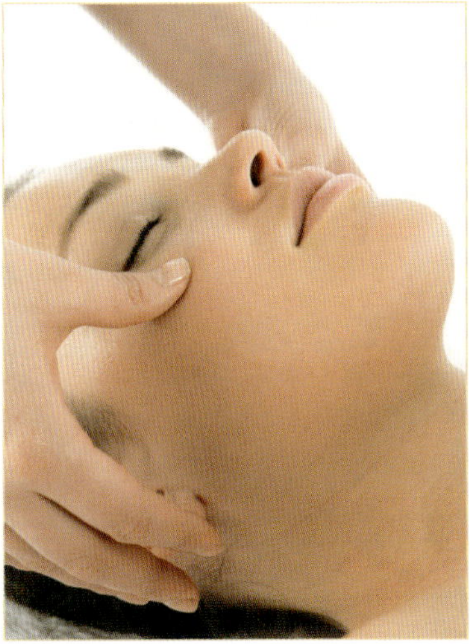

目の下（親指によるサークリング）

クマのできる原因の1つは血行障害です。親指を目の下の骨のふちの目頭側に当て、目尻側に向かってらせんを描いていきます。目の周りの皮膚は敏感なので、引っ張らないよう気をつけてください。数回繰り返して筋肉の血行を改善しましょう。

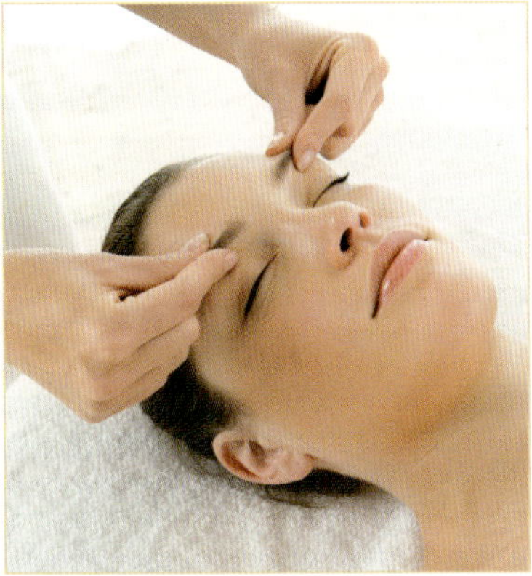

まゆ（スクイージング）　人差し指と親指でまゆをしっかりと挟み、まゆ頭からまゆ尻まで絞っていきます。これを数回繰り返してください。緊張をとり、目を元気にする効果があります。

腰　痛

腰痛は姿勢の悪さや長時間座っている生活が原因で起こりやすく、
首や肩の凝りにつながります。
以下のテクニックを試して筋肉をリラックスさせ、姿勢を改善しましょう。
通常のマッサージで体をリラックスさせてから行なってください。

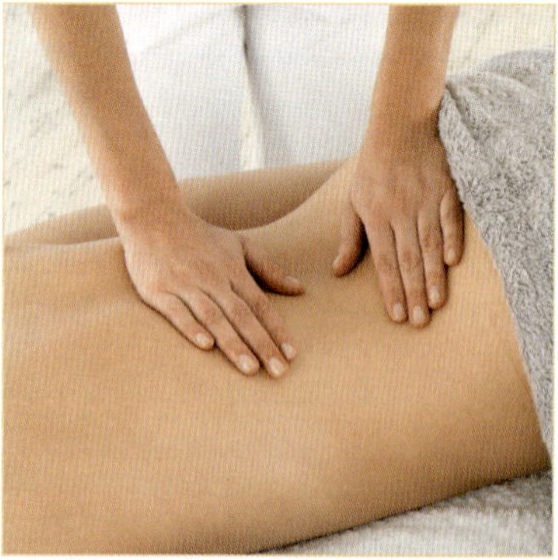

腰（親指によるプレッシャー）　片手を仙骨に、反対の手を背中のもう少し上部に、背骨を押さないよう手のひらを少しくぼませて当てます。それから両手を左右に引き離す方向に力を加えてください。両手が皮膚の上を滑らないように行ないましょう。これは腰の筋肉をストレッチさせる方法です。数回繰り返してください。

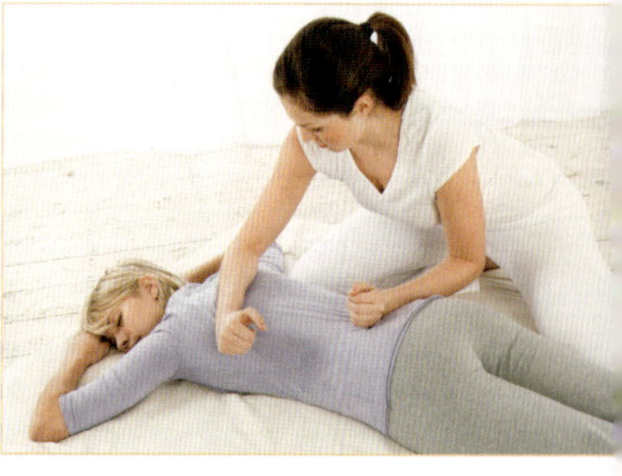

腰（前腕によるプレッシャー）　両前腕を向かい合わせて背中の中央に斜めに置きます。それから圧を加えながら両前腕を左右に開いていき、一方を胸郭の上で、もう一方を腰の上で止めます。これも筋肉をストレッチさせる方法です。反対の斜め方向にも行なってください。

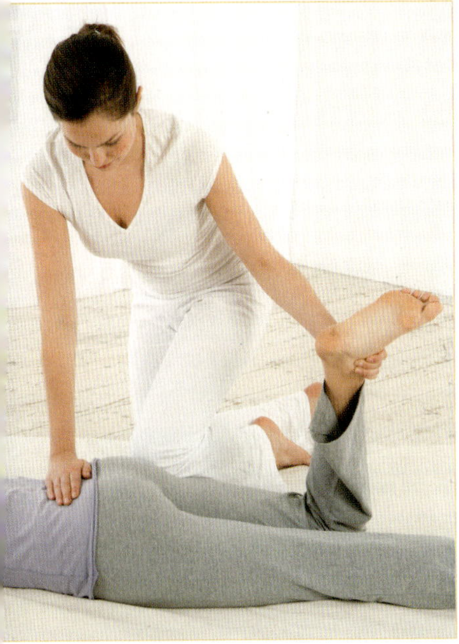

脚(曲げる)　片手を補助的に体に当て、反対の手を足首の下に入れ、ひざから下を持ち上げて回します。それからゆっくりとその脚を押し、反対側の臀部に近づけてください。腎経を強化する効果があり、座骨神経痛にも効く方法です。

臀部(肘によるプレッシャー)　「環跳《かんちょう》」(臀部の上から約3分の1、中央から外側に向かって約3分の2のところにあるくぼみ)を見つけ、そこを肘で押し、円を描きながら揉みほぐします。この方法で痛みがあるようなら、そこを直接押すのをやめ、周りを揉むようにしてください。反対側にも同様に行ないます。エネルギーの流れを刺激し、座骨神経痛も和らげる方法です。

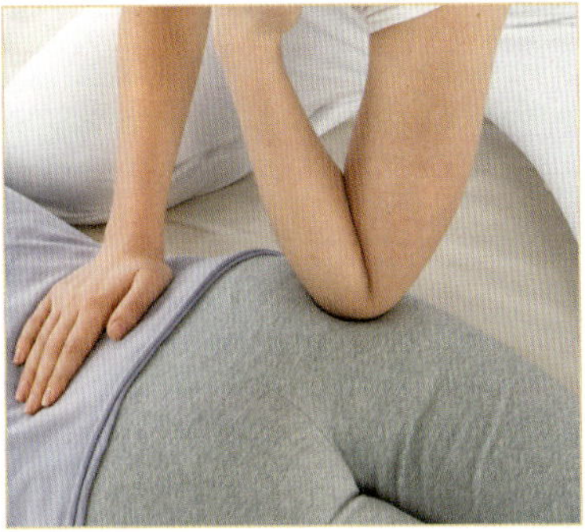

月経前症候群（PMS）

PMSの症状は、怒りっぽくなるなどの精神的症状から腰痛や下腹部痛などの身体的症状までなさまざまですが、いずれにしても不快なものです。食生活の改善も有効ですが、以下のテクニックも試してください。数日間丁寧に続けると、痛みや緊張が和らぎ、血行も改善します。

腰（サークリング）　両手に温めたオイルをつけ、腰をゆっくりと大きなストロークで優しくさすってください。それから両手を重ねて腰の上に反時計回りに円を描きます。パートナーが気持ちよく感じる力加減で行なってください。腰の筋肉を温めてリラックスさせる効果があります。

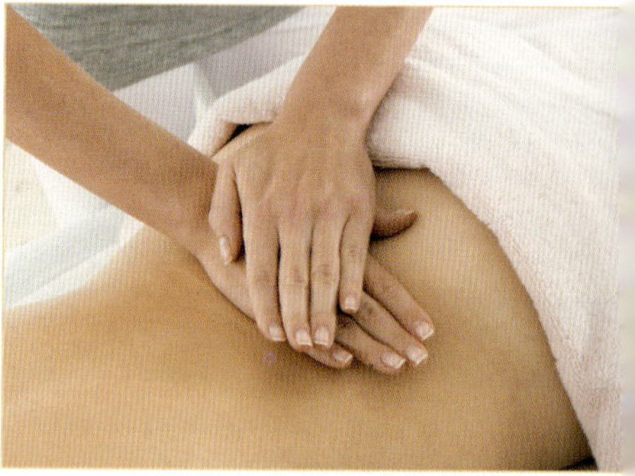

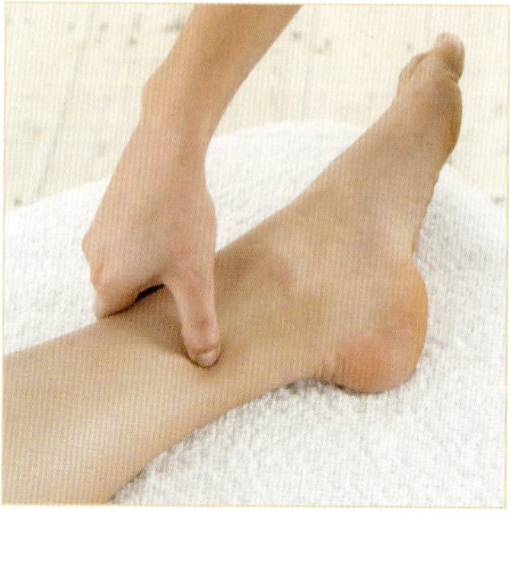

脚（親指によるプレッシャー）　「三陰《さんいん》交《こう》」（内くるぶしから指の幅3本上がったところの骨の後ろ）を見つけ、親指で押します。ここはとても敏感なことがあるので、押すと痛むようなら、周りに円を描いて血行を促してからもう1度押してみてください。しばらく保ってから放し、最後にもう1度周りに円を描いて敏感さを和らげます。

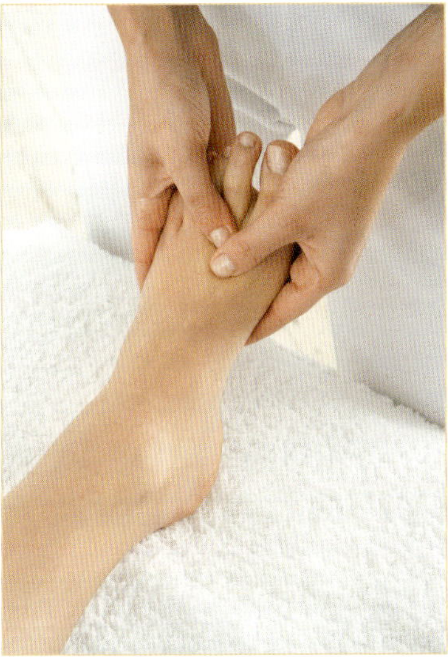

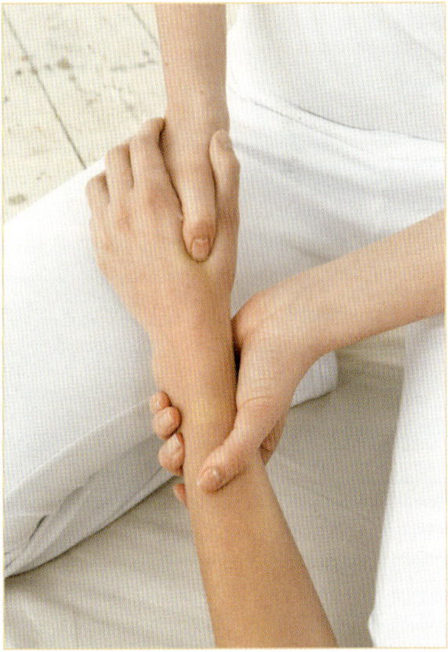

足（親指によるプレッシャー）「太衝《たいしょう》」（足の親指と人差し指の骨の付け根の間のくぼみ）を見つけ、そこを親指で押します。刺激が強すぎるようなら、まずそこをこすったり周りに円を描いたりしてから、もう1度押してみてください。少しずつゆっくりと力を強め、押した状態をしばらく保ちます。このツボはPMSが起こる1週間前に刺激するととても効果的です。

手（親指によるプレッシャー）「合谷《ごうこく》」（手の甲側で、親指と人差し指の骨の付け根の間）を見つけ、そこをまず親指で軽く押し、敏感さが和らぐまでこすります。それからそこを下から中指で支え、親指で押し、しばらく保ってから離してください。これらの手順をすべて反対側にも行なってください。

足の痛み

足は体重を支えながら働き続けています。長時間立ち仕事をしている人や、かかとの高い靴を履いている人は、足の痛みを感じやすいかもしれません。足の痛みには、1日の終わりにペパーミント入りの足用クリームを使ってマッサージすると効果的です。ぜひパートナーの足をマッサージしてあげてください。しっかりと強めの圧を加えるとくすぐったくなりません。

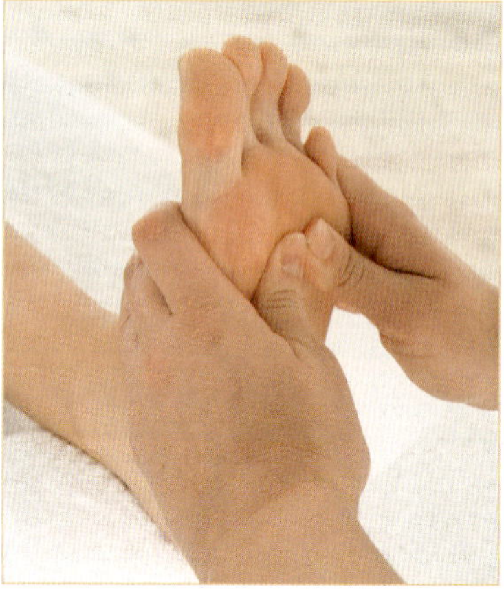

足の裏（サークリング）　脚を台の上に乗せ、両親指の腹を使って足の裏を押したり円を描くように揉んだりします。甲に力が加わらないように気をつけながら、柔らかくなったと感じるまで足の裏全体に行なってください。

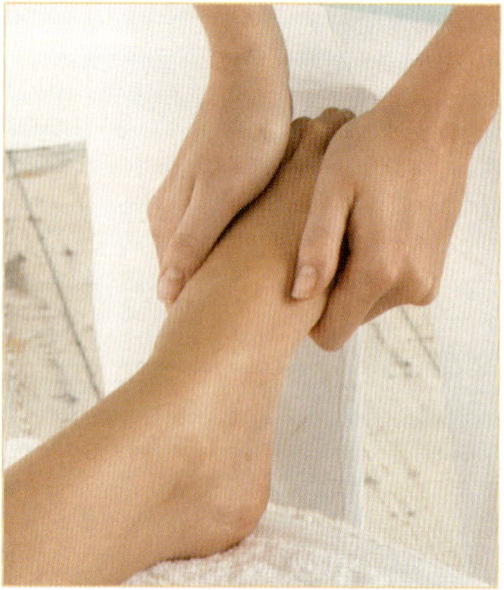

足（スクイージング）　両手で左右から足をつかんでまず絞ります。それから足の片側を押し上げ、反対側を引き下げてください。次に左右の手の動きを逆にします。これを数回繰り返して血行を促してください。足の緊張をとり、1日の疲れをリセットする方法です。

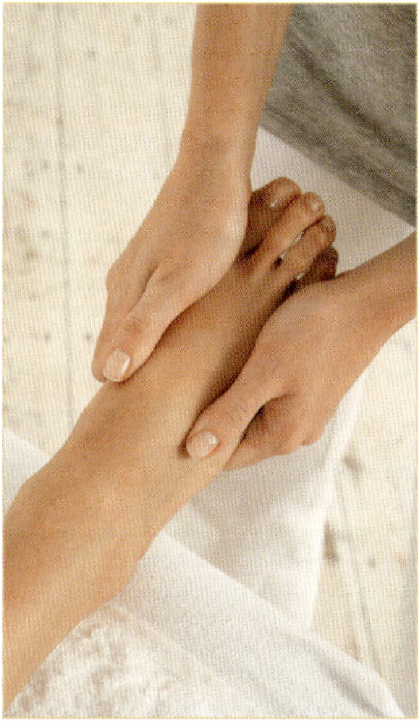

足（親指によるプレッシャー）　両手で足を持ち、両親指を足の甲の中央に寝かせて並べ、そこから足を押し伸ばすように左右に滑らせていきます。足がぐらつかないよう下から四指でしっかり支えておきましょう。ラインを変えながら数回繰り返し、筋肉をリラックスさせてください。

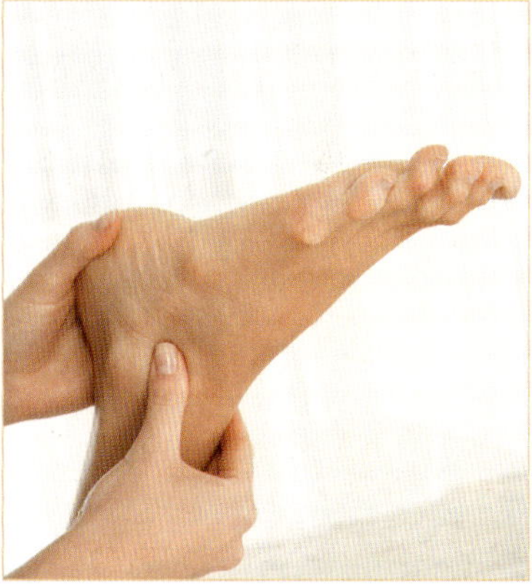

足首（サークリング）　親指でくるぶしの周りに円を描いて血行を促し、動きを回復させます。初めはあまり力を加えず、指の触れる面積を大きくして幅の広いラインを描くようにしてください。ある程度ほぐれたら、くるぶしの際を少し強めに押しても大丈夫です。続いて足首を回してください。これらの手順をすべて反対の足にも行ないます。

首の凝り

首と肩は多くの人が凝りを感じやすい部位です。
首の凝りは姿勢の悪さや長時間座っている生活が原因のこともあり、
頭痛のもとになります。
以下のテクニックで緊張を和らげ、筋肉をリラックスさせてください。

肩(ニーディング)　肩の上の筋肉を首から肩先に向かって揉んでいきます。四指を肩の前側に当て、親指で筋肉を押したり円を描くように揉んだりしてください。とくに敏感なところでは圧を弱め、親指の触れる面積を大きくして行ないましょう。

首(サークリング)　両親指を「大椎《だいつい》」(首の付け根にある大きく突出した骨、第7頚椎の下のくぼみ)の左右の筋肉に当て、四指を肩の上に当てます。それから親指で押したり円を描くように揉んだりして筋肉をほぐしてください。ここをほぐすことで首の緊張を和らげることができます。

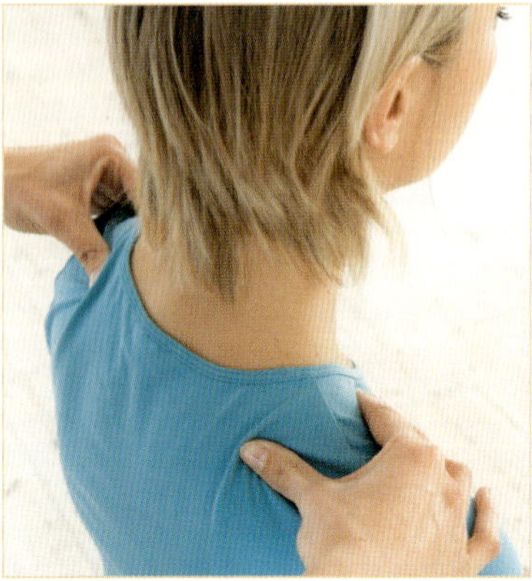

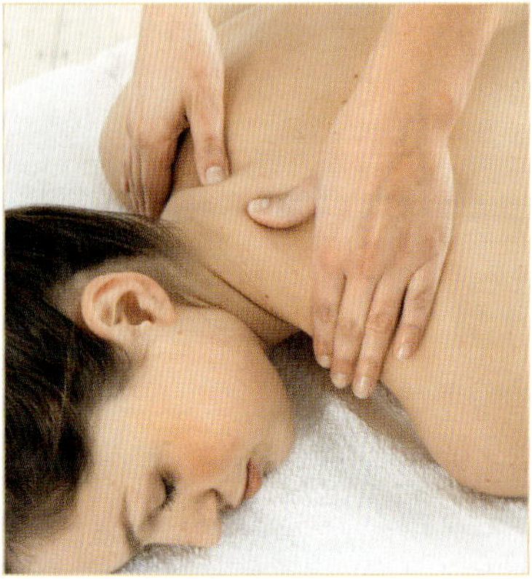

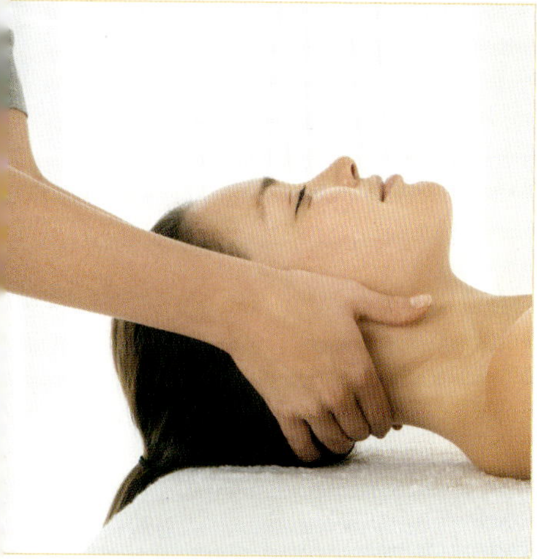

首(プリング)　パートナーにあお向けに寝てもらい、両手を首の下に入れ、頭蓋骨の下に触れます。それから頭を少し持ち上げ、優しく手前に引いて首をストレッチさせてください。首の緊張を和らげ、背骨が伸びる感じを与える効果があります。終わったら頭を静かに下ろしてください。

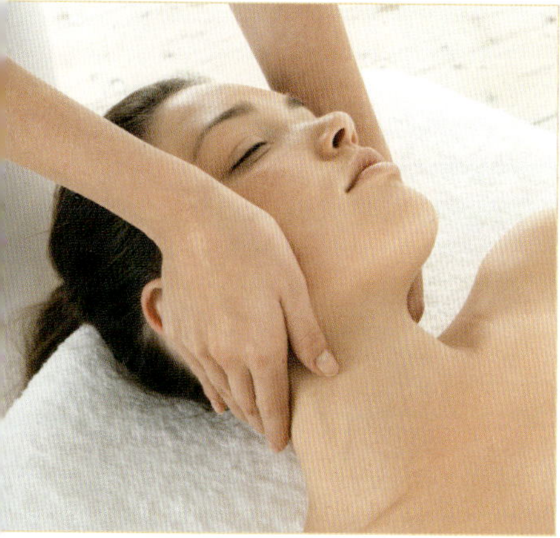

頭部(ロッキング)　両手を首の下に入れ、頭蓋骨の下に触れます。それから片手で首を軽く押して横に向け、続いて反対の手で軽く押して反対に向けます。このように首を静かに揺らして首と肩の筋肉をリラックスさせてください。

ボリュームの減った髪

頭皮の血行を改善し、毛包を刺激するテクニックです。
血行不良やストレスのせいで髪の成長が遅くなったときに役立ちます。
健康な人であれば、数週間で髪の成長が違ってきます。

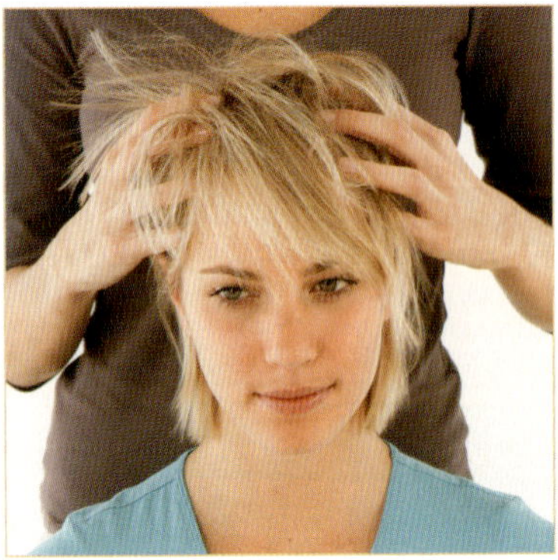

頭皮（親指以外の指によるプレッシャー）　頭皮に両手の五指の腹を当て、シャンプーする要領で頭皮を刺激します。ときどき髪を先端までといたり、髪の根元を軽く引っ張ったりしながら、頭皮を指でこすってください。ただし量が減っている部分の髪を実際に抜いてしまわないよう気をつけましょう。

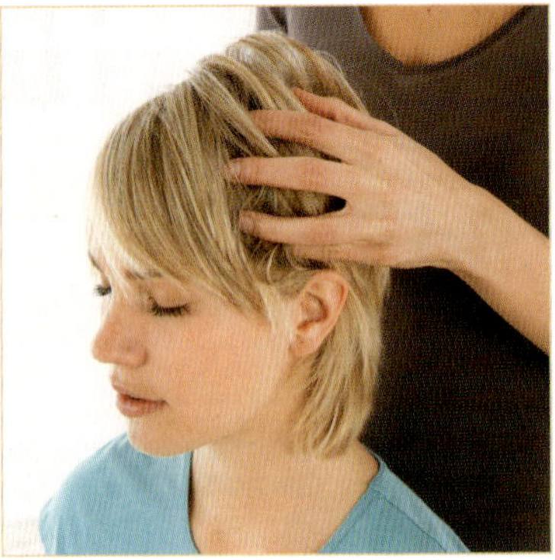

頭皮（ローテーティング）　片手で頭を支え、反対の手の五指を頭皮に当てて回します。指を広げ、手の形を変えずに回してください。また、指を滑らせるのでなく皮膚にぴったりと当てて行なってください。血行を促す効果があります。

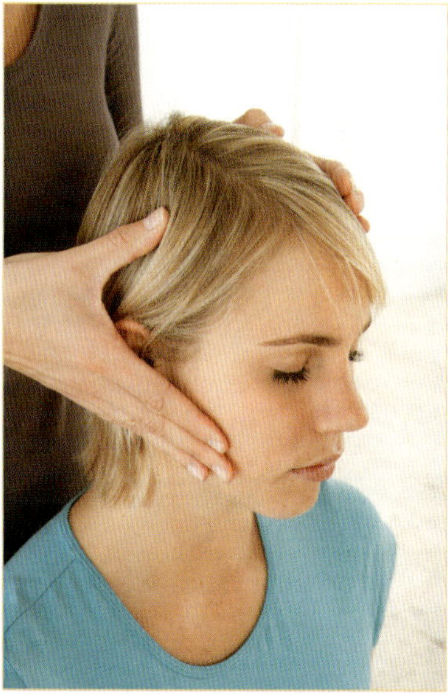

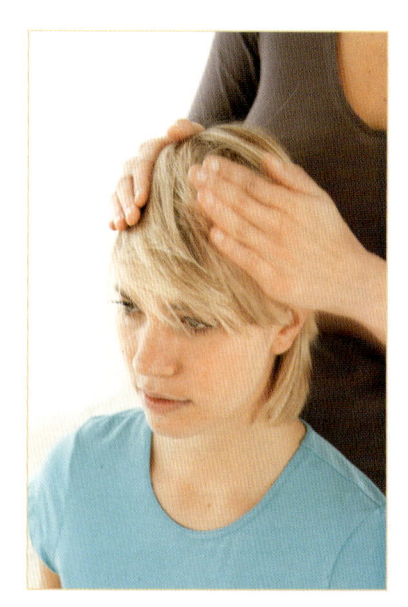

頭皮(ラビング)　片手で頭を支え、反対の手のひらで頭をこすります。1度にこする面積を小さくし、摩擦が起きて手が温かくなるくらいしっかりとこすってください。髪の量が減っている部分は慎重に行ないましょう。

頭皮(親指によるサークリング)　片手で頭を支え、反対の手の親指の先を頭皮に当て、小さならせんを描いて頭皮を刺激します。髪の量が減っている部分や生え際が後退しかけている部分はとくに丁寧に行なってください。栄養豊富なオイルを用いて行なうとさらに効果的です。

セルライト

セルライトはオレンジピールスキン(オレンジの皮のような皮膚)とも呼ばれ、この症状があるときはたいてい組織に余分な水分や老廃物が溜まっています。マッサージに加え、食生活を見直し、適度な運動をするようにしましょう。セルライトの部分は敏感なことが多いので、慎重にマッサージしてください。また、毎日続けることが大切です。

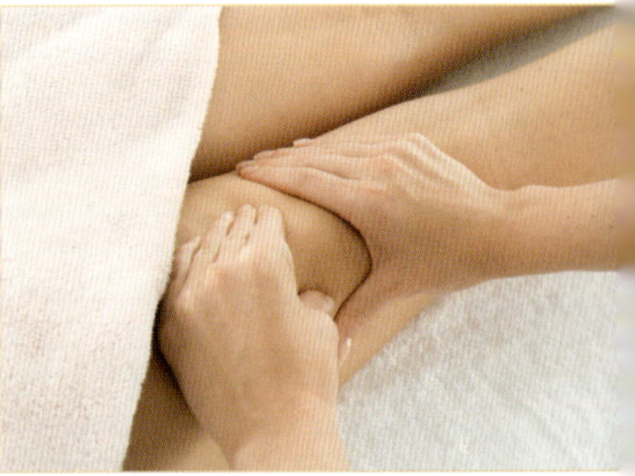

太ももと臀部(ニーディング)　ニーディングは余分な水分や老廃物を取り除くのに有効です。ただし痛みを与えないよう慎重に行なってください。太ももと臀部の筋肉を親指で押し、四指で引き寄せます。左右の手を交互に動かしてリズミカルに行なってください。浄化作用のある精油を用いるとさらに効果的です。

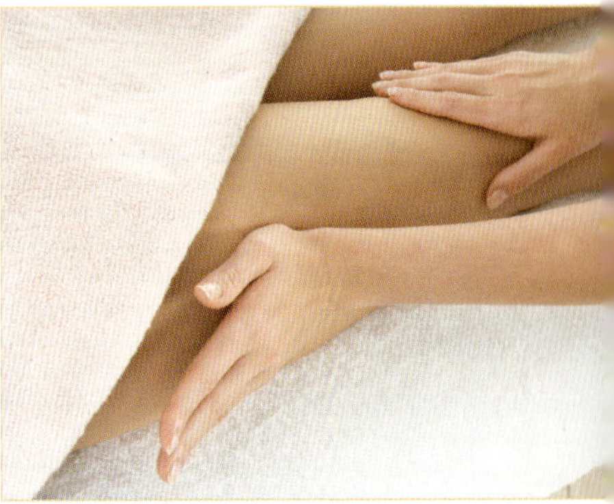

太もも(手の付け根によるプレッシャー)　両手の付け根で太ももの筋肉を上に向かって付け根までさすっていきます。ある程度力を入れたほうが効果的ですが、痛みを与えたのでは強すぎです。両手を交互に使って長めのストロークにしても、両手を同時に使って力を強めてもどちらでもかまいません。ただし内ももはさすらないようにします。

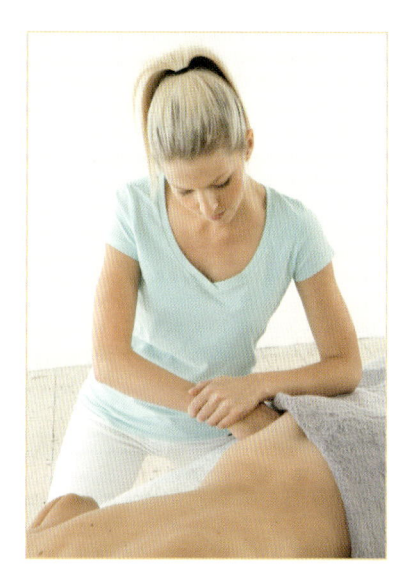

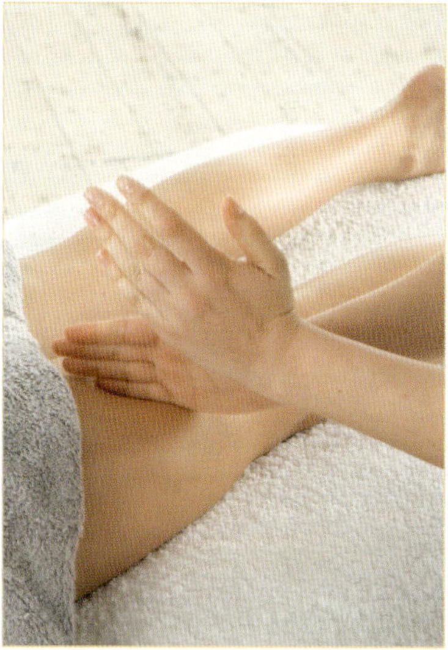

臀部と脚（指の関節によるプレッシャー）　軽くこぶしを握り、指の付け根の関節でマッサージします。とても効果的な方法ですが、筋肉が少ない部分に力を加えすぎないように気をつけてください。押しながら円を描くように揉んで血行を促しましょう。肉の厚い部分だけに行ない、骨や内ももは避けてください。

太もも（パーカッション）　両手で交互に太ももを切るように叩いて血行を促します。手首の力を抜き、小指だけが太ももに当たるようにして軽快に叩き、ハッキングならではのピチピチという音を立ててください。ほかのパーカッション（パメリングやカッピング）を用いてもかまいません。これらの手順をすべて反対の脚にも行ないます。

風　邪

風邪を引くのは免疫の働きが弱っているせいかもしれません。インフルエンザの場合は医師の指示に従いしっかりと療養しなければなりませんが、普通の風邪であれば、症状を和らげるために以下のテクニックを試してください。併せてストレスを減らし、食事に気を配ることも大切です。

手(親指によるプレッシャー)　「合谷《ごうこく》」（手の甲側で、親指と人差し指の骨の付け根の間）を見つけ、そこに親指の先を当て、下から中指で支え、絞るように押してしばらく保ちます。このツボは押すとかなり痛いことがあるので、強く押しすぎないように気をつけてください。これを数日続けましょう。体から余分な熱を追い出す効果があります。

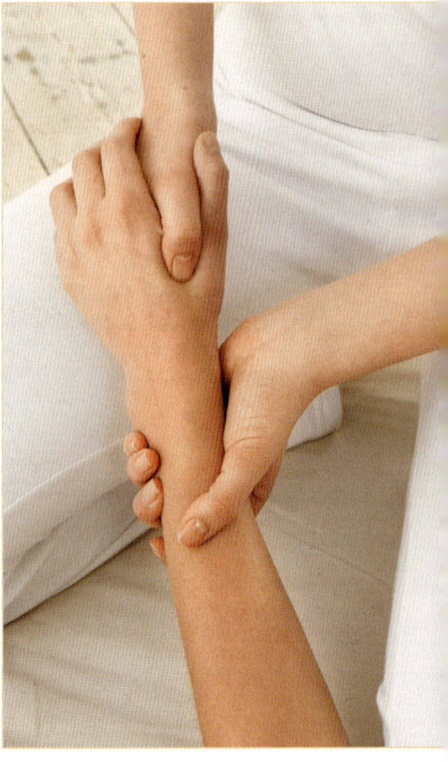

注　意

妊娠中は「合谷」を刺激してはいけません。

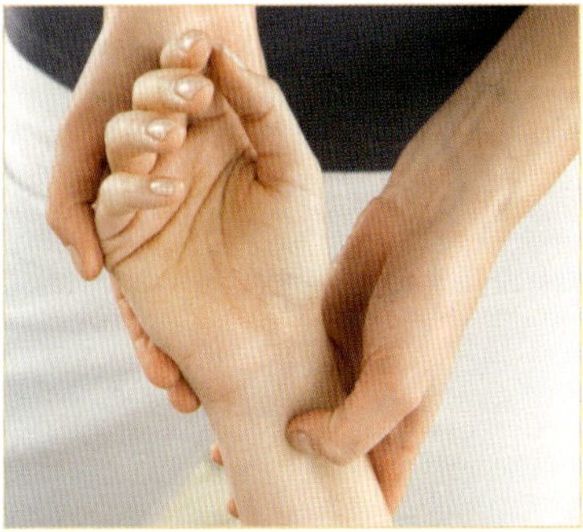

腕（親指によるプレッシャー）　「内関《ないかん》」（前腕の内側中央の腱の間で、手の付け根から指幅2本半のところ）を見つけ、親指の先で押します。反対の手で下から支えた状態で行なってください。風邪の症状全般に効き、熱を下げる効果もあります。押した状態を少し保ってから離してください。反対の腕にも同様に行ないます。

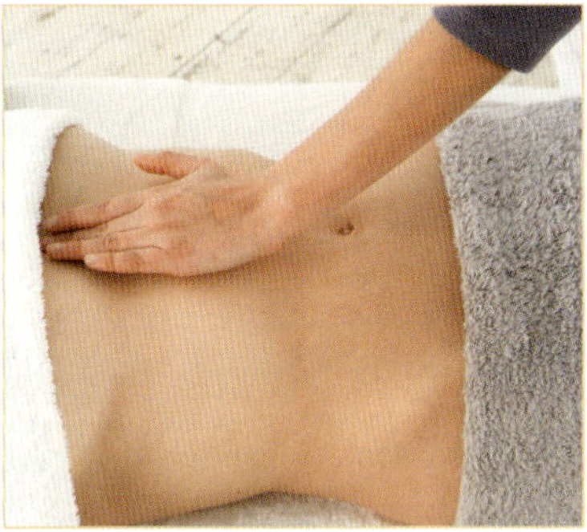

胸部（親指以外の指によるプレッシャー）　「膻中《だんちゅう》」（胸骨上で、左右の乳頭を結ぶ線の中点）を見つけ、中指の腹で押し、少し保ってから、その場で円を描きます。呼吸を楽にし、胸部の精神的緊張を和らげる効果があります。数日続けて行なってください。

頭部（ローテーティング）　五指を額や頭皮や首に当て、小さく回してマッサージします。体を回復させる効果があるので、風邪の引き始めに行なうことで、症状がひどくなる前に治ってしまうことがあります。

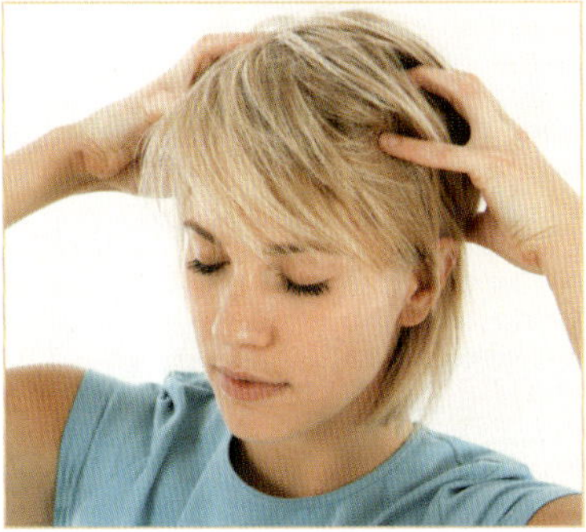

胃腸障害

胃腸障害は食生活の乱れや間違った生活習慣、運動不足やストレスなどが原因で起こります。症状が長引く場合は医師の診察を受ける必要がありますが、軽い不調であれば、以下のテクニックを試してください。もちろん生活習慣も見直しましょう。

脚（手のひらによるプレッシャー）　パートナーに床にあお向けに、脚を少し内股にして寝てもらいます。片手を体に補助的に当て、反対の手を脚の側面の筋肉に沿って、脚の付け根から足首まで“歩かせ”てください。これにより胃経が刺激されます。手のひら全体を使い、均一の強さで押していきましょう。ひざは押さないよう気をつけてください。

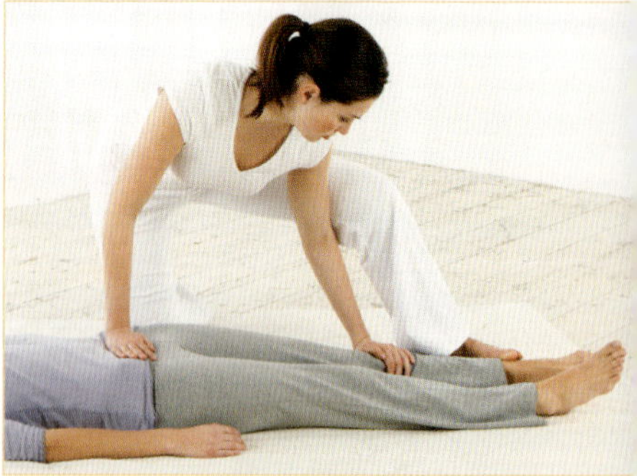

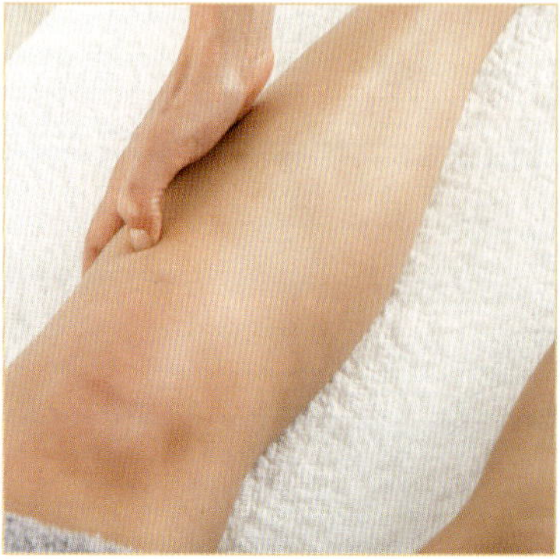

脚（親指によるプレッシャー）「足三里《あしさんり》」（すねの骨の外側のふちに沿ったひざの下から指幅約3本のところにあるくぼみ）を見つけ、その周りを親指の腹で円を描くように揉みます。胃腸の働きを改善する効果があります。それからそこを直接押し、少し保ってから放してください。このツボは普段からときどき刺激するようにすると健康維持に役立ちます。これらを反対の脚にも行なってください。

腹部（エフルラージュ）　お腹をリラックスさせると胃腸の働きがよくなります。両手にオイルを少しつけ、お腹に時計回りに円を描きましょう。手のひらを使い、あまり力を入れずに行なってください。狙いはパートナーをリラックスさせて自然な消化のプロセスを促すことです。

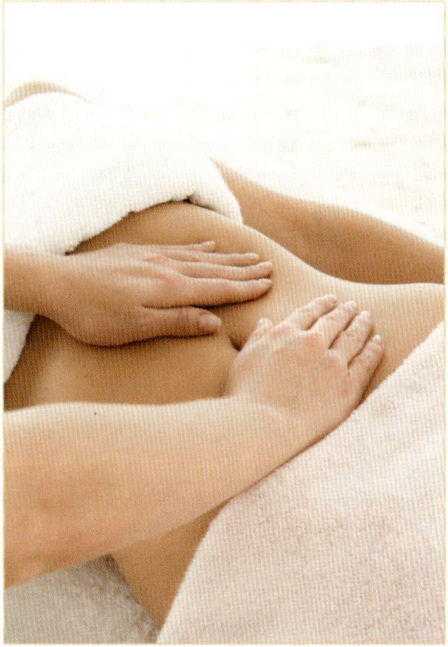

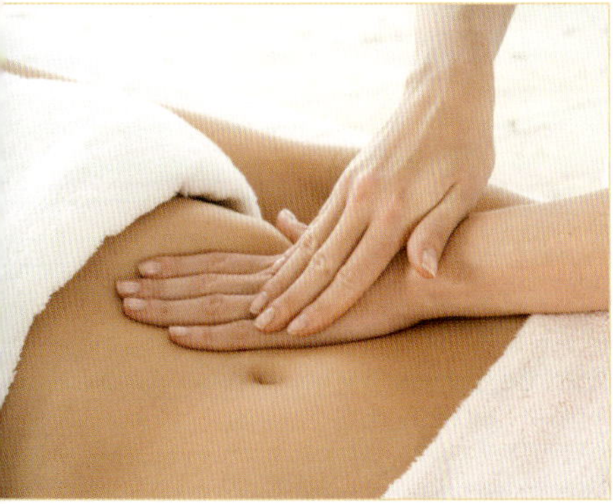

腹部（手のひらによるプレッシャー）
片手を肋骨のすぐ下に当て、反対の手を補助的に重ねます。それからパートナーが息を吐くのに合わせ、きわめて優しく押してください。力を抜いたらもう1度呼気に合わせて押します。反対側も同様に行ない、充分にリラックスさせましょう。不快を与えないよう気をつけて行なってください。

不　安

人は不安があると能力を充分に発揮できなくなります。不安が長く続く場合は専門家の助けが必要ですが、一時的なものであれば、以下の方法を試してください。不安はたいてい、まだ起きていないことについてあれこれ考えることで生じます。ですからマッサージの力で心を今この瞬間にとどめましょう。

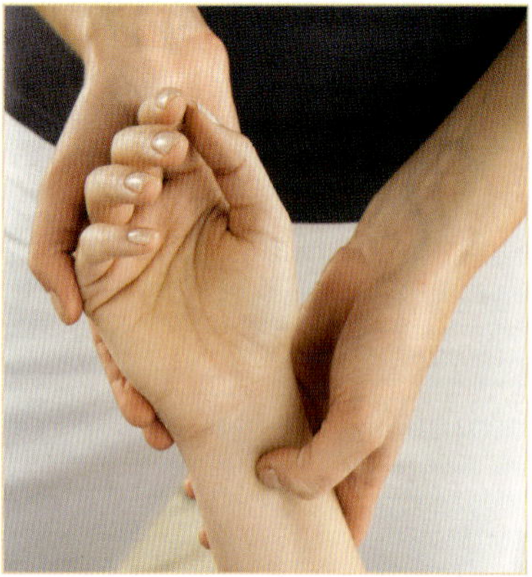

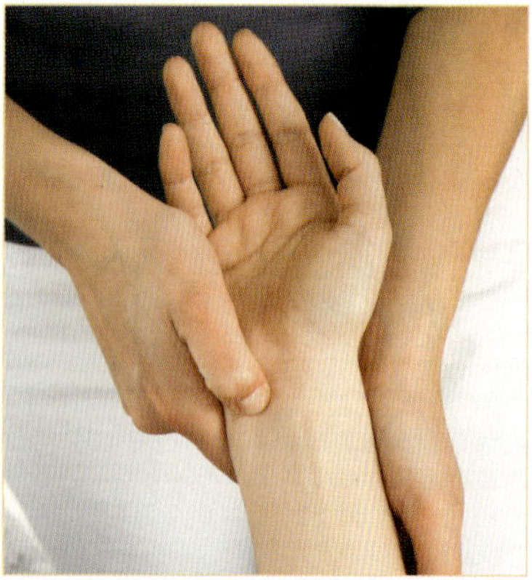

腕（親指によるプレッシャー）

「内関《ないかん》」（前腕の内側中央の腱の間で、手の付け根から指幅2本半のところ）を見つけ、そこを親指で軽く押し、少し保ってから放します。このツボと次の「神門《しんもん》」の両方を刺激すると、不安やストレスを効果的に和らげることができます。

手首（親指によるプレッシャー）

「神門《しんもん》」（手首の小指側の端にある骨のすぐ脇のくぼみ）を見つけ、そこを親指を立てて押し、少し保ってから離します。不安を和らげる効果があります。左記の「内関」への刺激と合わせて両腕に行なってください。

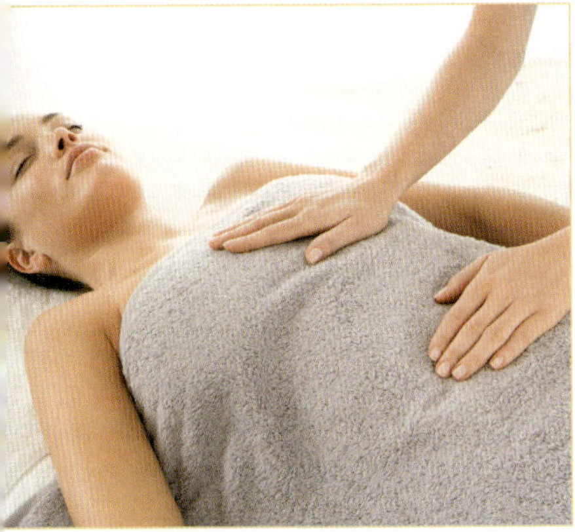

体の前面（レスティング）　パートナーにあお向けに寝てもらい、安心感を与えるために体をタオルなどで覆います。穏やかに呼吸し、頭で考えるのをやめ、片手を下腹部に、反対の手を胸に置いてください。そのまま両手をパートナーの呼吸とともに自然に上下させます。心を落ち着かせ、ストレスのせいで浅くなっている呼吸を穏やかにする効果があります。

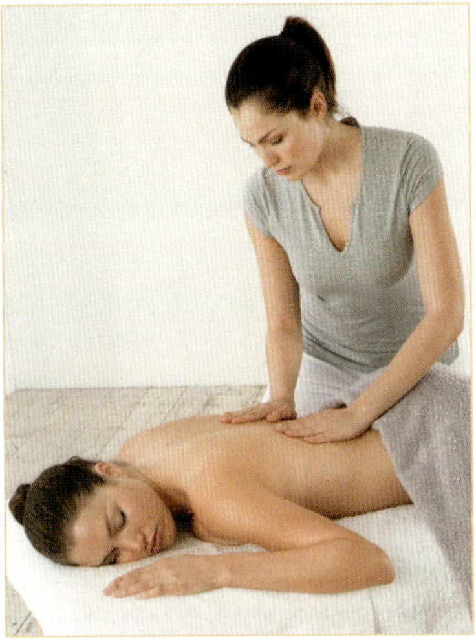

背中（エフルラージュ）　両手に温めたオイルを塗り、大きく流れるストロークで背中をさすります。まず腰から肩へ向かい、肩で両手を分け、肋骨を辿りながら戻ってください。これをゆっくりと繰り返してパートナーを安心させ、最後に腰と脚をさすり下ろし、足に達したら手を離します。

コリック（疝痛）

コリック（疝痛）は生後数ヵ月までの赤ちゃんに起こりがちで、お母さんを途方に暮れさせる症状です。以下の方法には赤ちゃんの心を穏やかにする効果があるので、症状が出ていないときに試してください。また、赤ちゃんはお母さんの不安を敏感に感じとるので、お母さん自身が穏やかでいることも大切です。

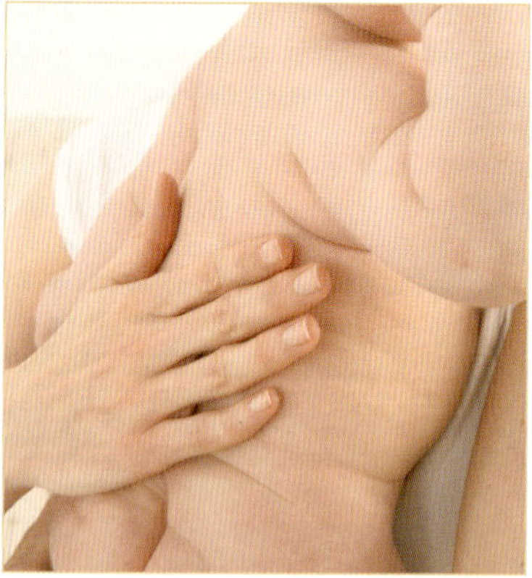

背中（サークリング）　ただ優しく触れてあげるだけでも赤ちゃんに安心感を与えることができます。赤ちゃんを縦に抱き、手のひらで優しく背中に円を描いてください。マッサージは赤ちゃんのお腹をリラックスさせるのにとくに役立ちます。手のひら全体を接触させて、反時計回りに描きましょう。手の温かさが伝わるだけでも効果があります。

脚（曲げる）　優しくひざを曲げ、ももを胸に近づけます。ただし無理な力を加えないよう気をつけてください。お腹の圧迫感を和らげる効果があります。片脚につき数回ずつ行なってください。抵抗を感じたらすぐに力を緩めるようにしましょう。赤ちゃんの機嫌がいいときに行なうのがベストです。

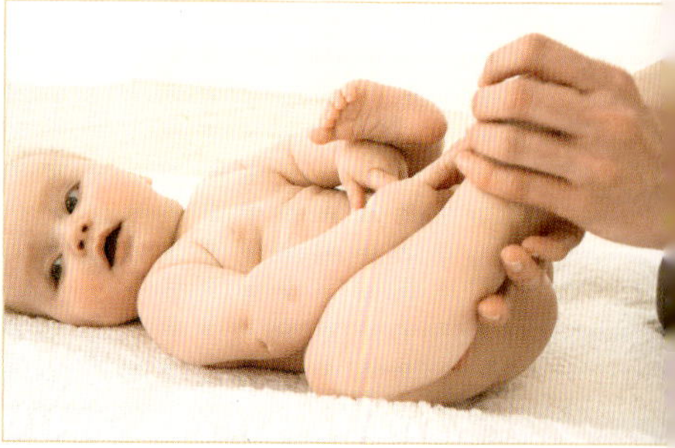

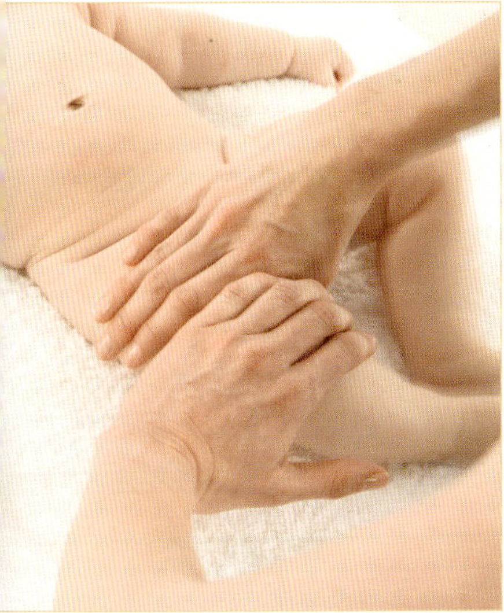

脚（エフルラージュ）　指にオイルを少しつけ、脚全体を、足首から太ももまで優しくさすります。ひざに力を加えないよう気をつけてください。太もものマッサージには血行を促して不快感を和らげる効果があります。続いてお腹までさすり、最後に脚全体を軽くさすり下ろしてください。心地よいリズムを保つようにしましょう。

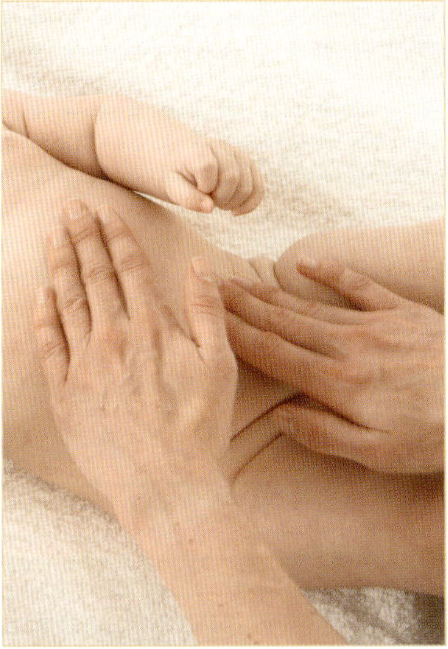

腹部（エフルラージュ）　指にオイルを少しつけ、お腹を優しくさすります。大腸の向きに合わせて時計回りに心地よいリズムで行なってください。これを毎日続けると、お腹がリラックスした状態を保つことができます。指全体を使って軽くさするようにしてください。

歯の生え始め

歯の生えかけた赤ちゃんが痛そうにしていると、見ているほうもつらいものです。歯ぐきを優しくマッサージして血行を促してあげましょう。マッサージには痛みを和らげる効果はもちろん、痛みから気持ちをそらす効果もあります。ぜひ毎日続けてください。

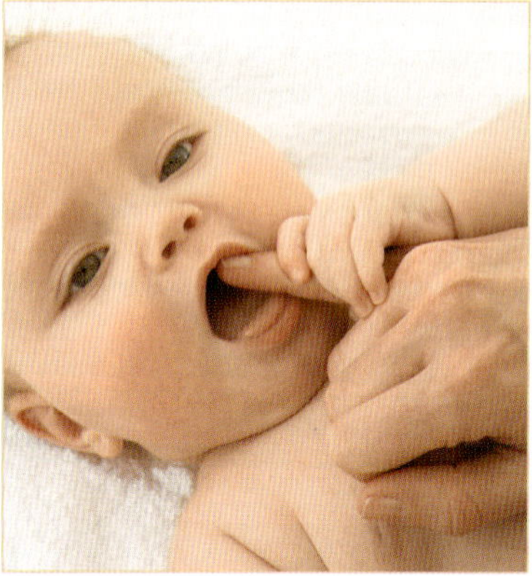

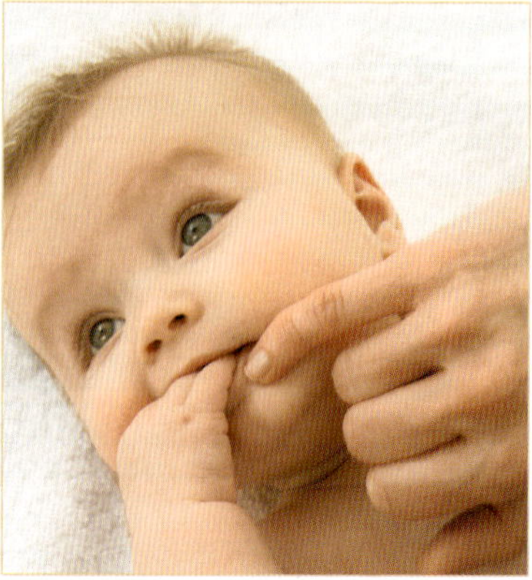

歯ぐき（サークリング）　赤ちゃんの歯ぐきを優しく丁寧にマッサージします。小指の先を使って小さならせんを描きながら、できるだけ奥の歯ぐきまでマッサージしてください。上の歯ぐきへのマッサージは上方向の動きで止め、下の歯ぐきへのマッサージは下方向の動きで止めます。炎症があるところは避けてください。

口（サークリング）　今度は顔の上から歯ぐきを刺激します。小指の先を使い、口の周りを軽く押しながららせんを描きましょう。血液とリンパの流れを促し、歯ぐきを優しく刺激することができます。上の歯ぐきへのマッサージは上方向の動きで止め、下の歯ぐきへのマッサージは下方向の動きで止めます。

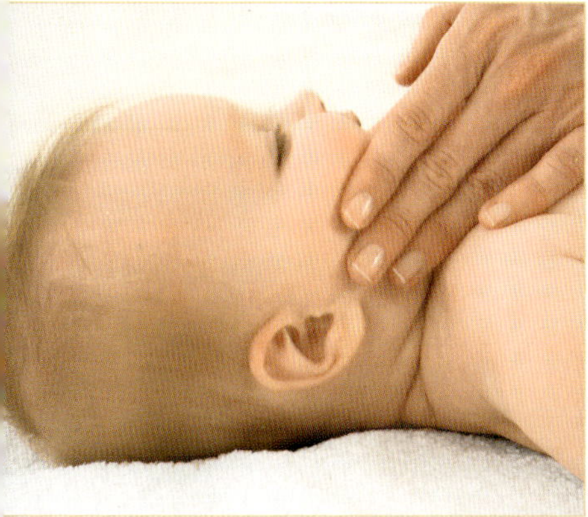

あご（サークリング）　あごの関節の周りに優しく円を描いて血行を促します。指を使い、心地よいリズムで行なってください。耳へ向かうときは手前に戻るときより少しだけ圧を強くします。指で皮膚を突かないよう指を寝かせ、さすりながら皮膚をほんの少し持ち上げるようにしましょう。

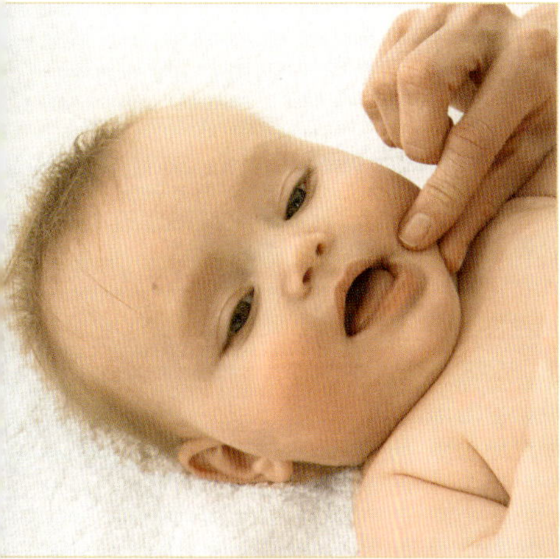

あご（スクイージング）　親指と人差し指を使い、あごの関節周りを軽く絞ります。筋肉を少しだけ持ち上げて、ごく軽くつねるようにしてください。こうすると押すよりも軽い圧で血行を促すことができます。赤ちゃんと楽しく遊ぶつもりで行ないましょう。

反復性ストレス障害（RSI）

コンピュータのキーボード操作などの反復性の細かい動きを習慣にしていると、深刻な症状につながることがあります。マッサージや運動を日課にして筋肉をさまざまに動かすことにより、手や指を柔軟にしておきましょう。

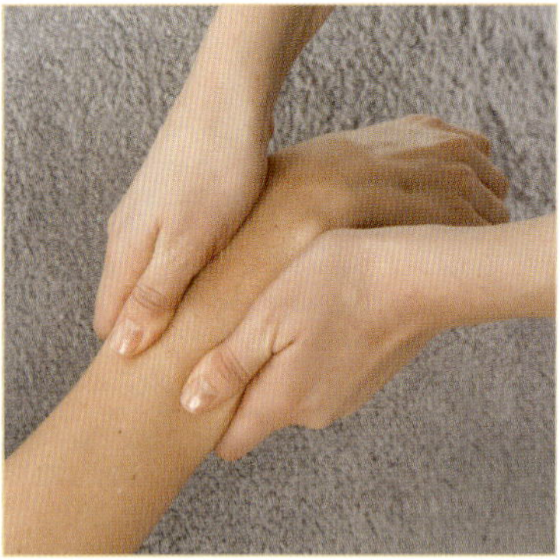

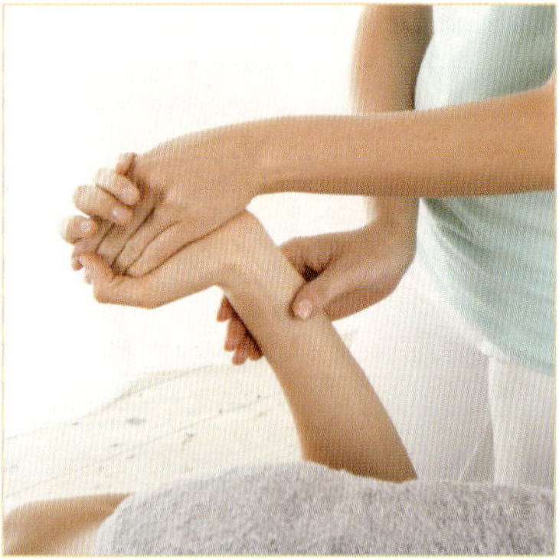

腕（スクイージング）　両手でパートナーの手首を持ち、前腕の中央にまず親指を寝かせて並べ、それから左右に引き離していきます。親指全体で圧を加えながら行なってください。オイルを用いずに行なうほうが筋肉を強く絞ることができ、効果的です。緊張をとるためには血液とリンパの流れをよくすることが必須です。

手首（関節のローテーション）　可動性を維持するために、手をつかんで手首を回します。苦痛を与えない範囲でできるだけ大きく回してください。同じ動作を繰り返すことで生じる緊張を最小限にするには、関節を柔軟にしておくことがとても大切です。

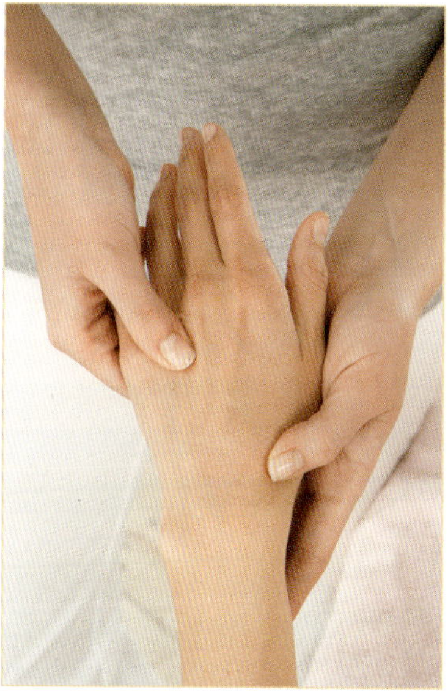

手（スクイージング）　手にオイルを少しつけ、パートナーの手の甲に親指を、手のひらに中指を当て、指の骨の間を指の股に向かってしっかりと絞っていきます。途中で押したり円を描くように揉んだりして緊張をとる効果を高めましょう。反対の手にも行なってください。

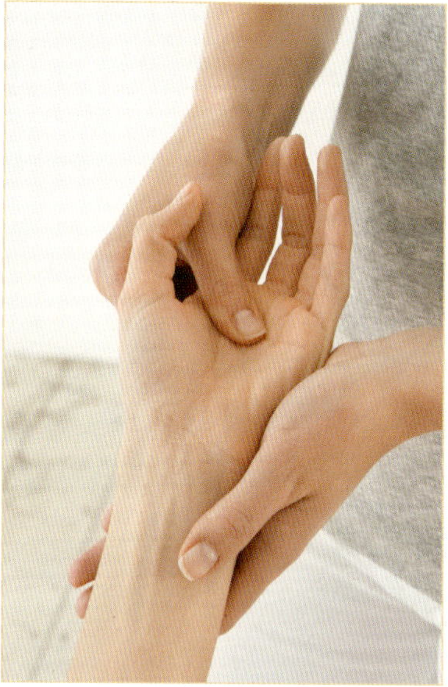

手のひら（サークリング）　片手でパートナーの手を下から支え、反対の手の親指を使って、手のひらを押したり、円を描くように揉んだりします。しっかりとした圧を加え、筋肉や関節を刺激しましょう。親指の根元の肉の厚い部分はとくにしっかりと揉みほぐし、四指の関節の部分では慎重に円を描くようにしてください。

関節の痛み

関節は血行をよくして可動性を保つことが重要です。
ただし関節が炎症を起こしているときはマッサージをしてはいけません。また、マッサージがかえって痛みの原因にならないよう気をつけて行ないましょう。
関節炎のもとになる老廃物の蓄積を防ぐには、食生活に気を配ることも大切です。

太もも（スクイージング）　血液とリンパの流れを促すため、関節（ひざ）を直接でなく、関節の上部を施術します。両手にオイルを少しつけ、太ももの筋肉を上に向かって絞ってください。ひざには力を加えないようにします。必要に応じてひざの下にタオルなどを当てましょう。手のひら全体を密着させて、太もも全体を絞ってください。

肩（サークリング）　肩関節に炎症がないときに行なってください。両手の四指で肩をくるみ、親指で肩関節（に直接でなく）の周りに大きく円を描きます。温める作用のあるオイルを用いると緊張をとり血行を促す効果を高めることができます。

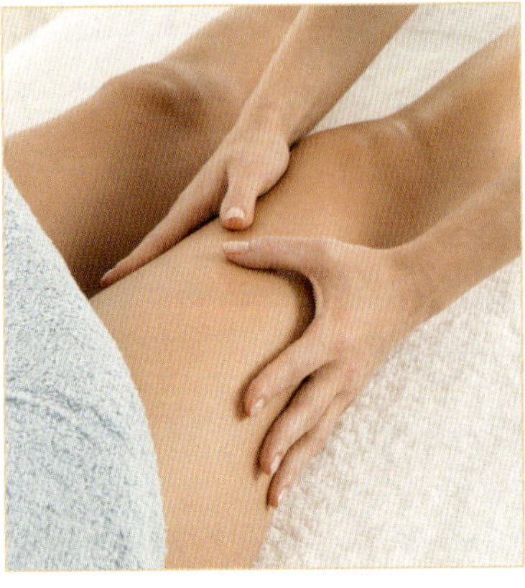

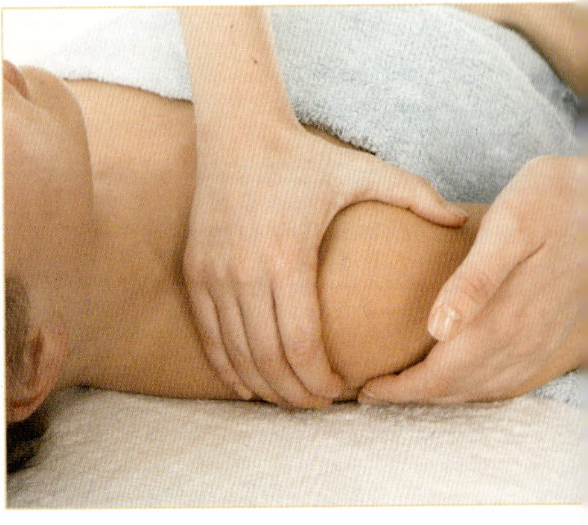

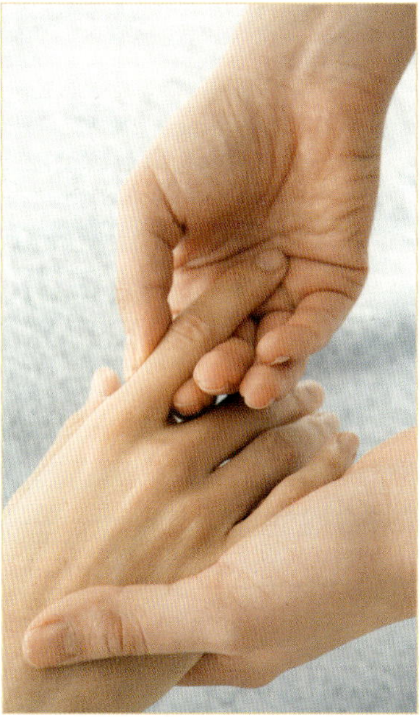

指（親指によるプレッシャー）　親指を使って指の関節（を直接でなく）の周りを押します。押して痛みがあれば、そこはやめてください。骨の近くを押し、優しく円を描くように揉みます。マッサージしながら指を曲げたり伸ばしたりすると、血行を促し、可動域を広げる効果が高まります。パートナーが気持ちよく感じる範囲で行なってください。

指（関節のローテーション）　指の関節に炎症がないときに行なってください。指をつかみ、軽く引っ張って回します。できるだけ大きく回してください。これを毎日数分間続けると、しだいに指の硬さがとれていきます。これらの手順を反対の手にも行なってください。

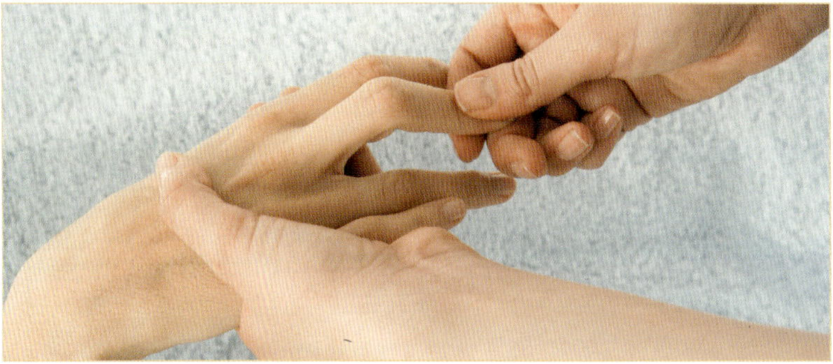

耳の痛み

耳の痛みの原因はさまざまです。
痛みが強い場合や慢性化している場合は医師の診察を受けましょう。
しかし軽いものであれば、以下の方法でよくなるかもしれません。
同じストロークを必要に応じて繰り返し行なってください。

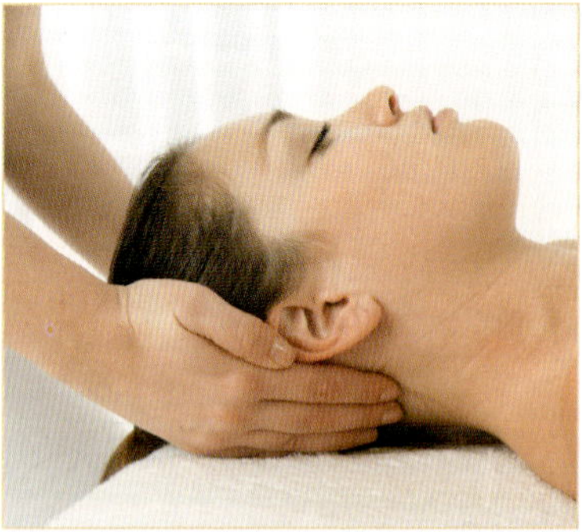

耳(サークリング)　四指の先を使って耳の後ろを優しくマッサージします。髪の生え際から耳に向かって小さならせんを描いていきましょう。できるだけ耳の近くまで施術したほうが効果的ですが、圧は耳から遠ざかる方向に加えるようにしてください。パートナーに不快がないか確認しながら、優しく数分間続けてください。

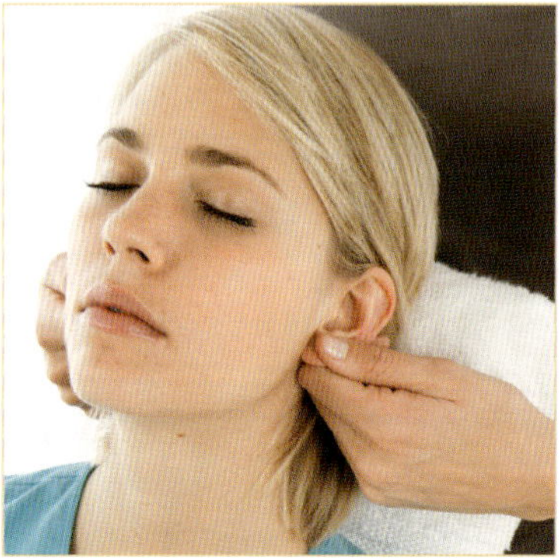

耳(スクイージング)　親指と人差し指で耳を挟み、耳のふちに沿って軽く絞っていきます。耳たぶはつかんで持ち上げ、優しく引っ張ってください。指を少しずつ内側にずらしながら耳を数周し、耳の穴の入口まで絞ります。

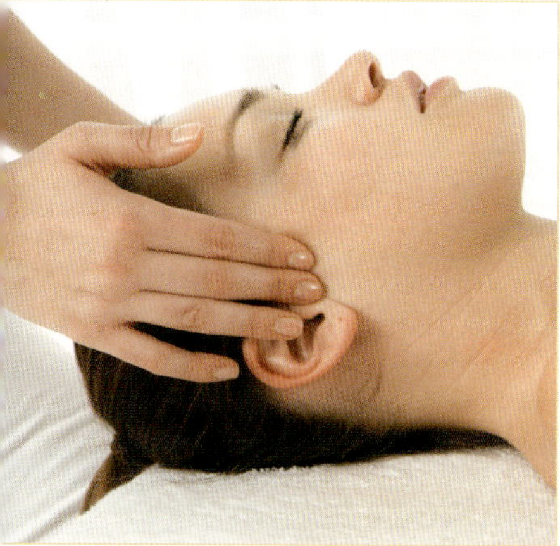

あご（親指以外の指によるプレッシャー）　パートナーにあごの力を抜いてもらって行ないます。あごの関節の近くに四指の先を当て、そのあたりをさすりながら少しずつ耳に近づき、痛みが多少和らぐまで耳の前を優しく揉んだり押したりしてください。あごに力が入っていないかときどきチェックしながら行ないましょう。

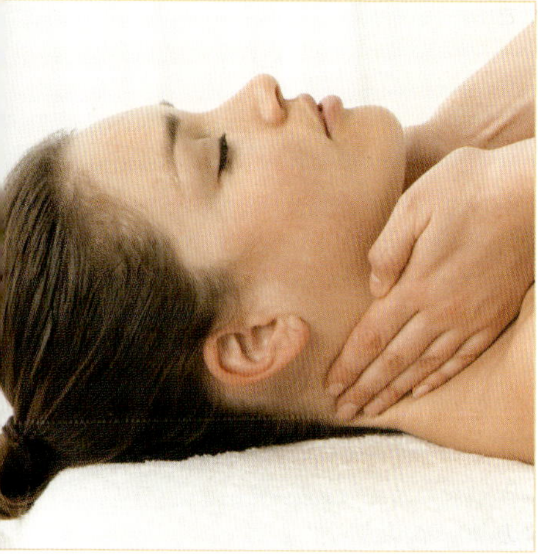

首（サークリング）　四指を耳たぶの下の首の筋肉に当てます。それから背骨に向かって弧を描きながら皮膚を動かしてください。ここは少し腫れて敏感になっているかもしれません。ゆっくりと数分間繰り返してリンパの流れを促しましょう。耳の閉塞感を和らげる効果があります。

血行障害

血行が悪いせいで手足が冷たくなることがありますが、
この症状は少し運動やマッサージをすればたいてい改善します。
ただし血行障害の原因はさまざまなので、
症状がひどい場合は医師に相談してください。

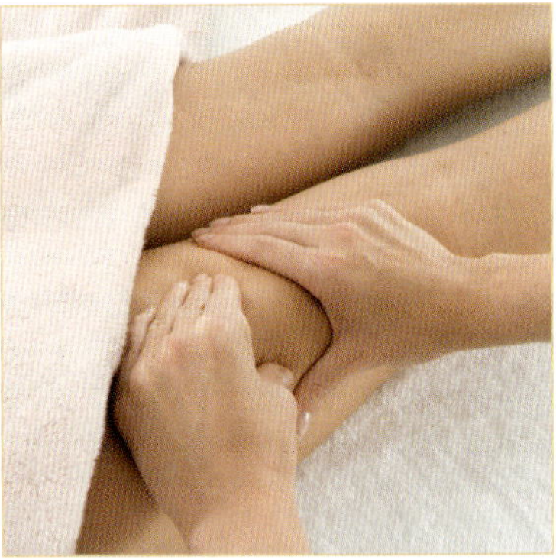

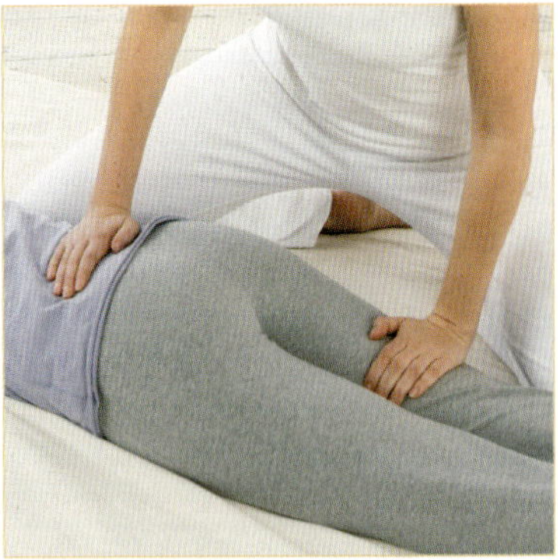

脚（ニーディング）　血行の悪いところは、触ると皮膚が冷たかったり、皮膚の色が周りと違っていたりします。太ももや臀部など筋肉の多いところはしっかりとニーディングを行なって血行を促してください。筋肉を親指で押し、四指で引き寄せる動作を、皮膚の状態が明らかに違ってくるまで続けましょう。

腕または脚（手のひらによるプレッシャー）　パートナーの側方に着き、片手を補助的に体に当て、反対の手を腕または脚（血行を改善したいほう）に沿って“歩かせ”ます。経絡に沿って“1歩”ずつ、手のひらを当て、押し、保ち、離してください。ひざや肘では力を弱めます。これを数回繰り返してください。エネルギーの流れは腕や脚をストレッチすることによっても改善します。

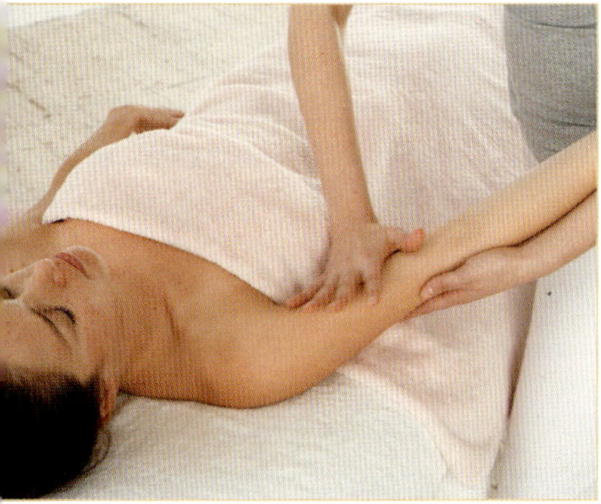

腕（ラビング）　手のひらを使い、腕の内側の小指側のライン（心経）を腋の下から小指までこすっていきます。それからそのラインに沿って今度は筋肉をしっかりとつまみ、絞っていきます。小指まで絞ったら、最後は小指の先を引っ張って離してください。血行を促す効果があります。

脚（親指によるプレッシャー）　まず「三陰交《さんいんこう》」（内くるぶしから指の幅3本上がったところ）を見つけ、そこを押します。血行と健康全般に効くツボですが、とても敏感なことがあるので、初めはごく軽く押すようにしてください。親指の腹で押し、少し保ち、離します。刺激が強すぎるようなら直接押すのをやめ、周りに円を描くようにしましょう。これらの手順をすべて反対側にも同様に行なってください。

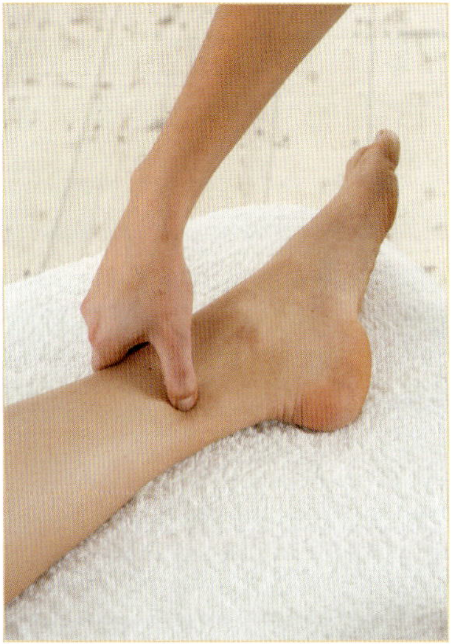

注　意

妊娠中は「三陰交」を刺激してはいけません。

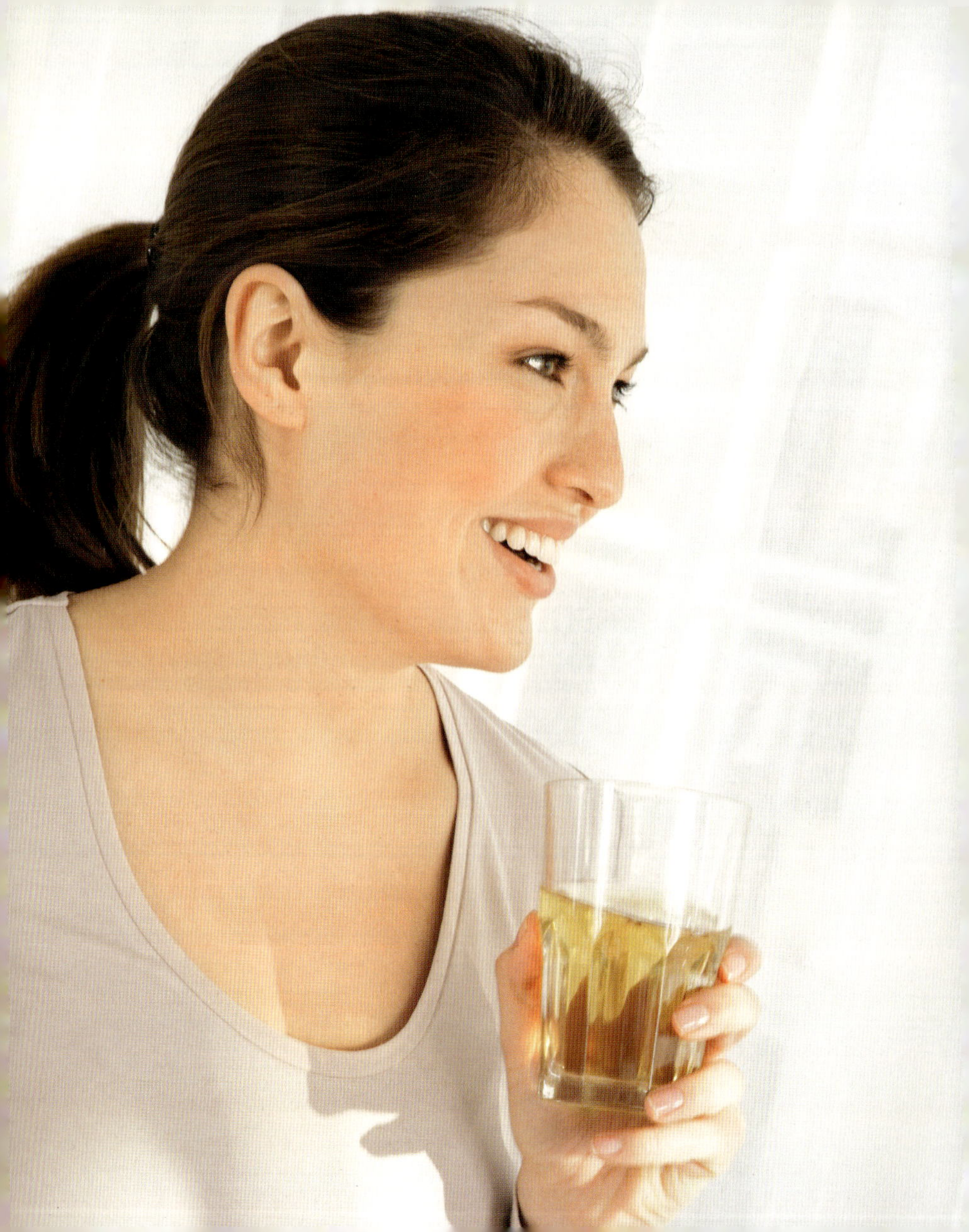

日々の心がけ

マッサージは心身を健康に保つための数ある取り組みの1つにすぎません。この章では自分の幸せを自分の力で築くためのほかの方法をいくつか簡単に紹介します。あなたがこの中のどれかを今後さらに深く探っていくきっかけになればと思います。どの方法が最も優れているかは、状況によっても個人の好みによっても違うでしょう。しかしどの方法もマッサージの効果を強化するものばかりです。自分にはどうすることもできないと思っていると問題を悪化させてしまいますが、幸せになるための方法をいくつか知って入れば、人生がもっと素敵に、もっと楽しくなるはずです！

ストレス

マッサージに対する反応として最も多いのが深いリラクセーションです。
そしてリラクセーションのひと言には数え切れないメリットが含まれています。
一方、リラクセーションのない状況、つまりストレスの続く状況は、
健康や自尊心や生活の質にネガティブな影響を与えます。

“戦うか逃げるか”の反応

ストレスが適度にあるのはいいことです。ストレスがあるから何かに挑戦し、創造力を発揮する機会が生まれます。ストレスは交感神経系を刺激し、副腎から代謝のプロセスを速める化学物質を分泌させ、危険に対処するエネルギーを生み出します。これがよくいわれる“戦うか逃げるか”の反応で、これにより心拍数や呼吸数が増加し、瞳孔が拡大し、発汗します。また筋肉が活性化して素早く適切な動作ができるようになります。一方、危機的状況にあまり必要のない、消化、睡眠、生殖などの機能は一時的に低下します。刺激に対するこうした反応は人間の自然な反応なので、本来、私たちの体が充分に対処できるものです。

しかしストレスが長引いて、つねに警戒を強いられていると、健康に悪い影響が及びます。体の処理能力を超える化学物質が分泌され、身体的にも精神的にも消耗してしまうのです。この状態から抜け出すのは簡単なことではありません。ですから、わずかなストレスでもつねに感じている状態は危険であり、解消のための対策が必要なのです。

マッサージで
ストレスの影響を修復する

ストレスの感じ方は人によって違います。ある人がわくわくして楽しいと感じることも、別の人にとっては大きなストレスかもしれません。一般に神経質な人はストレスを感じやすいといえるでしょう。しかし結果と物質的価値が重視される現代の生活には、過剰な刺激や質の悪い食事、運動不足、睡眠不足など、私たちのストレス処理能力を弱める要因があふれています。ですから自然で健康的なバランスを失うリスクは誰にでもあるのです。

でも幸い、積極的にストレス処理に取

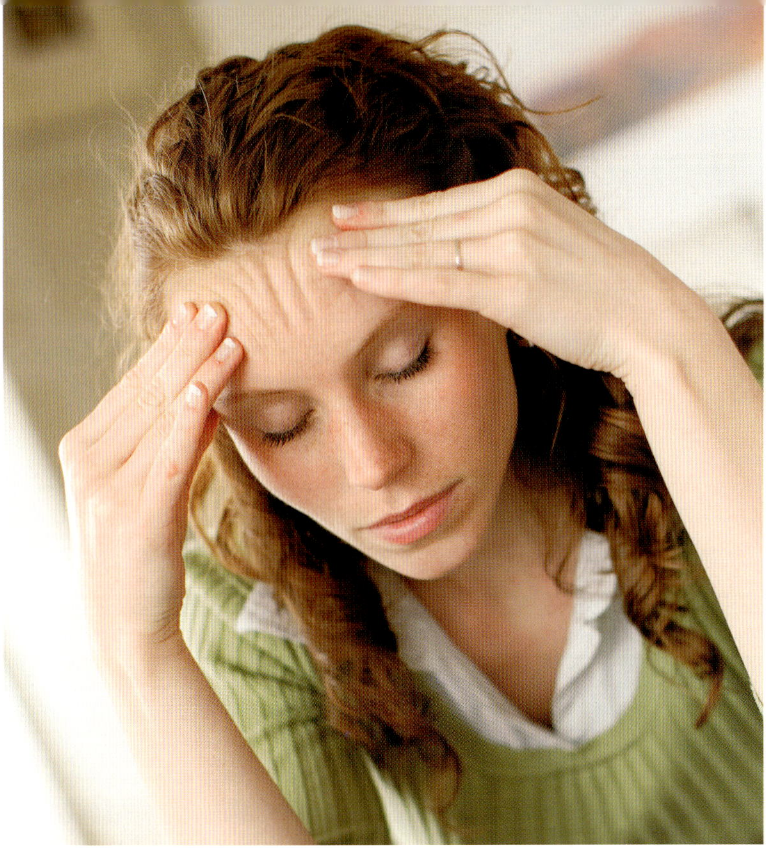

ストレスによって生活の質が大きく損なわれることがある。マッサージはそうした状況を防ぐための素晴らしいツールである。

り組むことで、これまでに受けたダメージを修復することができます。そのための素晴らしいツールの1つがマッサージです。マッサージはストレスにより分泌されたホルモンなどの不要物の除去を促し、心をリラックスさせて自信や幸福感をもたらします。そして1度でも深い本当のリラクセーションを味わった人は、ポジティブでバランスのとれたライフスタイルをつねに心がけるようになるでしょう。

ストレスを吹き飛ばすための心がけ

ここに挙げたのはストレスを短期的に処理するための心がけです。長期的に処理するには継続的な努力により根本から自分を変える必要があるでしょう。

- ストレスのもとになっている状況の中に自分で変えることのできる部分があるなら、それをすぐに変えましょう。変えることのできる状況を慢性化させてはいけません。
- 自分で変えることのできない部分については、それに対する自分の反応を変えましょう。
- 状況に反応する前に深呼吸をしましょう。そうすればより冷静な反応ができるはずです。
- 何事もほどほどを心がけ、極端に走らないようにしましょう。
- 新鮮な空気の中でたくさん体を動かしましょう。体が元気だとストレスに強くなります。
- 塩分や糖分の多い食品を控えましょう。
- カフェイン、アルコール、タバコに頼って元気を出そうとするのはできるだけやめましょう。長期的にはむしろ逆効果です。
- もっと健康的な元気づけの手段を見つけましょう。たとえば新鮮な食品、イメージチェンジ、素敵な音楽、好きな精油を入れたお風呂などです。
- ストレスのもとになっている状況に優先順位をつけ、1度に1つずつ処理するようにしましょう。
- 一緒にいると元気が出るプラス思考の人と付き合うようにしましょう。
- 自分の失敗から学びましょう。
- 自分のしたいことをする時間をとりましょう。そしてそのことに罪悪感を持ってはいけません。
- 誰かの役に立ちましょう。そうすることで自分自身の問題がはっきりと見えてくるかもしれません。
- 自分で解決できないときは助けを求めましょう。それも前向きな態度です。
- 夜更かしを習慣にしないようにしましょう。疲れていては問題を解決することができません。

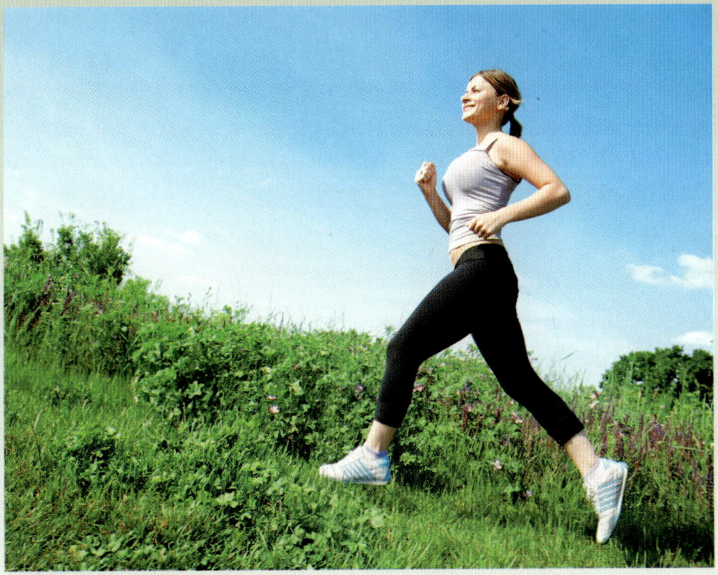

定期的に運動することで心身が健康になり、ストレスに強くなる。

- 楽しいことをたくさんしましょう。笑うことでより健康になり、問題の克服が容易に思えてきます。
- 人のよい面を見るようにし、よりよい人間関係を築きましょう。
- 定期的にマッサージを受けましょう。それが無理ならセルフマッサージを毎日の習慣にしましょう。
- 感情を抑え込むのでなくポジティブに表現しましょう。
- 自分の頭より心に耳を傾けましょう。
- 自分自身の最高の友になりましょう。成功したときはもちろん、がんばっただけでも、自分をほめてください。励ましは奇跡を起こす力になります。

リラクセーション

リラクセーションは体や心を疲れから回復させる方法で、体内のバランス維持に役立ちます。リラクセーションのプロセスを司るのは副交感神経系（p.18を参照）です。リラクセーションは自然に起こるものでなく、自分で積極的に起こすものです。

　リラクセーションには休養の意味もあります。ですが、よくありがちな、体を休ませながら心を刺激し続けている状態とは違います。リラクセーションは、私たちの全体をリフレッシュさせ、生活に新たな見通しを与えてくれるものです。リラクセーションにはさまざまなテクニックがあり、そのどれが合うかは人によって違います。また、どのテクニックも最初はある程度の訓練が必要です。

積極的リラクセーションの方法

　楽な姿勢で横になるか座って行ないます。体のどこかに緊張や不快がないかを意識してください。それから体の各部に順番に力を入れては抜いていきます。まず足から上に向かって頭まで行ない、しばらく穏やかに呼吸してから、今度は頭から下に向かって足まで行なってください。

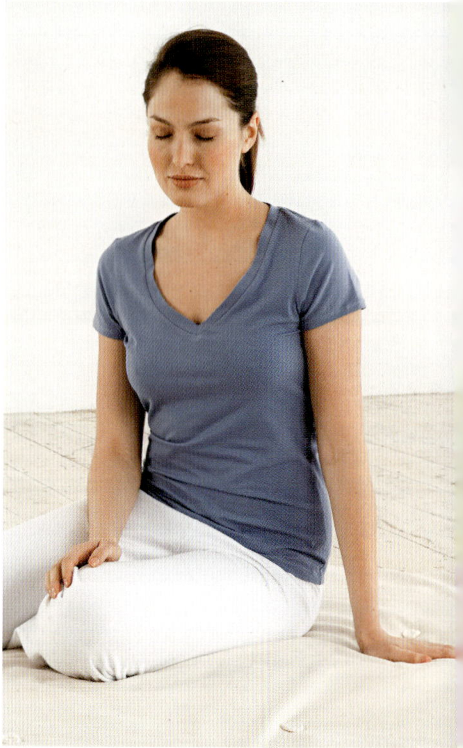

真のリラクセーションには訓練と少しの努力が必要である。いろいろなテクニックを試して自分に合う方法を見つけたい。

視覚化

視覚化は理想の状況を心に描くことにより精神的エネルギーがそこに向かうための道筋をつくる方法のことで、簡単にできる人もいますが、訓練が必要な人もいます。理想を現実にするためには、心に描く映像に五感が受けとる情報をできるだけたくさん加えること、そしてその映像や感覚をできるだけ頻繁に思い出すことです。人に誘導してもらって行なう方法もあります。

視覚化の方法

まず静かで快適な場所を見つけます。音楽があったほうがリラックスしやすいかもしれません。日頃の悩みを頭から追い出し、穏やかに呼吸してください。それから自分がどこか素敵な場所、たとえば田園などにいるのを想像します。光景、音、香り、色など五感が受けとるものすべてを想像してください。それから近くの丘の上まで歩いていき、座って周りを見渡します。このときの感覚を頻繁に思い出してください。

睡眠

体が1日の疲れから回復するためには質の高い睡眠が必要です。しかし必要な睡眠時間には個人差があるので、なかなか寝つけないことや夜中に目が覚めてしまうことをあまり気にしすぎるのもかえってよくありません。よい睡眠のためには、就寝の少し前から体を少しずつリラックスさせるようにしましょう。昼間にときどき仮眠をして睡眠不足を補うのもいいでしょう。

睡眠のための心がけ

- 就寝前にカフェインや重い食事をとるのは避けましょう。
- 就寝の数時間前に温かいお風呂に入りましょう。お風呂にリラックス効果のある精油を垂らすとさらに効果的です。
- 今考えてもどうすることもできない問題は頭から追い出し、それについては翌日考えることにしましょう。
- 柔らかい照明や心地のよい音楽を利用して寝室をリラックスのための空間にしましょう。
- 枕の下に精油を1滴垂らしましょう。
- 素敵な誰か、または素敵な何かのことを考えましょう。そしてリラックスしましょう。

瞑想、精油、ハーブ

瞑想には心を穏やかにする効果があります。瞑想のテクニックは宗教と結びついたものが多いのですが、宗教と無関係に用いることもできます。経験豊富な指導者のもとで訓練するのもいいでしょう。瞑想のテクニックには、頭からすべてを追い出すものや、意識を呼吸や音、その他の対象に向けるものがあります。

瞑想の方法

静かな場所で楽な姿勢で行ないます。静かに呼吸をして体をリラックスさせ、自分の呼吸だけに意識を向けます。ただし特別な呼吸をするのでなく、息を自然に吸い込み、自然に吐き出してください。雑念が湧いてきても無視し、決してそこに意識を向けないようにします。これを毎日10分間行ないましょう。心が穏やかになっていきます。

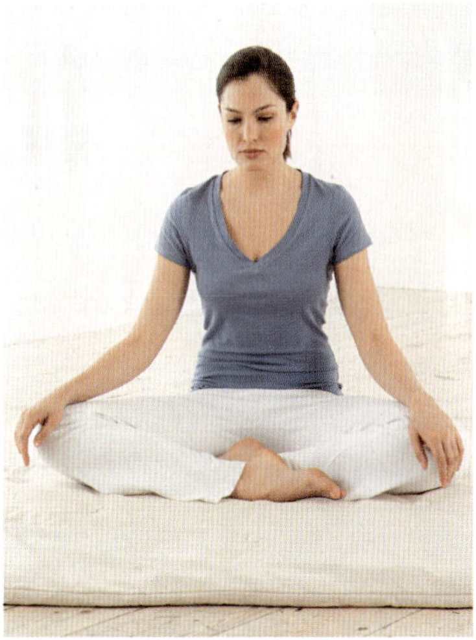

精油(エッセンシャルオイル)

精油はリラクセーションに役立ち、ボディーローションやバスオイルに加えたり、ルームフレグランスに利用したりできます。合成のものは避け、天然のオイルを使いましょう。精油の分子は電気信号が脳に伝わるプロセスを誘発し、人の気分に影響を与えます。好きな精油を選んで使ってください(p.388-389を参照)。急ぐときにティッシュに1-2滴垂らして香りを嗅ぐのはかまいませんが、原液を直接皮膚につけることは避けてください。気分を明るくするにはベルガモット、ラベンダー、ゼラニウムがお勧めです。

瞑想法の多くには座法(座り方)も含まれている。訓練によって誰もが心の平和を達成できる。

**精油とハーブには
リラクセーションを促す効果がある。
癒しの一環として上手に利用したい。**

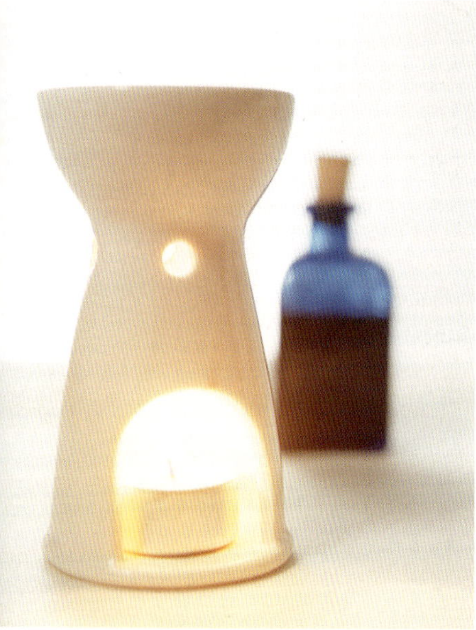

ルームフレグランスに用いる方法

アロマディフューザー（芳香拡散器）を使う場合は、好きな精油1-3種類を合計数滴入れましょう。部屋に素敵な香りを漂わせることができます。ただしディフューザーを稼働したまま部屋を離れないようにしてください。アロマポットを使う方法もあります。アロマポットは水を入れた上皿に精油を垂らし、キャンドルで下から温めるものです。表面の平らな場所に置いて使いましょう。使用中はその場から離れないようにし、使用後は部屋の換気をすることも大切です。また、子供やペットの近くでは使わないでください。

ハーブ

ハーブは遠い昔から薬として利用されてきました。ハーブを治療目的で使いたい場合は資格のあるハーバリストに相談する必要がありますが、お茶として気軽に利用できるハーブもたくさんあります。ハーブティーはカフェインを含まないので、1日のどの時間帯に飲んでも安心です。

ハーブティーの淹れ方

温めたポットに、リラックスしたいときならカモミール、レモンバーム、リンデンなどのドライハーブを小さじ山盛り1杯（フレッシュハーブならその倍）入れ、沸騰したお湯を注いで10分ほど蒸らしてください。好みによりはちみつを少し加えてもいいでしょう。消化を促したいときはペパーミントティーを淹れて食後に飲みましょう。集中力を高めたいときはローズマリーティーがお勧めです。

ポジティブな態度

ストレスはある状況に対する個人の反応ですが、人はその状況に対し、何かできるときとできないときがあります。もしできるのであれば、できることを行なって問題を解決すればいいでしょう。しかしできないのであれば、自分の反応を変えてみましょう。そうすることでストレスが和らぐはずです。

もしもあなたが感情的になりやすいタイプなら、何かに反応する前に1度深呼吸をして10数えましょう。それだけで違った反応が生まれるかもしれません。状況にいきなり立ち向かうのでなく、状況からいったん退くことにより行動を変えるのです。もしもあなたが感情を抑え込んでしまうタイプなら、感情をポジティブなかたちで表現し、建設的に行動するよう努めましょう。もしもあなたが何でも自分でしなければ気が済まないタイプなら、もっと気楽に構えましょう。もしもあなたが流されやすいタイプなら、意識して自分から変化を起こしましょう。

ストレスを感じていると、まだ起きていないことに不安を感じやすくなります。ですからポジティブな態度を心がけ、今を楽しむようにしましょう。どんな問題も、創造力を発揮するチャンス、自分の中に埋もれている才能を発見するチャンスととらえればいいのです。今だけを見つめることは、自分のいつもの反応を変える素晴らしい方法です。

機会から学ぶ

人間関係の問題に直面したら、1歩退き、そこから何を学ぶことができるかを客観的に考えてみましょう。そして見えてきたことをもとに解決策を見つけましょう。状況に対する反応は、自分1人の力で変えることができるのです。

よい面を見る

一見厄介な人や物事に出会ったら、その人や物事のよい面だけを見るようにしましょう。バラ色の眼鏡を通して見れば、驚くような何かが見えてくるかもしれません。要するに何事もポジティブな面と関わるようにすればいいのです。また、この努力を自分に対してもしてみましょう。自分に1番厳しいのはたいてい自分自身です。

ポジティブな言葉

ポジティブになるための訓練として、

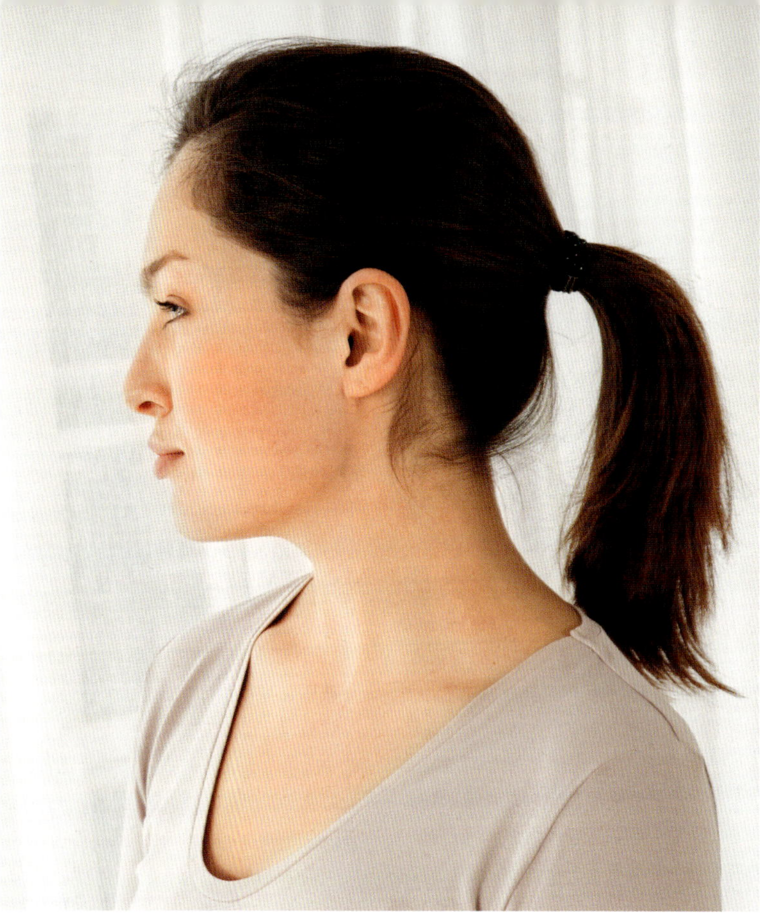

丸1日ポジティブな言葉だけを使って過ごしてみましょう。そうすればネガティブな言葉がこれまでどれほど自分の考えや行動に影響し、新たな挑戦を阻んできたかに気づくかもしれません。

ストレスは状況に対する反応を
変えることで和らぐ。
自分がいつものパターンから
抜け出すだけで、
周りの世界が驚くほど違ってくる。

食生活

人の体は驚くほど精巧にできており、組織や細胞を毎日欠かさず修復しています。しかし細胞が元気であるためには栄養と健康的な環境が必要であり、その責任は私たち自身が担っています。ところが私たちは忙しいと食事がおろそかになりがちで、栄養不足の体を酷使し続けてしまうことが少なくありません。

栄養が不足するとストレスレベルが上がるため、思考力や物事に対処する能力が低下します。また皮膚のトラブルが起きたり、髪や爪のつやが失われたり、鈍痛が続いたり、抵抗力が落ちたりします。

健康を保つためには、食品の栄養について少しだけ勉強し、自分が食べるものの成分をチェックする必要があります。控える必要があるのは、体からエネルギーを奪うカフェインやアルコール、体の組織に水分を停留させるもとになる塩分、ウイルスや細菌を増殖させる砂糖などです。また、加工食品は栄養価が低いので、自分の食べるものはできるだけ自分でつくるようにしましょう。さらに食品そのものについてだけでなく、消化について考えることも大切です。たとえば夜遅く食事をする人は、睡眠の妨げにならないよう食事の時間を早めるか、食事自体を軽くしましょう。

浄 化

体を毎日内側から浄化するために、沸騰したお湯カップ1杯にレモンスライスを1枚入れて飲みましょう。好みによりはちみつを少し加えてもかまいません。朝1番にこれを飲んで体がさわやかになる感じを味わってください。また1日に何度もコーヒーや紅茶を飲む人は、その

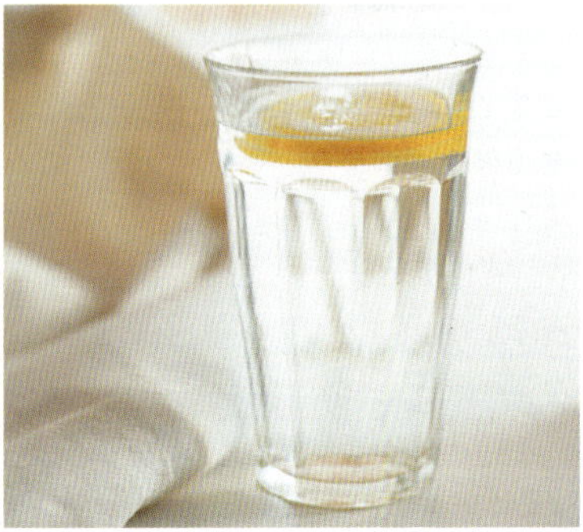

小さな変化が大きな結果につながる。飲む水の量を増やすだけで体調の改善が実感できる。

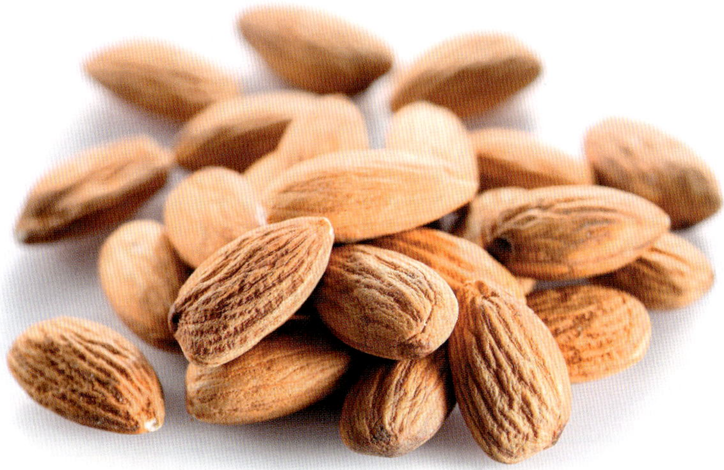

**豊かな栄養は体の正常な機能を促す。
エネルギーレベルを高く保つために
間食も健康的に。**

うちの少なくとも1杯をハーブティーか緑茶に変えてみましょう。

自然な食品

塩分の多すぎる食品は健康によくありません。自然の状態でナトリウム(塩分)とカリウムがバランスよく含まれている食品をとるよう心がけましょう。その意味で優れているのはたとえばセロリです。有機栽培のセロリを細かく切って間食にするといいでしょう。また、アーモンドも脳の栄養となる優れた食品です。ただし食べすぎれば害になるので、毎日少しずつ食べるようにしましょう。

酸 性

体が酸性に傾きすぎると健康を害する原因、とくに関節痛の原因になります。アルカリ性の食品とのバランスをとりましょう。そのためにはまず新鮮な野菜をたくさんとることです。野菜を自分で小規模に栽培するのも楽しいものです。ガラス瓶を使い、窓辺でスプラウトやサラダ用ハーブを育ててみるのはいかがでしょう? 新鮮で力のみなぎる食品を食生活に取り入れることができます。

運　動

運動が体によい理由はたくさんあります。たとえば運動によって血行がよくなり、細胞に充分な栄養が、筋肉に充分な酸素が送られます。
また、運動によって心臓の働きがよくなり、血圧が正常化します。
さらにリンパの流れがよくなり、老廃物が除去されやすくなります。

筋肉を動かすことでリンパの流れが促され、老廃物が運ばれやすくなります。動くことで関節の柔軟性も保たれ、怪我からの回復も速まります。さらに新鮮な空気と運動との相乗効果で思考が明晰になり、皮膚の血色もよくなります。日光を適度に浴びることで視力維持に重要なビタミンDの産生も促されます。

座って過ごす時間の長くなった現代では、あえて運動の時間をとることが必須です。形式に従ったエクササイズでも自分で工夫した体操でもかまいません。また、スポーツクラブなどに参加して行なうのでも1人で行なうのでもかまいません。何かほかの活動に組み込むだけでもいいのです。大切なのは、適度に行なうこと、そして義務感からでなく楽しんでできるようにすることです。健康によい運動とは、全身の筋肉を使い、関節に過度の負担をかけない運動のことで、たとえば水泳などです。楽しんでできる運動をぜひ毎日続けてください。効果が現れて

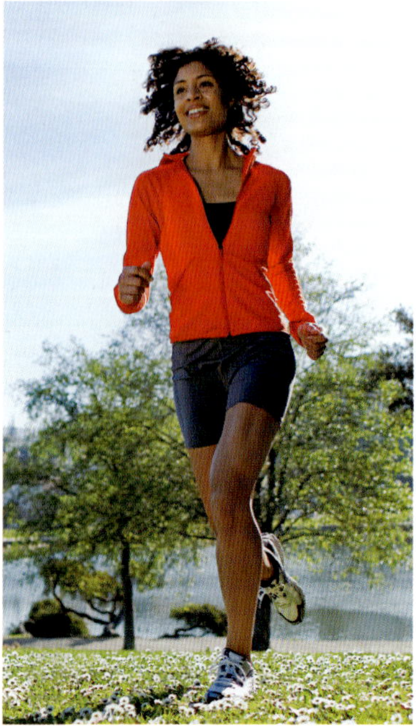

新鮮な空気と運動との組み合わせは
素晴らしい。
努力しだいで効果はいくらでも上がる。

くればよけいに楽しくなるはずです。肥満傾向のある人はまず健康診断を受け、よい指導者について行ないましょう。以下にエクササイズの例を挙げます。

心身のエクササイズ

心身のエクササイズとは、自分のあらゆる側面に働きかけて心と体のバランスを整えるエクササイズのことで、とくに優れているのはヨガや武術です。これらには体の健康を増進させる効果だけでなく、心を穏やかにする効果もあります。継続することで自己認識や自立心も高まります。

形式ばらないエクササイズ

体を動かす機会を見つけてエクササイズにしてしまいましょう。たとえば仕事からの帰り道で腕を振ってきびきびと歩けば肺の機能を向上させることができます。犬の散歩のときにできるだけ動くようにしたり、庭仕事に精を出したりするのもいいでしょう。エクササイズをほかの活動の一環として行なうと、その活動自体も今までより楽しくなります。

静止して行なうエクササイズ

何らかの事情で自由に動くことができないこともあるでしょう。その場合でもエクササイズは必要です。座ったまま、あるいは横になったまま、できるだけ体を動かしてください。無理のない範囲で関節を回したり、腕や脚を絞ったりしてみましょう。慣れれば簡単にできるようになります。伸びをするのも効果的ですし、あくびをするだけでも肺に酸素を送る運動になります。こうしたエクササイズは怪我の回復期にも重要です。積極的に行なえば行なうほど効果を実感できるようになります。

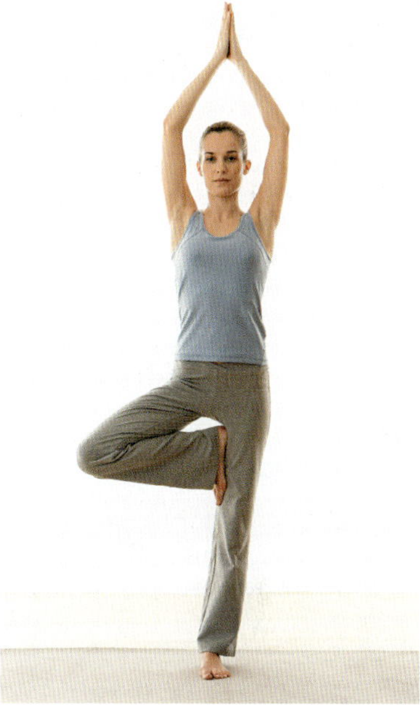

**ヨガは体を強く柔軟にし、
姿勢を改善する完璧な手段であるだけでなく、
よりポジティブな視野を築く助けにもなる。**

マッサージ後の効果

**では、あなたはマッサージに何を期待しますか？
マッサージのあとに何が起きるでしょう？
マッサージの体への効果は、血液やリンパの流れを改善し、
関節の柔軟性を高め、中枢神経系や内臓を刺激することでした。**

　マッサージによって末梢血管の循環がよくなり、全身の皮膚の状態が改善します。リンパの流れがよくなり、免疫系の機能が向上します。中枢神経系が落ち着いて心の緊張がほぐれ、感情が穏やかになって幸福感が生まれます。自分の体に対するイメージが改善し、自尊心が高まります。エネルギーの流れが刺激され、より健康になります。考え方や視野が広がり、自分の感覚を意識することを通して、心と体のつながりを強く感じるようになります。

直後に現れる効果と時間を経て現れる効果

　これらのプロセスはマッサージを受けてすぐに起こります。そのため受けた直後は筋肉が少し痛むかもしれません。めまいが起こることもありますが、それは寝ている姿勢から急に起き上がって血圧が変化したせいであることが多いので、寝返りを打ってからゆっくりと起き上がるようにすることでたいてい解決します。体に起こるプロセスのせいで強い疲労感を覚えることもあります。ですからマッサージのあとはできれば1時間ほど休息をとり、水分をたくさんとるようにしましょう。

　マッサージが習慣になると、効果が累積して心身ともにより健康になり、より緊張がとれ、より柔軟になります。その結果、日々直面する状況に対処する能力が高まり、人生をよりポジティブにとらえることができるようになるのです。

分かち合いの効果

　2人の人間が共有できるどんな体験も2人の関係を深めますが､マッサージの場合、その効果は絶大です。それはマッサージが言葉を超えた特別のコミュニケーションだからでしょう。マッサージは、受ける人

**マッサージの心身に対する真の効果は、
マッサージを習慣にしたときに生まれる。**

が体を休めて再充電するための素晴らしい機会であるだけでなく、施す人と受ける人とが互いに贈り合う無条件のプレゼントなのです。

マッサージは人間関係をより穏やかで心地よく、より素敵なものにする行為です。施す人がテクニックを向上させて自信を増していくにつれ、プレゼントの価値がより大きく感じられるようになるでしょう。ただし施す人は自分の力の範囲内で行ない、決して無理をしないようにしてください。そして施したあとは自分の時間をとり、バランスを回復させましょう。

マッサージは価値あるときを過ごすためのポジティブで魅力的で理想的な方法であり、思いもかけない場所へと導いてくれる終わりのない旅なのです。

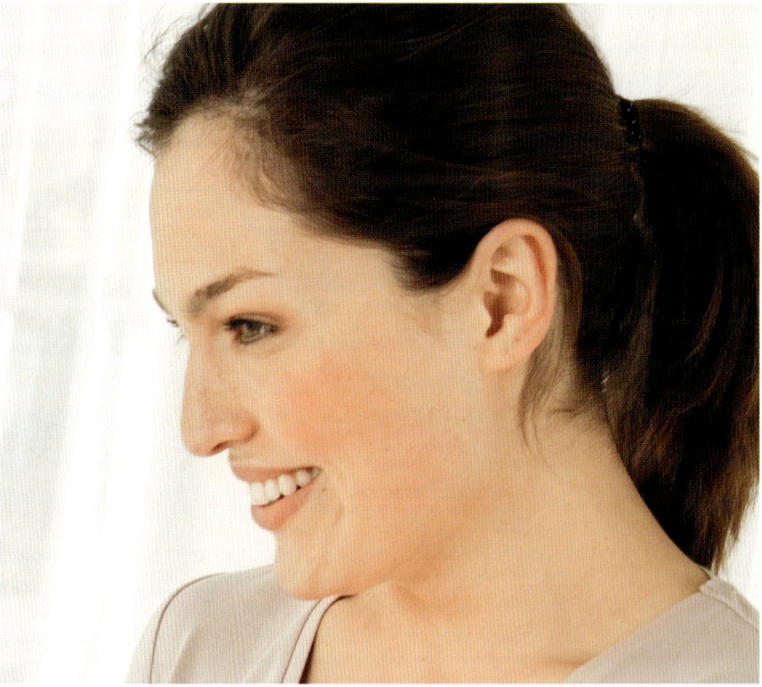

精油ガイド

精油（エッセンシャルオイル）は植物の根、樹皮、茎、葉、果実、花などから抽出した芳香性のある揮発性物質であり、その香りは体や心にさまざまな効果をもたらします。精油は濃度がきわめて高いので直接皮膚につけてはいけません。必ず希釈して用いるようにしましょう。

精油を子供やペットの近くで用いる場合は細心の注意を払ってください。精油は市販のバスオイルや化粧品にもよく使われています。家庭ではルームフレグランス（p.378-379を参照）や（希釈して）マッサージに利用するといいでしょう。

マッサージに使うなら、植物性のオイル（p.32-33を参照）10㎖（小さじ2杯）に対し4滴以下の精油を加えてください。信頼できる販売元（環境に配慮している企業であることも大切）から治療グレードの100%天然精油を購入して使うようにしましょう。

精油ガイド

種類	特性	使用法
レモン *Citrus limon*	高揚作用	脂性肌、疲労に（注：皮膚に使用したあとに日光に当たらないこと）
グレープフルーツ *Citrus paradisi*	高揚作用	肌のほてり、神経衰弱に
ベルガモット *Citrus bergamia*	高揚作用	にきび、気分の落ち込みに（注：皮膚に使用したあとに日光に当たらないこと）
ネロリ *Citrus aurantium* var. *amara*	高価。高揚作用	しわ、不安、動揺に（注：皮膚に使用したあとに日光に当たらないこと。控えめに使うこと）
ユーカリ *Eucalyptus radiata*	刺激作用	呼吸器の不調があるときのルームフレグランスに

種 類	特 性	使 用 法
ティートリー *Melaleuca alternifolia*	刺激作用	感染症や風邪やインフルエンザのときのルームフレグランスに
ラベンダー *Lavendula angustifolia*	心を落ち着かせる作用	アレルギー、神経の緊張に
ペパーミント *Mentha piperita*	刺激作用	足のマッサージ、頭痛に（注：全身のマッサージに使うには刺激が強すぎる）
カモミール *Anthemis nobilis*	心を落ち着かせる作用	敏感肌、不眠症に
ローズマリー *Rosmariuns officinalis*	刺激作用	脂性肌、精神的疲労に （注:妊娠中、てんかんのある人、高血圧の人の使用は不可）
ゼラニウム *Pelargonium graveolens*	バランス調整作用	成熟肌、ストレスに （注:控えめに使うこと）
イランイラン *Cananga odorata* var. *genuina*	リラックス作用	スキンケア、神経の緊張に （注:控えめに使うこと）
ジャスミン *Jasminum grandiflorum*	高価。 鎮静作用	乾燥肌、気分の落ち込みに （注:控えめに使うこと）
ローズ *Rosa damascena*	高価。 鎮静作用	乾燥肌、気分の落ち込み、悲しい気持ちに（注:控えめに使うこと）
シダーウッド *Cedrus atlantica*	鎮静作用	男性のスキンケア、ストレスに （注:妊娠中の使用は不可）
フランキンセンス *Boswellia carteri*	鎮静作用、浄化作用	成熟肌、ストレス、精神的緊張に
パチュリ *Pogostemon cablin*	心を大地に根付かせる作用	男性のスキンケア、神経衰弱に

よくある質問　FAQ

マッサージはどれくらいの頻度で受ければいいのですか？

受けたければ毎日でも受けてください。とくに健康上の問題がないかぎり、頻度は全くの自由です。ただし定期的に受けることで効果が上がるので、できれば間隔をひと月以上空けないほうがいいでしょう。

他人にマッサージを施すとき、
力加減をどうやって決めたらいいのですか？

パートナーのフィードバックを受けてください。ちょうどいいと感じる圧は人によって違うので、初めは軽めにし、少しずつ調整していきましょう。筋肉を刺激する程度の強さは必要ですが、痛みを感じさせたのでは強すぎです。

自分のやり方が正しいのかよくわかりません。
どうしたらこれでいいと確信できますか？

気持ちがいいかどうかパートナーに尋ねてください。最初から上手にできなくてもかまいません。パートナーに助けてもらいながら学んでいきましょう。ただし手技と手技の間もストロークでつないでリズムを途切れさせないなどの基本は守ってください。

マッサージをしてもらっても気持ちがよくありません。パートナーの気分を害さずにそれを伝えるにはどうしたらいいでしょう？

フィードバックが建設的であれば、パートナーが気分を悪くすることはないでしょう。パートナーはあなたの意見や指摘を受けて技術を向上させていくのです。

パートナーがマッサージを受けていい状態かどうかを
どうやって判断したらいいですか？

パートナーが禁忌事項（p.13を参照）のどれかに当てはまらな

いか確認してください。少しでも不安があればマッサージを中止し、医師に相談しましょう。

高齢者にマッサージを行なっても大丈夫ですか？

マッサージは高齢者にもとても効果的です。高齢者は血行が悪くなっていることや関節が硬くなっていることが多く、人と接触する機会も少なくなりがちだからです。ただしあまり強い力は加えないでください。手を軽くマッサージしてあげるだけで素晴らしい効果が現れることもあります。

全身をマッサージする時間がありません。
マッサージを習慣にするにはどうしたらいいですか？

マッサージを簡略化しましょう。手技を選択し、とくに気になる部位にマッサージしてください。毎日5分行なうだけで全然違います。

決まったやり方に従うのが苦手です。
独自のストロークをつくってもいいですか？

マッサージのストロークにはいくつかルールがあります。初めのうちは決まったやり方に従ったほうがきちんとしたマッサージができるでしょう。しかしある程度経験を積んでからであれば、違う方法を試してみるのもいいことです。パートナーに感想を聞きながら行なってください。

パートナーは私のマッサージが気持ちいいと
いってくれますが、まだ何となく自信が持てません。
どうしたら自信を持つことができますか？

自信は経験を重ねることでついてきます。でも、あなた自身がプロのマッサージを受けてみてはいかがでしょう？　きっと何らかのヒントが見つかります。

索 引

か

さ

た

な

は

ま

や

ら

Executive Editor: Jessica Cowie
Senior Editor: Charlotte Macey
Executive Art Editor: Penny Stock
Designer: Peter Gerrish
Photographer: Russell Sadur
Production Controller: Linda Parry

Special photography:
Octopus Publishing Group Ltd/
Russell Sadur
Other photography:
Alamy Chris Rout 372; Image Source Black 251; ImageRite 165; Bridgeman Art Library Museo di Storia della Fotografia Fratelli Alinari, Florence 11; Getty Images Noah Clayton 384; Octopus Publishing Group 247, 385; Frazer Cunningham 327; Russell Sadur 306-309; Shutterstock Kristian Sekulic 375; Valentyn Volkov 383; Wellcome Library, London 159

The Massage Bible
マッサージバイブル

発　　行　2010年8月1日
第 2 刷　2014年7月1日
発 行 者　平野　陽三
発 行 所　株式会社**ガイアブックス**
〒169-0074 東京都新宿区北新宿3-14-8
TEL.03(3366)1411　FAX.03(3366)3503
http://www.gaiajapan.co.jp

ISBN978-4-88282-738-2 C2077

Printed in China

著　者：スーザン・マンフォード
(Susan Mumford)
英国の有資格マッサージプラクティショナー、アロマセラピスト。1987年よりロンドンで開業し、ホリスティックマッサージや中国式マッサージ、リンパドレナージュ、アロマトリートメントなどの多様な施術の提供と技術指導を行なっている。また、ヒーリングやカウンセリングの技術を学び、瞑想と太極拳を習慣としている。著書に『マッサージ入門ガイド』(ガイアブックス)など。
www.susanmumford.co.uk
email:susan@susanmumford.co.uk

翻訳者：千代 美樹 (せんだい みき)
青山学院大学理工学部卒業。訳書に『自然への介入はどこまで許されるか』『胎児は知っている母親のこころ』(日本教文社)など。共著書に『英和翻訳表現辞典 基本表現・文法編』(研究社)。